普通高等教育中医药类"十三五"规划教材
全国普通高等教育中医药类精编教材

# 人 体 解 剖 学

（供药类、护理学、医学检验、卫生检验、应用心理、公共事业管理、生物工程、生物技术等专业用）

**主　编**
李新华　韩永明

**副主编**
李伊为　刘海兴　陈彦文　游言文
罗亚非　邰浩清　赵冬梅　罗友华

**主　审**
邵水金　申国明　金昌洙

上海科学技术出版社

图书在版编目(CIP)数据

人体解剖学 / 李新华,韩永明主编.—上海:上海科学技术出版社,2020.1(2025.8 重印)
普通高等教育中医药类"十三五"规划教材　全国普通高等教育中医药类精编教材
ISBN 978-7-5478-4640-7

Ⅰ.①人… Ⅱ.①李… ②韩… Ⅲ.①人体解剖学－中医学院－教材　Ⅳ.①R322

中国版本图书馆 CIP 数据核字(2019)第 226469 号

**人体解剖学**

主编　李新华　韩永明

上海世纪出版(集团)有限公司
上海科学技术出版社　出版、发行
(上海市闵行区号景路 159 弄 A 座 9F-10F)
邮政编码 201101　　www.sstp.cn
浙江新华印刷技术有限公司印刷
开本 787×1092　1/16　印张 11
字数 230 千字
2020 年 1 月第 1 版　2025 年 8 月第 9 次印刷
ISBN 978-7-5478-4640-7/R·1953
定价：38.00 元

本书如有缺页、错装或坏损等严重质量问题，请向印刷厂联系调换

普通高等教育中医药类"十三五"规划教材
全国普通高等教育中医药类精编教材

## 专家指导委员会名单

（以姓氏笔画为序）

| 王 平 | 王 键 | 王占波 | 王瑞辉 | 方剑乔 | 石 岩 |
| 冯卫生 | 刘 文 | 刘旭光 | 严世芸 | 李灿东 | 李金田 |
| 肖鲁伟 | 吴勉华 | 何清湖 | 谷晓红 | 宋柏林 | 陈 勃 |
| 周仲瑛 | 胡鸿毅 | 高秀梅 | 高树中 | 郭宏伟 | 唐 农 |
| 梁沛华 | 熊 磊 | 冀来喜 |

普通高等教育中医药类"十三五"规划教材
全国普通高等教育中医药类精编教材

## 编审委员会名单

**名誉主任委员**　洪　净

**主 任 委 员**　胡鸿毅

**委　　　员**　(以姓氏笔画为序)

王　飞　　王庆领　　李铁浪　　吴启南

何文忠　　张文风　　张宁苏　　张艳军

徐竹林　　唐梅文　　梁沛华　　蒋希成

# 编委会名单

**主 编**

李新华 (湖南中医药大学)　　　　韩永明 (湖北中医药大学)

**副主编**

李伊为 (广州中医药大学)　　　　刘海兴 (辽宁中医药大学)
陈彦文 (甘肃中医药大学)　　　　游言文 (河南中医药大学)
罗亚非 (贵州中医药大学)　　　　邰浩清 (南京中医药大学)
赵冬梅 (滨州医学院)　　　　　　罗友华 (成都中医药大学)

**编 委** (以姓氏笔画为序)

王志强 (滨州医学院)　　　　　　王怀福 (河北中医学院)
王焕文 (贵州健康职业学院)　　　王媛媛 (北京中医药大学)
田新红 (河南中医药大学)　　　　关建军 (陕西中医药大学)
李一帆 (长春中医药大学)　　　　李美丽 (湖南中医药大学)
沈安鲁 (安徽中医药大学)　　　　张玉瑶 (黑龙江中医药大学)
陈 丹 (山东中医药大学)　　　　和凤军 (云南中医药大学)
赵 伟 (天津中医药大学)　　　　柯 晖 (湖北中医药大学)
段妍君 (湖北中医药大学)　　　　殷 坚 (湖南中医药大学)
高 杰 (山东中医药大学)　　　　高书亮 (江西中医药大学)
蒋 葵 (广西中医药大学)　　　　储开博 (山西中医药大学)
谢永财 (福建中医药大学)　　　　楼航芳 (浙江中医药大学)
雷 波 (湖南长沙市中医医院)　　戴丽蓉 (甘肃中医药大学)

**主 审**

邵水金 (上海中医药大学)　　　　申国明 (安徽中医药大学)
金昌洙 (滨州医学院)

普通高等教育中医药类"十三五"规划教材
全国普通高等教育中医药类精编教材

# 前言

新中国高等中医药教育开创至今历六十年。一甲子朝花夕拾,六十年砥砺前行,实现了长足发展,不仅健全了中医药高等教育体系,创新了中医药高等教育模式,也培养了一大批中医药人才,履行了人才培养、科技创新、社会服务、文化传承的职能和使命。高等中医药院校的教材作为中医药知识传播的重要载体,也伴随着中医药高等教育改革发展的进程,从少到多,从粗到精,一纲多本,形式多样,始终发挥着至关重要的作用。

上海科学技术出版社于1964年受国家卫生部委托出版全国中医院校试用教材迄今,肩负了半个多世纪的中医院校教材建设和出版的重任,产生了一大批学术深厚、内涵丰富、文辞隽永、具有重要影响力的优秀教材。尤其是1985年出版的全国统编高等医学院校中医教材(第五版),至今仍被誉为中医教材之经典而蜚声海内外。

2006年,上海科学技术出版社在全国中医药高等教育学会教学管理研究会的精心指导下,在全国各中医药院校的积极参与下,组织出版了供中医药院校本科生使用的"全国普通高等教育中医药类精编教材"(以下简称"精编教材"),并于2011年进行了修订和完善。这套教材融汇了历版优秀教材之精华,遵循"三基""五性""三特定"的教材编写原则,同时高度契合国家执业医师考核制度改革和国家创新型人才培养战略的要求,在组织策划、编写和出版过程中,反复论证,层层把关,使"精编教材"在内容编写、版式设计和质量控制等方面均达到了预期的要求,凸显了"精炼、创新、适用"的编写初衷,获得了全国中医药院校师生的一致好评。

2016年8月,党中央、国务院召开了新世纪以来第一次全国卫生与健康大会,印发实施《"健康中国2030"规划纲要》,并颁布了《中医药法》和《〈中国的中医药〉白皮书》,把发展中医药事业作为打造健康中国的重要内容。实施创新驱动发展、文化强国、"走出去"战略以及"一带一路"倡议,推动经济转型升级,都需要中医药发挥资源优势和核心作用。面对新时期中医药"创造性转化,创新性发展"的总体要求,中医药高等教育必须牢牢把握经济社会发展的大势,更加主动地服务和融入国家发展战略。为此,精编教材的编写将继续秉持"为院校提供服务、为行业打造精品"的工作要旨,在全国中医院校中广泛征求意见,多方听取要求,全面汲取经验,经过近一年的精心准备工作,在"十三五"开局之年启动了第三版的修订工作。

本次修订和完善将在保持"精编教材"原有特色和优势的基础上,进一步突出"经典、精炼、新颖、实用"的特点,并将贯彻习近平总书记在全国卫生与健康大会、全国高校思想政治工作会议等系列讲话精神,以及《国家中长期教育改革和发展规划纲要(2010—2020)》《中医药发展战略规划纲要(2016—2030年)》和《关于医教协同深化中医药教育改革与发展的指导意见》等文件要求,坚持高等教育立德树人这一根本任务,立足中医药教育改革发展要求,遵循我国中医药事业发展规律和中医药教育规律,深化中医药特色的人文素养和思想情操教育,从而达到以文化人、以文育人的效果。

同时,全国中医药高等教育学会教学管理研究会和上海科学技术出版社将不断深化高等中医药教材研究,在新版精编教材的编写组织中,努力将教材的编写出版工作与中医药发展的现实目标及未来方向紧密联系在一起,促进中医药人才培养与"健康中国"战略紧密结合起来,实现全程育人、全方位育人,不断完善高等中医药教材体系和丰富教材品种,创新、拓展相关课程教材,以更好地适应"十三五"时期及今后高等中医药院校的教学实践要求,从而进一步地提高我国高等中医药人才的培养能力,为建设健康中国贡献力量!

教材的编写出版需要在实践检验中不断完善,诚恳地希望广大中医药院校师生和读者在教学实践或使用中对本套教材提出宝贵意见,以敦促我们不断提高。

**全国中医药高等教育学会常务理事、教学管理研究会理事长**

*胡鸿毅*

2016年12月

# 编写说明

《人体解剖学》是普通高等教育中医药类"十三五"规划教材和全国普通高等教育中医药类精编教材。本教材是以上海科学技术出版社出版的《正常人体解剖学》为基础,本着精益求精的原则组织编写而成。本教材供全国高等中医药院校药类(中药学、药学、制药工程、药物制剂、中药资源与开发)、护理学、医学检验、卫生检验、应用心理、公共事业管理、生物工程、生物技术等专业使用。

人体解剖学是一门研究正常人体形态结构的科学,属于生物学中的形态学范畴。本课程是学习中医药学的必修课,通过对本课程的学习,学生能够理解和掌握人体形态结构的基本知识,为学习其他基础医学课程打下必要的基础。本教材按照"注重传承、整体优化、面向临床"的培养目标,强调基本理论、基本知识和基本技能的学习与训练;以科学严谨的治学态度,对教材体系进行科学设计,综合考虑学科的分化与交叉,注意各学科之间的有机衔接,确保理论体系完整、知识点阐述完备。编写力求做到内容精炼、文字表达准确、名词术语规范、重点突出、图文并茂,充分体现思想性、科学性、先进性、启发性、适用性的基本原则,便于学生学习和掌握。

本教材由全国20余所高等中医药院校长期工作在解剖学教学和科研一线的骨干教师组成的编委会承担编写任务。在编写过程中,也得到了全国众多兄弟院校和上海科学技术出版社的大力支持,在此一并表示诚挚的谢意!

教材永远是在使用中不断得到改进的,不足之处在所难免,恳请同仁和读者提出宝贵意见和建议,以便修订,使其更臻完善。

《人体解剖学》编委会
2019年10月

# 目录

## 绪论 ······················································· 1
一、人体解剖学的定义和学习目的 / 1
二、人体的组成 / 1
三、人体解剖学的分科 / 1
四、解剖学姿势、方位术语和切面术语 / 1
　（一）解剖学姿势 / 2
　（二）方位术语 / 2
　（三）切面术语 / 3

## 第一章　运动系统 ······················································· 4

### 第一节　骨和骨连结 / 4
一、概论 / 4
　（一）骨的形态 / 4
　（二）骨的构造 / 5
　（三）关节的结构和运动 / 7
二、躯干骨及其连结 / 8
　（一）躯干骨 / 8
　（二）躯干骨的连结 / 10
三、上肢骨及其连结 / 13
　（一）上肢骨 / 13
　（二）上肢骨的连结 / 16
四、下肢骨及其连结 / 17
　（一）下肢骨 / 17
　（二）下肢骨的连结 / 19
五、颅骨及其连结 / 23
　（一）颅骨 / 23

　　　　　　（二）颅骨的连结 / 25
　　第二节　骨骼肌 / 27
　　　　一、概论 / 27
　　　　　　（一）肌的形态和构造 / 27
　　　　　　（二）肌的起止 / 27
　　　　　　（三）肌的辅助装置 / 28
　　　　二、头颈肌 / 28
　　　　　　（一）头肌 / 28
　　　　　　（二）颈肌 / 28
　　　　三、躯干肌 / 28
　　　　　　（一）背肌 / 30
　　　　　　（二）胸肌 / 30
　　　　　　（三）膈 / 31
　　　　　　（四）腹肌 / 31
　　　　四、上肢肌 / 33
　　　　　　（一）肩肌 / 33
　　　　　　（二）臂肌 / 33
　　　　　　（三）前臂肌 / 33
　　　　　　（四）手肌 / 33
　　　　五、下肢肌 / 34
　　　　　　（一）髋肌 / 34
　　　　　　（二）大腿肌 / 35
　　　　　　（三）小腿肌 / 36
　　　　　　（四）足肌 / 37

## 第二章　消化系统 ……………………………………………… 38

　　第一节　消化管 / 38
　　　　一、消化管的一般结构和腹部分区 / 38
　　　　　　（一）消化管的一般结构 / 38
　　　　　　（二）腹部分区 / 39
　　　　二、口腔 / 41
　　　　　　（一）口腔壁 / 41
　　　　　　（二）牙 / 41
　　　　　　（三）舌 / 43
　　　　　　（四）大唾液腺 / 43
　　　　三、咽 / 44
　　　　　　（一）咽的形态和位置 / 44

　　　　（二）咽的分部和结构 / 44
　　四、食管 / 45
　　　　（一）食管的形态和位置 / 45
　　　　（二）食管的狭窄 / 45
　　五、胃 / 45
　　　　（一）胃的形态和分部 / 45
　　　　（二）胃的位置 / 46
　　　　（三）胃壁的构造 / 46
　　六、小肠 / 46
　　　　（一）十二指肠 / 46
　　　　（二）空肠和回肠 / 47
　　七、大肠 / 47
　　　　（一）盲肠和阑尾 / 47
　　　　（二）结肠 / 48
　　　　（三）直肠 / 48
　　　　（四）肛管 / 48
第二节　消化腺 / 49
　　一、肝 / 49
　　　　（一）肝的形态 / 49
　　　　（二）肝的位置 / 50
　　　　（三）肝的主要功能 / 50
　　　　（四）肝外胆道 / 50
　　二、胰 / 51
　　　　（一）胰的形态和位置 / 51
　　　　（二）胰的主要功能 / 52
第三节　腹膜 / 52
　　一、腹膜的概念 / 52
　　二、腹膜的功能 / 52
　　三、盆腔内的腹膜陷凹 / 53

# 第三章　呼吸系统 ……………………………… 54

第一节　肺外呼吸道 / 55
　　一、鼻 / 55
　　　　（一）外鼻 / 55
　　　　（二）鼻腔 / 55
　　　　（三）鼻旁窦 / 56
　　二、咽 / 56

　　　　三、喉 / 56
　　　　　　（一）位置 / 56
　　　　　　（二）构造 / 56
　　　　四、气管和主支气管 / 57
　　　　　　（一）气管 / 58
　　　　　　（二）主支气管 / 58
　　第二节　肺 / 58
　　　　一、肺的位置 / 58
　　　　二、肺的形态和分叶 / 58
　　第三节　胸膜和纵隔 / 59
　　　　一、胸膜 / 59
　　　　二、纵隔 / 59

## 第四章　泌尿系统 ········ 61

　　第一节　肾 / 62
　　　　一、肾的形态 / 62
　　　　二、肾的内部结构 / 62
　　　　三、肾的位置 / 63
　　　　四、肾的被膜 / 63
　　第二节　输尿管、膀胱和尿道 / 64
　　　　一、输尿管 / 64
　　　　二、膀胱 / 64
　　　　三、尿道 / 64

## 第五章　生殖系统 ········ 66

　　第一节　男性生殖系统 / 66
　　　　一、内生殖器 / 66
　　　　　　（一）睾丸 / 66
　　　　　　（二）附睾 / 68
　　　　　　（三）输精管和射精管 / 68
　　　　　　（四）附属腺 / 68
　　　　二、外生殖器 / 68
　　　　　　（一）阴囊 / 68
　　　　　　（二）阴茎 / 69
　　　　三、男尿道 / 69
　　第二节　女性生殖系统 / 70

一、内生殖器 / 70
　　　（一）卵巢 / 70
　　　（二）输卵管 / 70
　　　（三）子宫 / 71
　　　（四）阴道 / 71
　　二、外生殖器 / 72
　　【附】乳房 / 72

## 第六章　循环系统······73

### 第一节　心血管系统 / 73
　　一、心 / 74
　　　（一）心的位置 / 74
　　　（二）心的外形 / 74
　　　（三）心各腔的形态结构 / 76
　　　（四）心壁的构造 / 77
　　　（五）心的传导系统 / 77
　　　（六）心的血管 / 79
　　　（七）心包 / 79
　　二、血管 / 80
　　　（一）肺循环的血管 / 80
　　　（二）体循环的血管 / 80

### 第二节　淋巴系统 / 92
　　一、淋巴管道 / 93
　　　（一）毛细淋巴管 / 93
　　　（二）淋巴管 / 93
　　　（三）淋巴干 / 94
　　　（四）淋巴导管 / 94
　　二、淋巴器官 / 94
　　　（一）淋巴结 / 94
　　　（二）脾 / 95

## 第七章　内分泌系统······96

　　一、甲状腺 / 96
　　二、甲状旁腺 / 97
　　三、肾上腺 / 97
　　四、垂体 / 98

　　　　　五、松果体 / 98
　　　　　六、胸腺 / 98

## 第八章　感觉器 ... 100

### 第一节　视器 / 100
　　一、眼球 / 100
　　　（一）眼球壁 / 100
　　　（二）眼球内容物 / 102
　　二、眼副器 / 103
　　　（一）眼睑 / 103
　　　（二）结膜 / 103
　　　（三）泪器 / 104
　　　（四）眼球外肌 / 104

### 第二节　前庭蜗器 / 105
　　一、外耳 / 105
　　　（一）耳郭 / 105
　　　（二）外耳道 / 105
　　　（三）鼓膜 / 106
　　二、中耳 / 106
　　　（一）鼓室 / 106
　　　（二）咽鼓管 / 106
　　　（三）乳突窦和乳突小房 / 107
　　三、内耳 / 107
　　　（一）骨迷路 / 107
　　　（二）膜迷路 / 110
　　【附】声音的传导 / 110

## 第九章　神经系统 ... 111

### 第一节　概述 / 111
　　一、神经系统的基本功能 / 111
　　二、神经系统的区分 / 111
　　　（一）按位置和功能区分 / 111
　　　（二）按分布对象区分 / 112
　　三、神经元的构造和分类 / 112
　　　（一）神经元的构造 / 113
　　　（二）神经元的分类 / 113

四、反射和反射弧 / 114
　　五、神经系统的常用术语 / 114
第二节　脊髓和脊神经 / 115
　　一、脊髓 / 115
　　　（一）脊髓的位置和外形 / 115
　　　（二）脊髓的内部结构 / 115
　　二、脊神经 / 117
　　　（一）后支 / 118
　　　（二）前支 / 118
第三节　脑和脑神经 / 123
　　一、脑 / 123
　　　（一）脑干 / 123
　　　（二）小脑 / 127
　　　（三）间脑 / 127
　　　（四）端脑 / 129
　　二、脑神经 / 133
　　　（一）嗅神经 / 135
　　　（二）视神经 / 135
　　　（三）动眼神经 / 136
　　　（四）滑车神经 / 136
　　　（五）三叉神经 / 136
　　　（六）展神经 / 137
　　　（七）面神经 / 137
　　　（八）前庭蜗神经 / 139
　　　（九）舌咽神经 / 139
　　　（十）迷走神经 / 140
　　　（十一）副神经 / 140
　　　（十二）舌下神经 / 141
第四节　传导通路 / 141
　　一、感觉传导通路 / 141
　　　（一）本体感觉传导通路 / 141
　　　（二）浅感觉传导通路 / 142
　　　（三）视觉传导通路 / 143
　　二、运动传导通路 / 143
　　　（一）锥体系 / 143
　　　（二）锥体外系 / 144
第五节　内脏神经系统 / 145
　　一、内脏运动神经 / 145

　　　　（一）交感神经 / 147
　　　　（二）副交感神经 / 148
　　二、内脏感觉神经 / 149
　第六节　脑和脊髓的被膜、脑室和脑脊液、脑的血管 / 149
　　一、脑和脊髓的被膜 / 149
　　　　（一）硬膜 / 149
　　　　（二）蛛网膜 / 149
　　　　（三）软膜 / 150
　　二、脑室和脑脊液 / 151
　　　　（一）脑室 / 151
　　　　（二）脑脊液 / 152
　　三、脑的血管 / 152
　　　　（一）脑的动脉 / 152
　　　　（二）脑的静脉 / 156

# 绪　论

> **导学**
> 1. 掌握　人体解剖学的定义；解剖学姿势、方位术语和切面术语。
> 2. 熟悉　人体解剖学的分科。

## 一、人体解剖学的定义和学习目的

**人体解剖学**是研究正常人体形态与结构的科学，属于生物学中形态学的范畴。学习人体解剖学的目的，在于理解和掌握人体正常的形态结构，为进一步学习和研究医学、药学等其他课程奠定必要的基础。

## 二、人体的组成

组成人体的基本单位是**细胞**。细胞之间存在一些不具细胞形态的物质，称为**细胞间质**。许多形态和功能相似的细胞与细胞间质共同构成**组织**，人体组织分为上皮组织、结缔组织、肌组织和神经组织，它们是构成人体各器官和系统的基础，故称为基本组织。由几种组织互相结合，形成具有一定形态和功能的结构，称为**器官**，如心、肝、脾、肺、肾、胃、小肠、大肠等。在结构和功能上密切相关、共同执行机体某种生理功能的一系列器官，构成一个**系统**，人体可分为运动、消化、呼吸、泌尿、生殖、循环、内分泌、神经系统及感觉器。各系统在神经、内分泌系统的支配和调节下，既分工又合作，实现各种复杂的生命活动，使人体成为一个完整的、统一的有机体。

## 三、人体解剖学的分科

人体解剖学包括大体解剖学、组织学和胚胎学3部分。**大体解剖学**所叙述的是以刀剪等器械解剖尸体、肉眼观察到的人体形态结构；**组织学**所叙述的是借助显微镜等观察到的人体微细结构；胚胎学所叙述的是人体胚胎发育过程中的形态结构变化及其规律。大体解剖学还可分为系统解剖学和局部解剖学等。**系统解剖学**是按照人体各系统来叙述各器官的形态结构，**局部解剖学**则是按照人体自然分区(如头、颈、胸、腹、四肢等)叙述局部各器官结构的层次排列、毗邻关系、血液供应、神经支配、表面解剖和临床应用等。本教材属于系统解剖学。

## 四、解剖学姿势、方位术语和切面术语

为了便于描述人体各器官结构的位置关系，人体解剖学规定了一个统一的解剖学姿势和一些

常用术语。

### (一) 解剖学姿势

解剖学姿势是：身体直立，两眼向正前方平视，双上肢自然下垂于身体两侧，掌心向前，双下肢并拢，足尖朝向前方(图绪-1)。在观察和描述人体各部位的位置及其相互关系时，都应以解剖学姿势为标准。

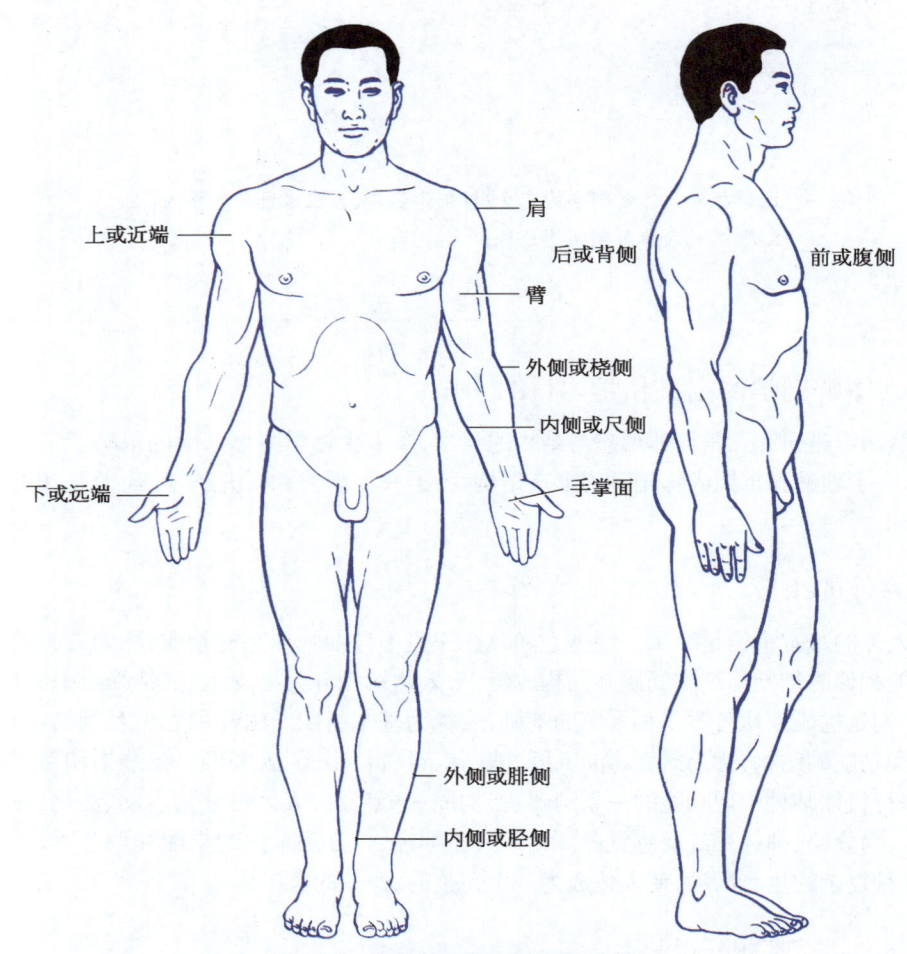

图绪-1 解剖学姿势和常用方位术语

### (二) 方位术语

按照解剖学姿势，人体解剖学规定了一些表示方位的名词术语(图绪-1)。

1. **上和下** 近头者为上；近足者为下。
2. **前和后** 近腹者为前，也称腹侧；近背者为后，也称背侧。
3. **内侧和外侧** 以身体正中矢状面为准，近正中矢状面者为内侧；远离正中矢状面者为外侧。前臂的内侧又称尺侧，外侧又称桡侧。小腿的内侧又称胫侧，外侧又称腓侧。
4. **内和外** 是描述空腔器官相互位置关系的术语。近内腔者为内；远离内腔者为外。

5. **浅和深** 是描述与皮肤表面相对距离关系的术语。近皮肤者为浅,远离皮肤者为深。

6. **近侧和远侧** 在描述四肢各结构的方位时,距肢体根部较近者为近侧,距肢体根部较远者为远侧。

### (三) 切面术语

常用的有以下三种相互垂直的切面(图绪-2)。

1. **矢状面** 即从前后方向将人体或器官纵切为左、右两部分的切面。其中,沿正中线将人体切为左、右基本对称的两半的矢状面称为正中矢状面。

2. **冠状面** 又称额状面,即从左右方向,沿人体的长轴将人体纵切为前、后两部分的切面。

3. **横切面** 又称水平面,即与人体长轴垂直,将人体横切为上下两部分的切面。

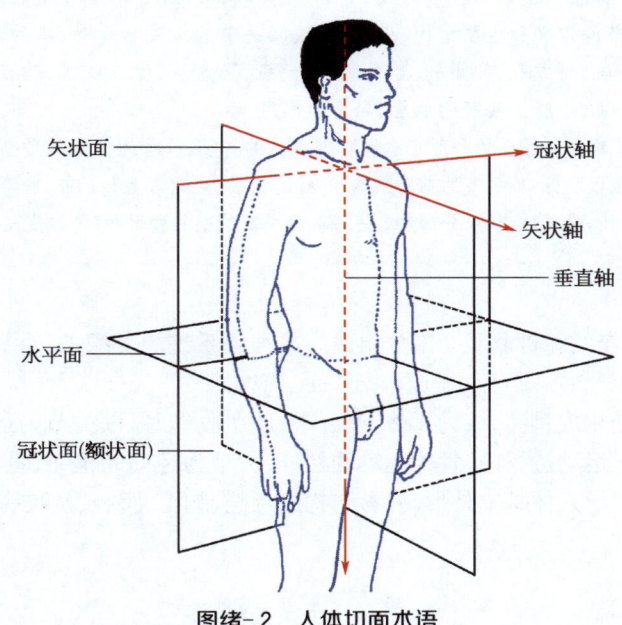

图绪-2 人体切面术语

# 第一章　运 动 系 统

**导学**

1. 掌握　运动系统的组成；骨的形态和构造，躯干骨、四肢骨、颅骨的名称和数目；关节的定义和主要结构，肩、肘、髋、膝关节的组成和运动；肌的形态和构造，胸锁乳突肌、斜方肌、背阔肌、竖脊肌、胸大肌、三角肌、肱二头肌、肱三头肌、臀大肌、股四头肌、小腿三头肌的位置、起止和作用。

2. 熟悉　椎骨的一般形态和各部椎骨的特征，胸骨的位置和形态结构，鼻旁窦的名称、位置和开口；关节的辅助结构，脊柱的组成、生理弯曲和功能，胸廓的组成、形态结构和功能，骨盆的组成、分部和性差，腕、踝关节的组成和运动；膈的位置、孔裂和作用。

运动系统由骨、骨连结和骨骼肌3部分组成。在神经系统的支配下，对身体起着运动、支持和保护作用。

全身各骨借骨连结构成骨骼，成为人体支架。骨骼肌收缩时，以关节为运动枢纽，牵引骨位置发生移动，产生运动；在运动过程中，骨为运动的杠杆，关节为运动的枢纽，骨骼肌为运动的动力器官。骨和骨骼肌共同赋予人体基本外形，并参与构成颅腔、胸腔、腹腔、盆腔等体腔的壁，以保护脑、心、肺、肝、肾、脾等器官。

## 第一节　骨 和 骨 连 结

### 一、概论

成人的骨为206块，可分为颅骨、躯干骨、上肢骨和下肢骨4部分（图1-1）。

骨和骨之间的连结装置称骨连结，可分为直接连结和间接连结两种。骨和骨之间借致密结缔组织构成的膜、韧带或软骨直接相连称为直接连结，多位于颅骨和躯干骨。相邻两骨之间借结缔组织囊互相连接，囊内有间隙，能活动，这种骨连结称为间接连结，又称关节，多见于四肢骨之间，以适应人体的活动。

#### （一）骨的形态

骨的形态不一，大致分可为4类，即长骨、短骨、扁骨和不规则骨（图1-2）。

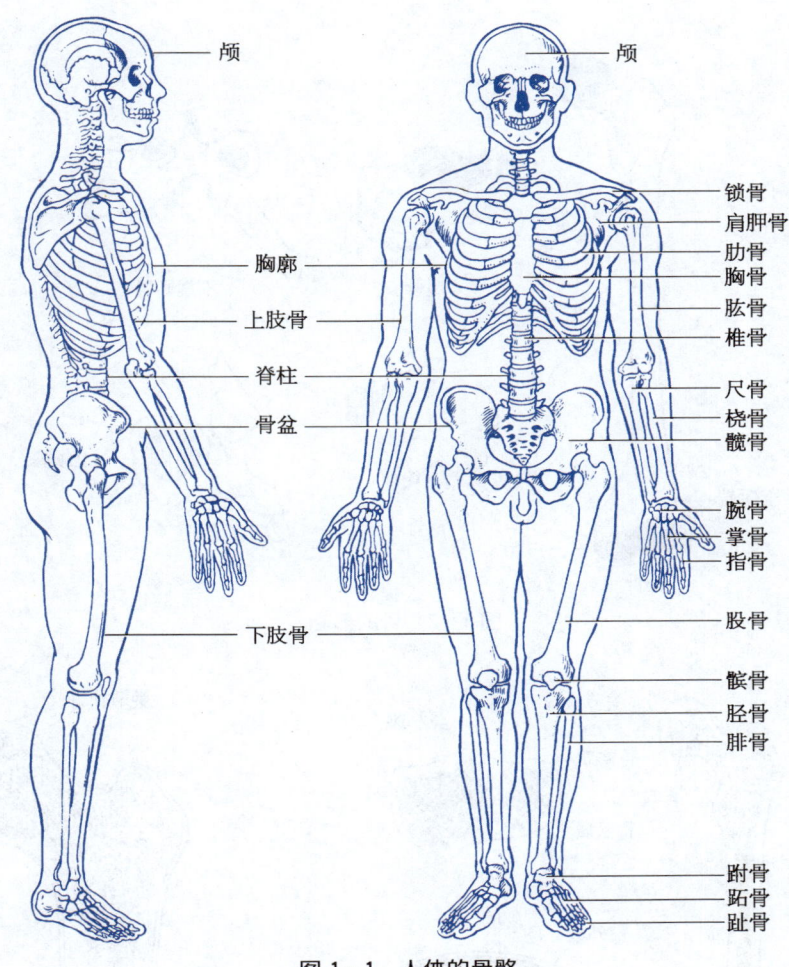

图1-1 人体的骨骼

1. **长骨** 多位于四肢,呈长管状,可分为一体、两端。**体**又称**骨干**,内有骨髓腔,容纳骨髓;两端膨大称**骺**,具有光滑的关节面,由关节软骨覆盖。

2. **短骨** 一般呈立方形,多位于连结牢固又有一定灵活性的部位,如腕骨和跗骨等。

3. **扁骨** 呈板状,主要构成骨性腔的壁,对腔内器官有保护作用。如肋骨、胸骨等。

4. **不规则骨** 形状不规则,如椎骨。有些不规则骨,内有含气的腔,称**含气骨**,如位于鼻腔周围的上颌骨等。

### (二)骨的构造

每块骨都由骨质、骨膜和骨髓等构成(图1-3),并有神经和血管分布。

1. **骨质** 分为骨密质和骨松质。**骨密质**致密坚硬,抗压、抗扭曲力强,分布于长骨干以及其他类型骨和长骨骺的外层。**骨松质**由相互交织的骨小梁构成,呈海绵状,分布于长骨骺及其他类型骨的内部。

2. **骨膜** 是由致密结缔组织构成的一层薄膜,包裹除关节面以外的整个骨面。骨膜内含有丰富的神经和血管,对骨有营养、保护和再生的作用。幼年时期骨膜内层的成骨细胞直接参与骨的

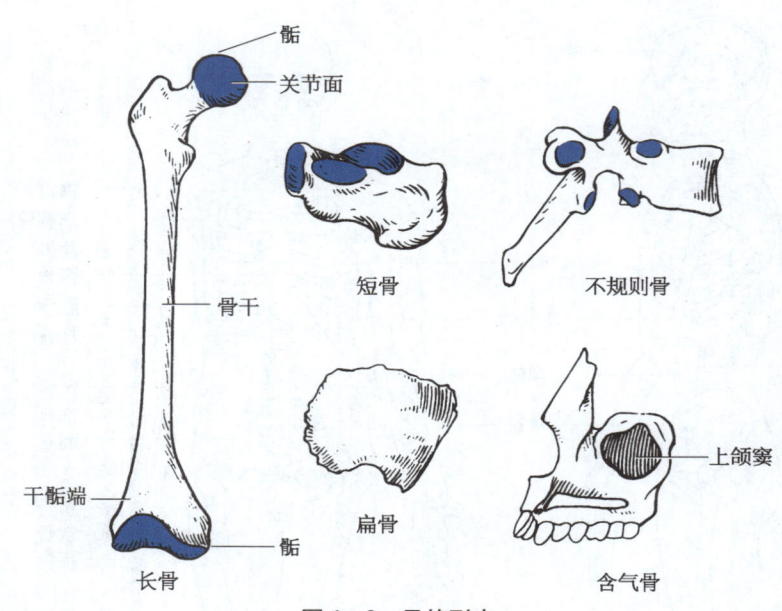

图 1-2 骨的形态

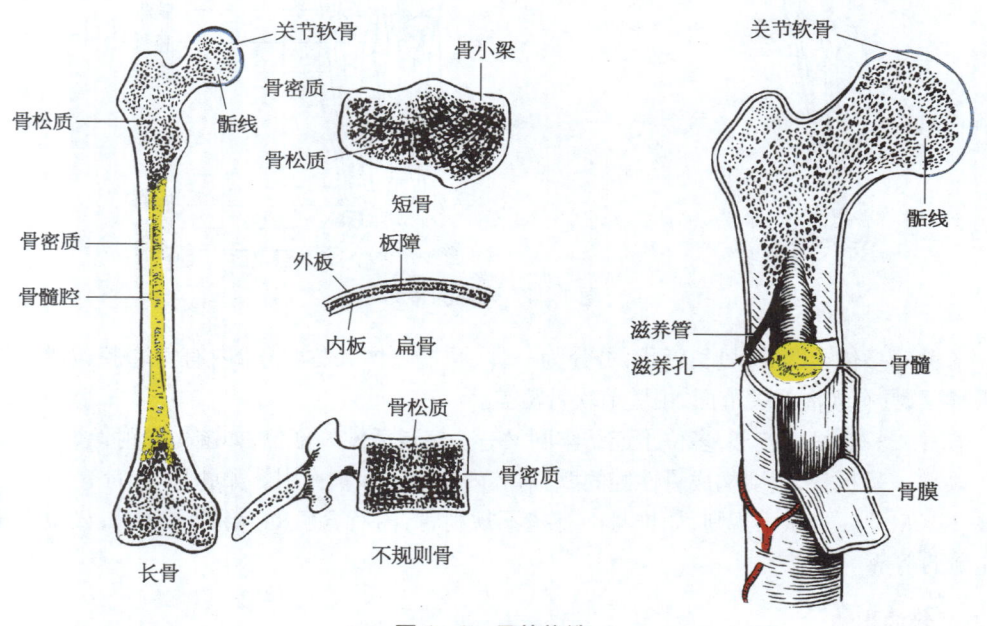

图 1-3 骨的构造

生长,使骨不断加粗。

3. **骨髓**　充填于骨髓腔及骨松质网眼内,分为红骨髓和黄骨髓两种。红骨髓内含有大量不同发育阶段的红细胞和某些白细胞,有造血功能;黄骨髓含大量脂肪组织,无造血功能。胎儿及幼儿的骨髓全是红骨髓;6 岁前后,长骨骨髓腔内的红骨髓逐渐转化为黄骨髓,红骨髓终身保留于各种类型骨的骨松质内,始终保持造血的功能。

**（三）关节的结构和运动**

**1. 关节的主要结构** 包括关节面、关节囊和关节腔。这些结构为每个关节必须具备的基本结构(图1-4)。

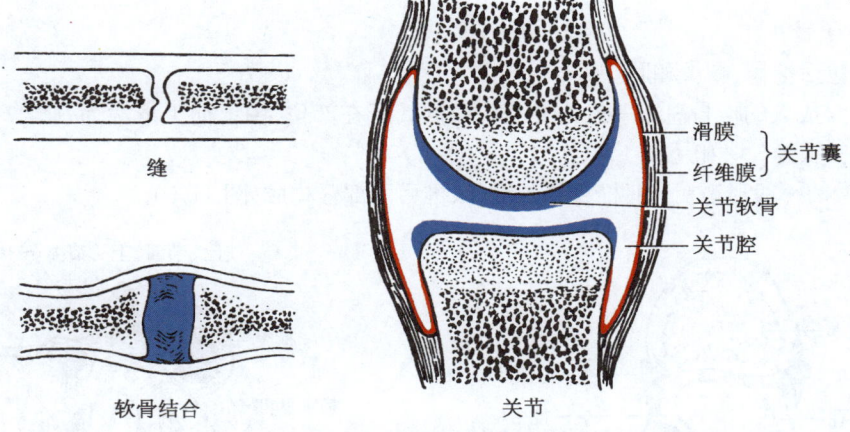

图1-4 骨连结的分类和构造

(1) **关节面**：是两骨互相接触的光滑骨面，通常一骨形成凸面，称**关节头**；另一骨形成凹面，称为**关节窝**。关节面覆盖一层关节软骨，可减少运动时的摩擦和缓冲运动时的冲击。

(2) **关节囊**：是连接在两骨之间的结缔组织囊，可分为内、外两层。外层为**纤维膜**，由致密结缔组织构成，较厚且坚韧，附着于关节面周围的骨面上，并与骨膜相延续。内层为**滑膜**，由疏松结缔组织构成，薄而光滑，附着于关节软骨周缘；滑膜富含血管，能产生少量的滑液，起润滑作用。

(3) **关节腔**：为关节囊滑膜层与关节软骨所围成的密闭窄隙，内含少量滑液，其内为负压，利于关节的稳定。

**2. 关节的辅助结构** 除上述基本结构外，某些关节为适应其特殊功能，需要一些辅助结构，包括韧带、关节内软骨和关节唇。

(1) **韧带**：由致密结缔组织构成，呈束状或膜状，有增加关节的稳固性和限制关节运动的作用。

(2) **关节内软骨**：由纤维软骨构成，位于两骨关节面之间，有**关节盘**和**关节半月板**两种。可使两骨关节面更为适合，能增加关节的运动范围，并有缓冲冲击的作用。

(3) **关节唇**：为附着于关节窝周缘的纤维软骨环，可加深关节窝、扩大关节面，使关节更加稳固，如髋臼唇等。

**3. 关节的运动**

(1) **屈和伸**：为关节绕冠状轴进行的运动。两骨互相靠拢，角度缩小称为屈；反之，角度加大则称为伸。膝关节以上为前屈后伸，膝关节及以下为后屈前伸。

(2) **内收和外展**：为关节绕矢状轴进行的运动。骨的远端向正中矢状面靠拢的运动称内收；反之，远离正中矢状面的运动称外展。

(3) **旋内和旋外**：关节绕垂直轴运动，骨的前面转向内侧的称为旋内，在前臂称为旋前；反之，旋向外侧的称旋外，在前臂称旋后。

凡二轴或三轴关节还可做环转运动，即关节头原位转动，骨的远端可做圆周运动，运动时全骨描绘成一圆锥形的轨迹。

## 二、躯干骨及其连结

### （一）躯干骨

躯干骨包括椎骨、胸骨和肋。

**1. 椎骨** 成人的椎骨总数一般为26块，根据其所在部位，由上而下依次为颈椎7块、胸椎12块、腰椎5块、骶骨1块和尾骨1块。

（1）椎骨的一般形态：一般椎骨都由椎体、椎弓两部分构成（图1-5）。

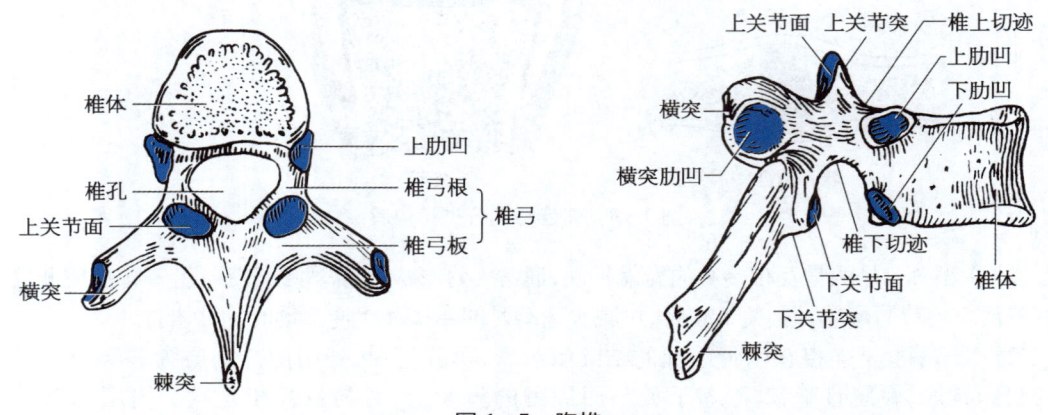

图 1-5 胸椎

1）椎体：位于椎骨的前方，呈短圆柱状，是椎骨负重的主要部分，内部为骨松质，表面为薄层骨密质。

2）椎弓：是附在椎体后方的弓形骨板。椎弓与椎体围成一孔，称为椎孔。全部椎骨的椎孔叠连在一起，形成一纵行管道，称椎管，容纳脊髓和脊神经根等。椎弓与椎体连结的部分较细，称为椎弓根，其上、下缘各有一切迹，分别称椎上切迹和椎下切迹。椎骨叠连时，上位椎骨的椎下切迹和下位椎骨的椎上切迹围成一个孔，称为椎间孔，有脊神经及血管通过。椎弓上伸出7个突起，即向两侧伸出一对横突，向上伸出一对上关节突，向下伸出一对下关节突，向后伸出单一的棘突。

（2）各部椎骨的主要特征

1）颈椎：其主要特征是横突上有一个圆孔，称为横突孔。第3～6颈椎属于一般颈椎，第1、第2、第7颈椎为特殊颈椎。

第1颈椎又称寰椎（图1-6），形似环形，由前弓、后弓及两个侧块构成。

第2颈椎又称枢椎（图1-7），其特点为椎体向上伸出一指状突起，称为齿突，与寰椎前弓后面的齿突凹相关节。

第7颈椎又称为隆椎（图1-8），棘突长，末端变厚呈结节状。当头前屈时，该突起在项背交界处形成以明显隆起，皮下易于触及，是临床计数椎骨和针灸取穴定位的标志。

2）胸椎：在椎体侧面和横突尖端的前面，都有与肋骨相关节的关节面，分别称为椎体肋凹和横突肋凹。胸椎棘突较长，伸向后下方，互相掩盖，呈叠瓦状（图1-5）。

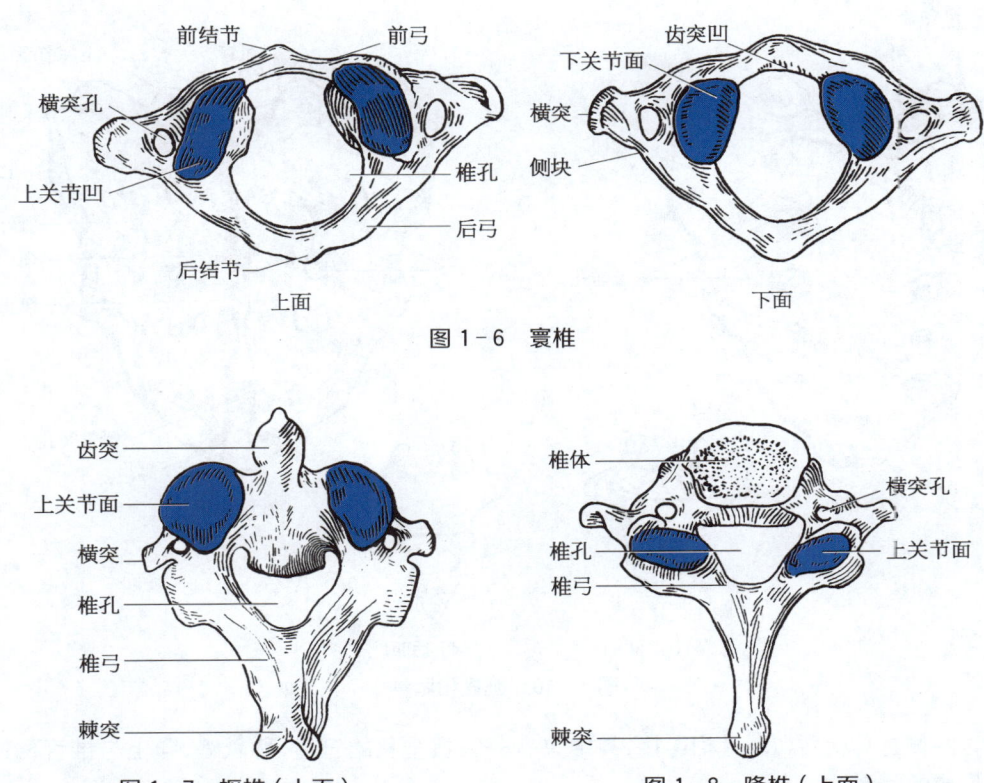

图1-6 寰椎

图1-7 枢椎（上面）

图1-8 隆椎（上面）

3) **腰椎**：由于承受重力较大，故椎体肥厚。棘突呈板状，水平位后伸，棘突间空隙较大，临床上常在第3、第4或第4、第5腰椎棘突间做腰椎穿刺（图1-9）。

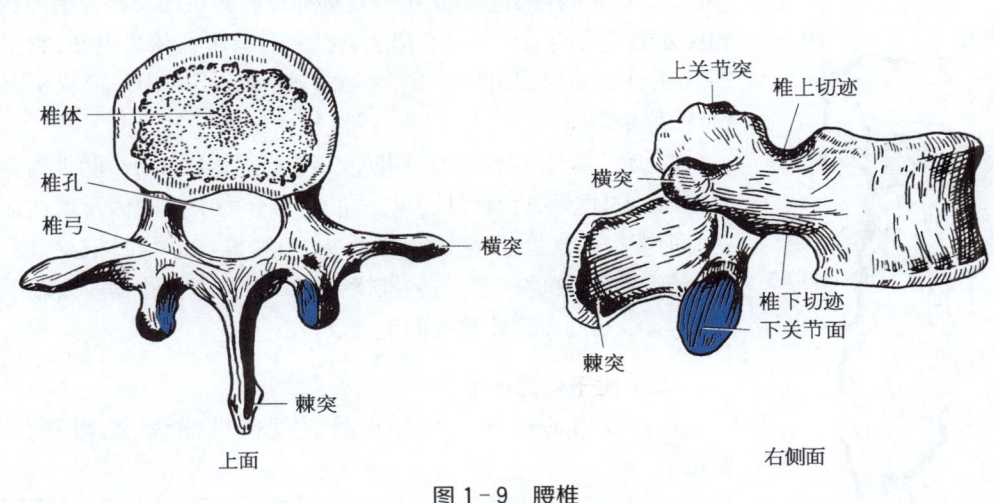

图1-9 腰椎

4) **骶骨**：由5块骶椎融合而成，略呈三角形，上端较宽厚，为骶骨底，向上与第5腰椎相连；下端较尖细，为骶骨尖，与尾骨相连接。前、后各有4对小孔，分别称为骶前孔、骶后孔，分别有骶神经前、后支及血管通过（图1-10）。

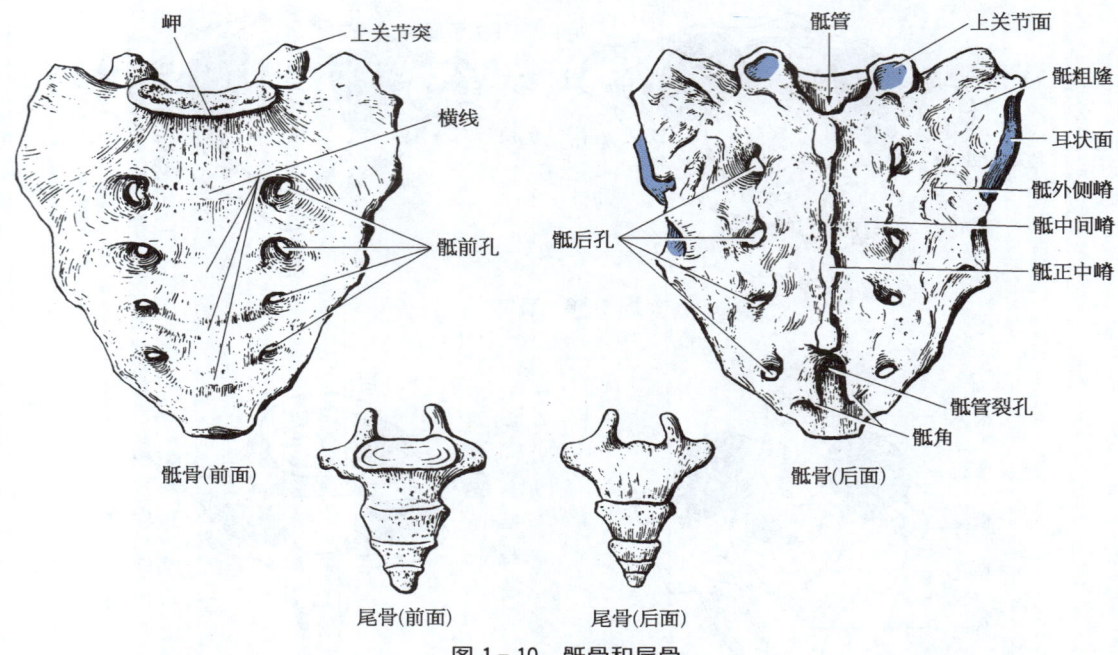

图 1-10 骶骨和尾骨

骶骨两侧有耳状面与髋骨相连接,其中央有一纵贯全长的管道,称**骶管**,向上与椎管相通,向下裂开形成**骶管裂孔**。

5)**尾骨**:由4～5块退化的尾椎融合而成(图1-10)。

**2. 胸骨** 是一块位于胸前部正中的扁骨,由上而下分为胸骨柄、胸骨体和剑突3部分(图1-11)。胸骨柄上缘正中的切迹称**颈静脉切迹**。胸骨柄与胸骨体相接处形成突向前方的横行隆起,称**胸骨角**,可在体表触知,它平对第2肋,为计数肋和肋间隙的重要标志。胸骨的下端为一形状不定的薄骨片,称**剑突**。

**3. 肋** 共12对,由**肋骨**和**肋软骨**构成(图1-12)。肋骨为细长呈弓状弯曲的扁骨,富有弹性。每一肋骨可分为中部的体及前、后两端。肋骨前端接肋软骨;后端膨大称**肋头**,与胸椎椎体肋凹相关节。肋头稍外侧的隆起称**肋结节**,与胸椎横突肋凹相关节。肋体内面近下缘处有**肋沟**,是肋间血管和神经的走行部位。

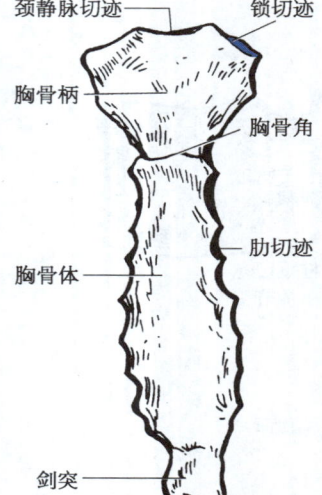

图 1-11 胸骨(前面)

**(二)躯干骨的连结**

**1. 椎骨间的连结** 相邻椎骨之间借椎间盘、韧带和关节相连接。

(1)**椎间盘**:是位于上、下两椎体之间的纤维软骨盘,由周围的**纤维环**和内部的**髓核**组成(图1-13)。纤维环是由多层环形排列的纤维软骨;髓核是一种富有弹性的胶状物质。椎间盘坚韧而有弹性,除连结椎体外,还可承受压力、吸收震荡、减缓冲击。

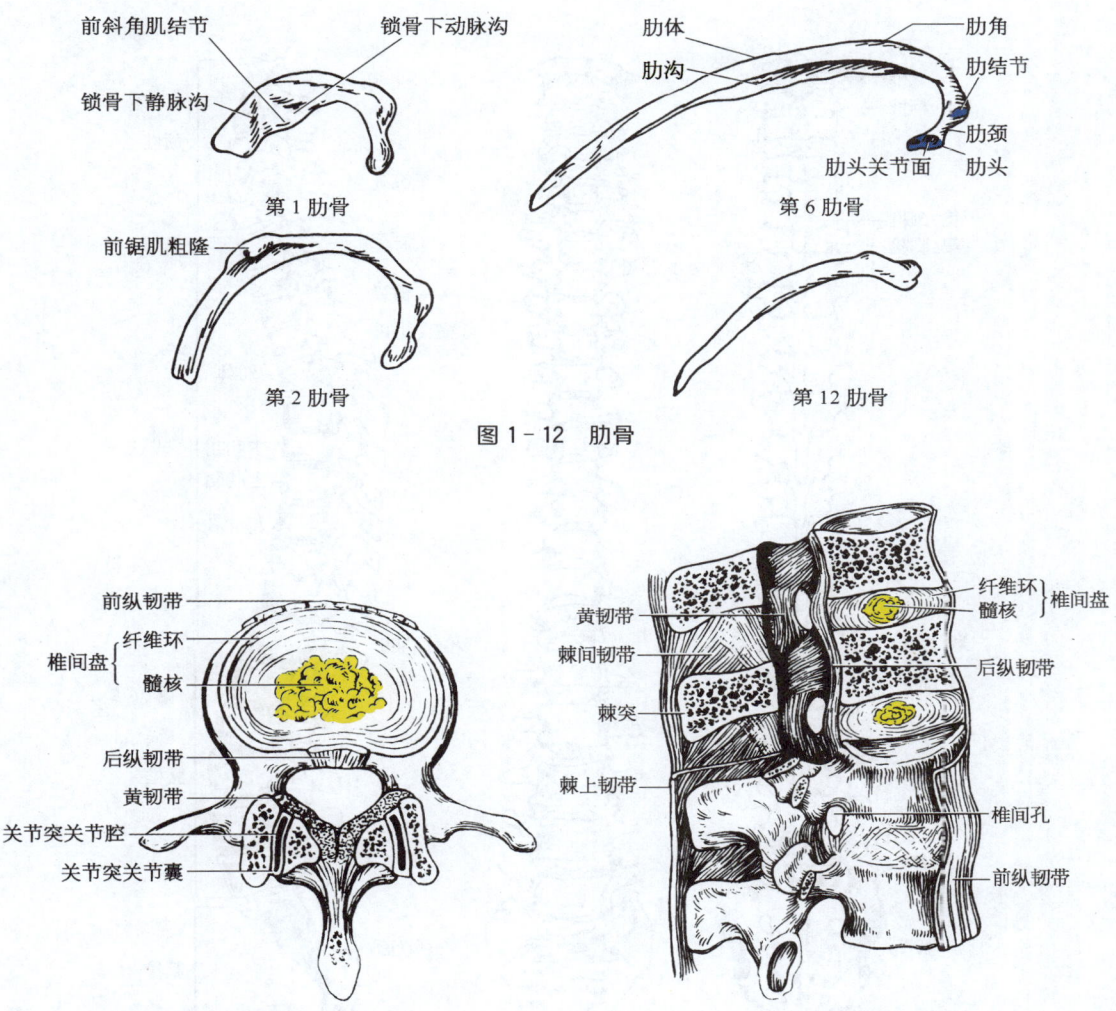

图 1-12 肋骨

图 1-13 椎间盘和关节突关节

图 1-14 脊柱的韧带

(2) **韧带**：位于椎体前面的有 前纵韧带；位于椎体后面的有 后纵韧带；连接棘突尖端的有 棘上韧带；在颈椎棘突末端，为板状的 项韧带，向上连至枕外隆凸，向下延续为棘上韧带；连结各棘突之间的有 棘间韧带；椎弓之间有 黄韧带 相连（图 1-14）。

(3) **关节突关节**：由相邻椎骨的上、下关节突构成（图 1-13）。

**2. 脊柱**

(1) **组成**：脊柱由 24 块分离椎骨、1 块骶骨和 1 块尾骨，借椎间盘、韧带和关节连结而成。脊柱位于躯干背面正中，中央有椎管，容纳脊髓及其被膜和脊神经根等（图 1-15）。

(2) **生理弯曲**：从侧面观察脊柱，有 4 个生理弯曲，即颈曲、胸曲、腰曲及骶曲。颈曲和腰曲向前凸，胸曲和骶曲向后凸。脊柱的弯曲使脊柱更具有弹性，可减轻震荡并与维持人体的重心有关，且扩大了胸腔和盆腔的容积，使之能容纳众多的脏器（图 1-15）。

(3) **功能**：脊柱除有支持体重，保护脊髓外，还有运动的功能，能做前屈、后伸，左右侧屈和旋转等运动。

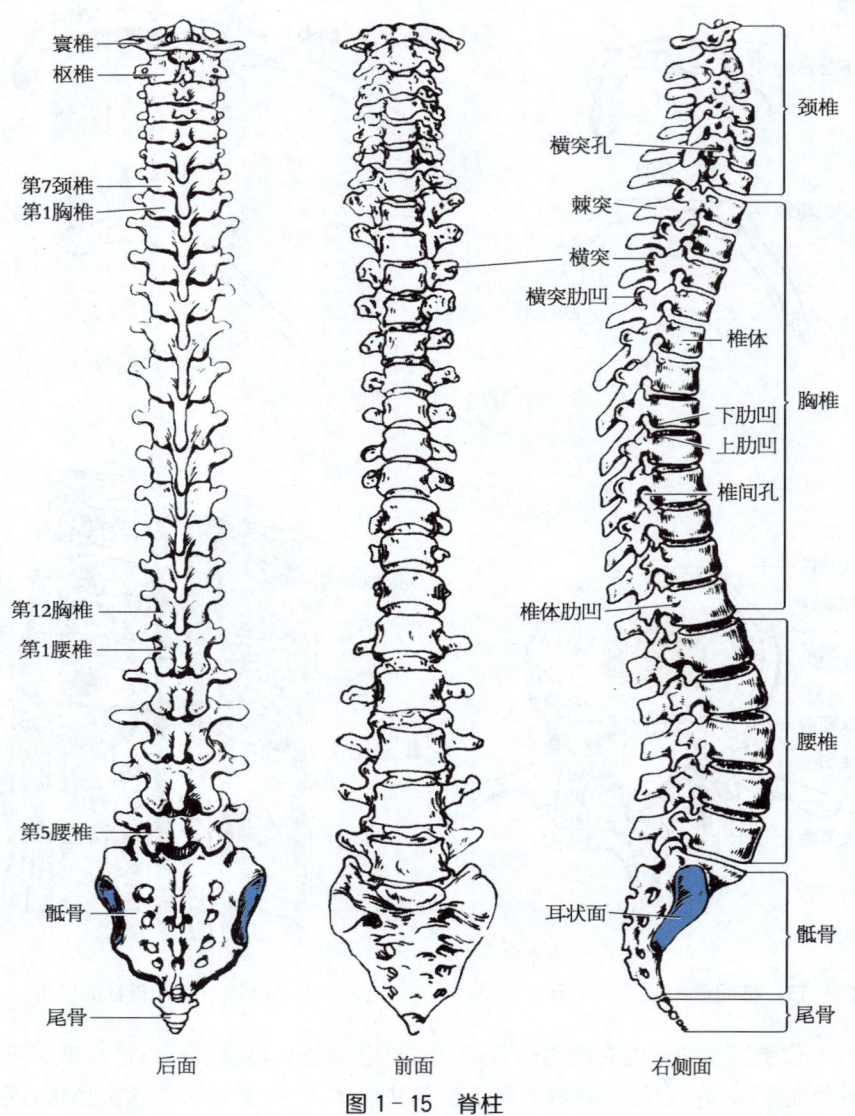

图1-15 脊柱

### 3. 胸廓

(1) **组成**：胸廓由12块胸椎、1块胸骨和12对肋，借椎间盘、韧带和关节连结而成。12对肋骨后端与同序数胸椎以关节相连接；第1肋软骨与胸骨柄直接连结，第2~7肋软骨与胸骨侧缘相应的肋切迹形成胸肋关节；第8~10肋软骨不直接连于胸骨，而是依次连于上一位肋软骨，形成一对**肋弓**；第11、第12肋的前端游离于腹壁肌之间(图1-16)。

(2) **形态**：成人胸廓近似圆锥形，有上、下两口：胸廓上口是食管、气管、大血管和神经等出入胸腔的通道；胸廓下口宽阔而不整齐，被膈封闭。相邻各肋之间的空隙，称**肋间隙**，均由肌肉和韧带封闭。胸廓的内腔称**胸腔**，容纳心、肺、气管、食管等(图1-16)。

(3) **功能**：胸廓具有支持和保护胸腔重要脏器，还参与呼吸运动等功能。

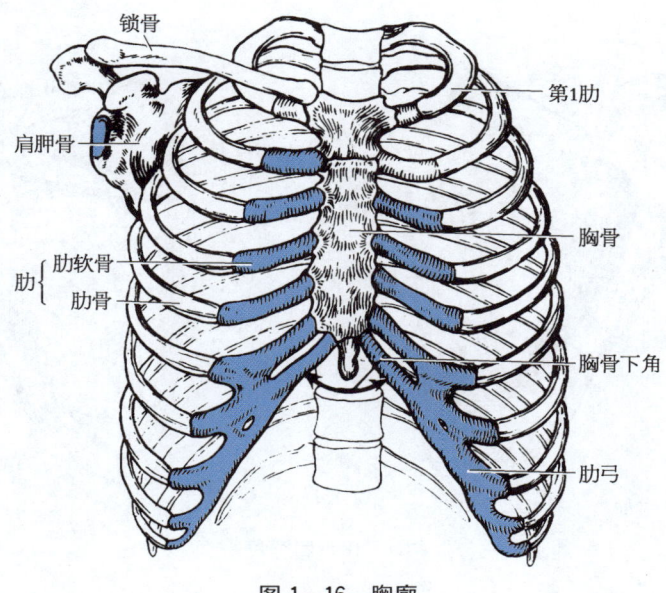

图 1-16 胸廓

## 三、上肢骨及其连结

### (一) 上肢骨

上肢骨包括上肢带骨和自由上肢骨。

**1. 上肢带骨** 包括锁骨和肩胛骨。

(1) 锁骨：位于胸廓前面上部两侧，全长在体表均可触及。呈横卧的"S"形，内侧端粗大称胸骨端，与胸骨相关节；外侧端扁平称肩峰端，与肩胛骨的肩峰相关节（图 1-17）。

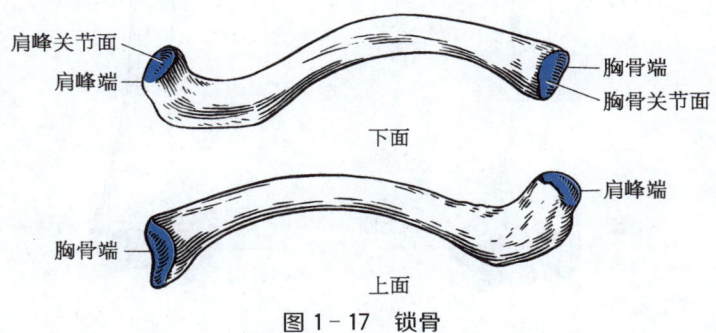

图 1-17 锁骨

(2) 肩胛骨：为三角形扁骨，位于背部外上方，介于第 2～7 肋骨之间，有三缘、三角和二面。肩胛骨的外侧角有关节盂与肱骨头形成肩关节。肩胛骨后面有一骨性隆起，称肩胛冈；肩胛冈的外侧端逐渐高起，称肩峰。肩胛骨上缘的外侧部，有一弯曲的指状突起，称喙突（图 1-18）。

**2. 自由上肢骨** 包括肱骨、桡骨、尺骨和手骨。除手骨的腕骨为短骨外，其余均属长骨。

(1) 肱骨：位于臂部。上端有半球形的肱骨头，与肩胛骨关节盂相关节。肱骨体中部外侧面有一粗糙隆起称三角肌粗隆；体的后面有一斜行浅沟，称桡神经沟，有桡神经通过。肱骨下端外侧有肱骨小头，与桡骨相关节；内侧有肱骨滑车，与尺骨相关节；下端内后下方有一浅沟，称尺神经沟（图 1-19）。

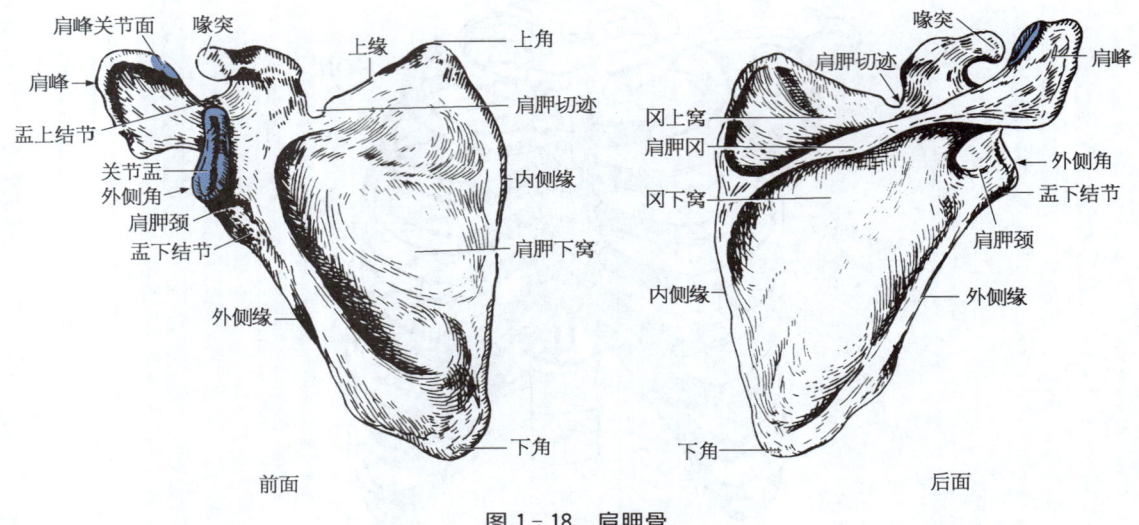

图 1-18 肩胛骨

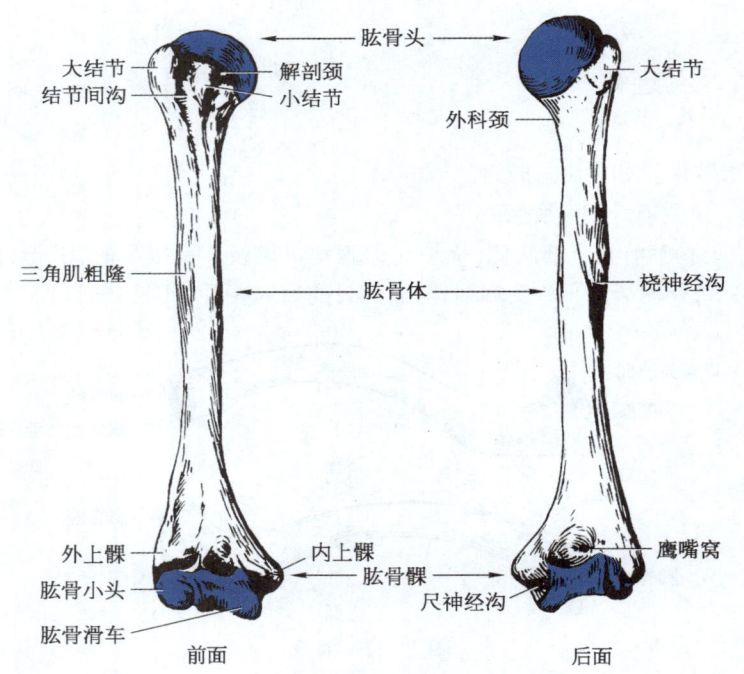

图 1-19 肱骨

(2) **桡骨**：位于前臂外侧部。上端细小，下端粗大。上端有**桡骨头**，与肱骨小头相关节。桡骨头下方内侧的隆起，称**桡骨粗隆**。桡骨下端的下面为腕关节面，与腕骨相关节，其外侧向下突出称**桡骨茎突**（图 1-20）。

(3) **尺骨**：位于前臂内侧部。上端粗大，前面有大的半月形凹陷称**滑车切迹**，与肱骨滑车相关节。在切迹的上、下方各有一突起，分别称**鹰嘴**和**冠突**。尺骨下端较小称**尺骨头**，向内下方的突起称**尺骨茎突**（图 1-20）。

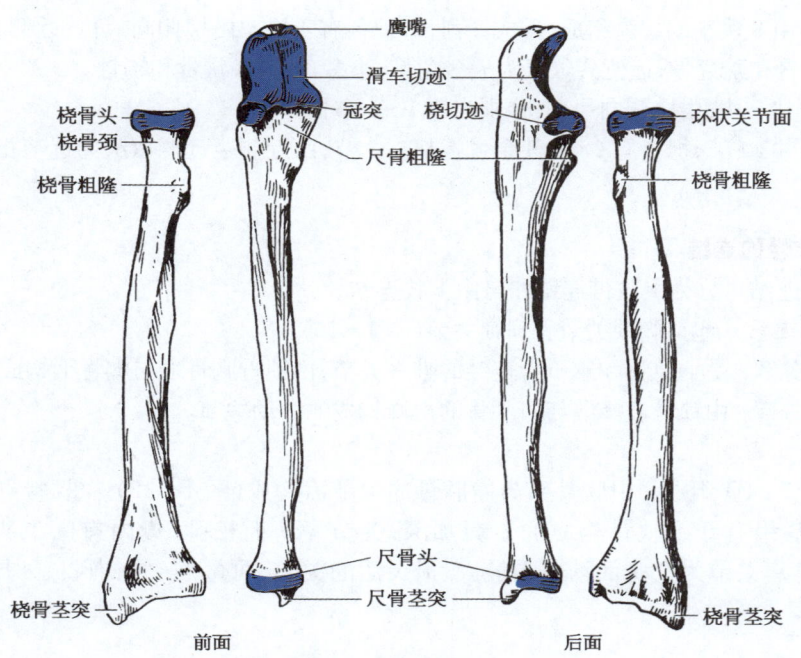

图 1-20 桡骨和尺骨

(4) **手骨**：分为腕骨、掌骨及指骨(图 1-21)。

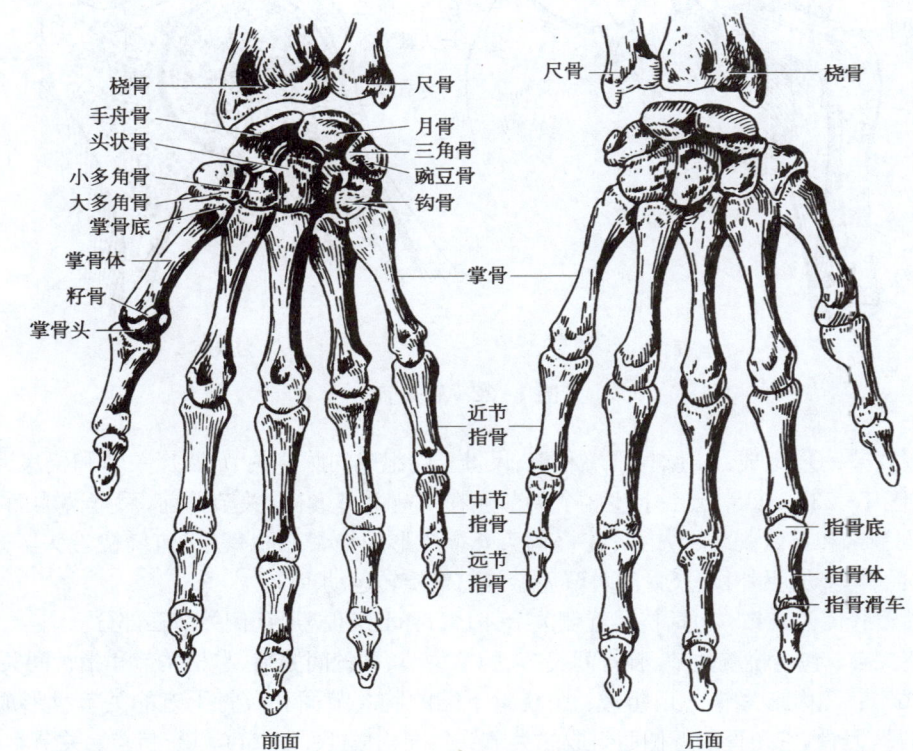

图 1-21 手骨

1) **腕骨**：由8块小的短骨组成，排成2列，每列各有4块。由桡侧向尺侧，近侧列依次为手舟骨、月骨、三角骨和豌豆骨；远侧列依次为大多角骨、小多角骨、头状骨和钩骨。

2) **掌骨**：共5块，由桡侧向尺侧，分别为第1～5掌骨。

3) **指骨**：共14节，拇指有2节，其余各指都有3节；由近侧至远侧依次为近节指骨、中节指骨和远节指骨。

**（二）上肢骨的连结**

上肢骨的连结可分为上肢带连结和自由上肢连结。

**1. 上肢带连结** 包括胸锁关节和肩锁关节（图1-16）。

(1) **胸锁关节**：是上肢骨和躯干骨连结的唯一关节，由锁骨胸骨端与胸骨柄构成。

(2) **肩锁关节**：由锁骨肩峰端与肩胛骨的肩峰构成的微动关节。

**2. 自由上肢连结**

(1) **肩关节**：① 组成：由肱骨头与肩胛骨的关节盂构成（图1-22）。② 特点：肱骨头大，关节盂浅小，周缘有纤维软骨构成的**盂唇**加深；关节囊薄而松弛，囊内有肱二头肌长头腱通过。③ 运动：肩关节为全身活动范围最大、最灵活的关节，可做屈、伸、内收、外展、旋内、旋外及环转运动。

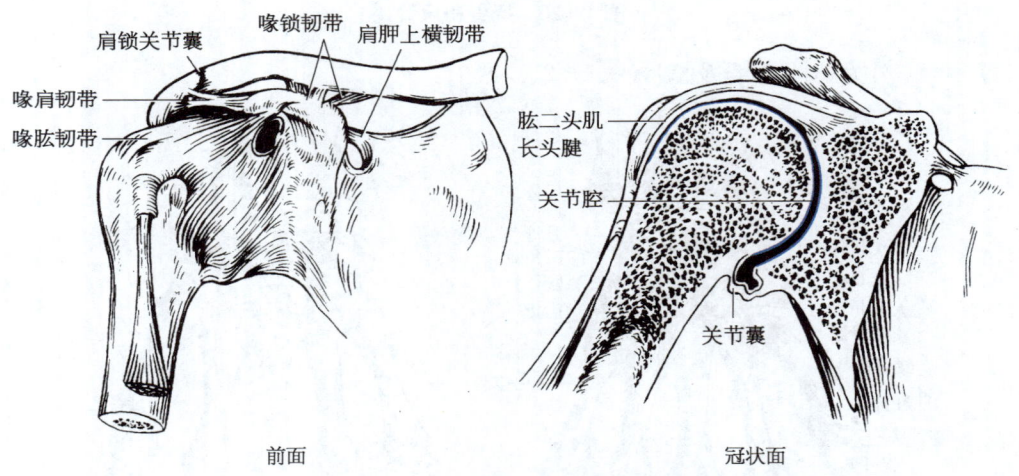

图1-22 肩关节

(2) **肘关节**：① 组成：由肱骨下端和桡、尺骨上端组成的肱桡关节、肱尺关节和桡尺近侧关节共同构成（图1-23）。② 特点：上述3个关节包在同一关节囊内，关节囊前、后壁薄弱而松弛，两侧有**桡侧副韧带**和**尺侧副韧带**加强；在桡骨头处增厚形成**桡骨环状韧带**，包绕桡骨头。③ 运动：主要可做屈、伸运动；另外桡、尺间关节还参与前臂旋转运动。

(3) **前臂骨间的连结**：包括桡尺近侧关节、前臂骨间膜和桡尺远侧关节三部分。

(4) **手关节**：包括桡腕关节、腕骨间关节、腕掌关节、掌骨间关节、掌指关节和指骨间关节。

**桡腕关节**：又称**腕关节**。① 组成：由桡骨下端的腕关节面和尺骨下方的关节盘形成的关节窝，与手舟骨、月骨、三角骨的近侧面组成的关节头共同构成（图1-24）。② 特点：关节囊松弛，关节腔宽广，囊外有韧带加强。③ 运动：可做屈、伸、内收、外展和环转运动。

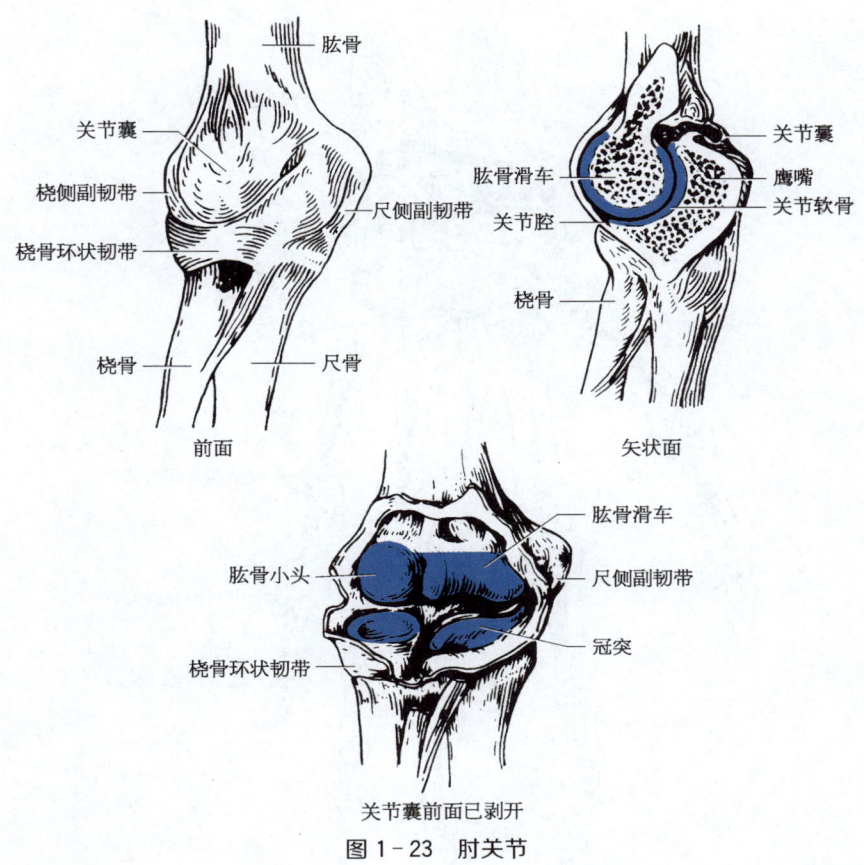

图 1-23 肘关节

## 四、下肢骨及其连结

### (一) 下肢骨

下肢骨包括下肢带骨和自由下肢骨。

**1. 下肢带骨** 每侧各有1块髋骨。

髋骨是形状不规则的扁骨，由上方的髂骨、后下方的坐骨和前下方的耻骨组成(图1-25)。其外侧面有一深窝，称髋臼，与股骨头相关节；下部由耻骨和坐骨围成一孔，称闭孔。

髂骨上部的扇形骨板称髂骨翼，其上缘较肥厚，称髂嵴，髂嵴前端称髂前上棘，后端称髂后上棘。髂骨翼内侧面的浅窝，称髂窝。

坐骨后下部有肥厚粗糙的坐骨结节，在其上方，有一伸向后内的锐棘，称坐骨棘，坐骨棘上、下方分别为坐骨大、小切迹。

耻骨内侧部上缘有一向前突起，称耻骨结节。

**2. 自由下肢骨** 包括股骨、髌骨、胫骨、腓骨和足骨。除髌骨和足骨的跗骨为短骨外，其余均属于长骨。

(1) 股骨：位于大腿，为人体最长的骨，其长度约占身高的1/4(图1-26)。上端有球形的股骨头，与髋臼构成髋关节。股骨头外下方狭细部分，称股骨颈，颈与体交界处有两个隆起，上外侧者为大转子，下内侧者为小转子。股骨下端有两个膨大，分别称内侧髁和外侧髁，与髌骨和胫骨共同构成膝关节。

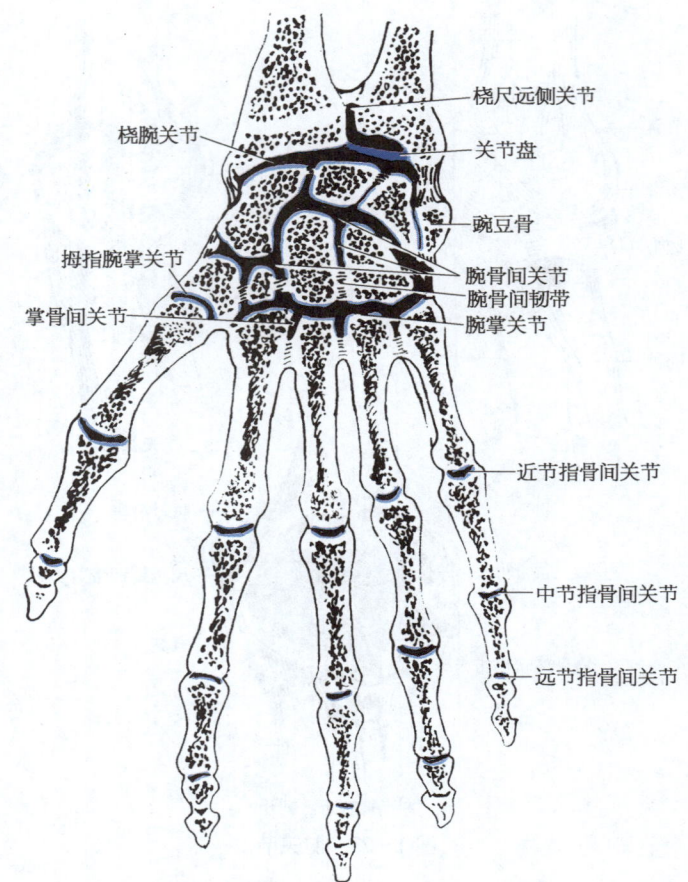

图 1-24 手关节（冠状切面）

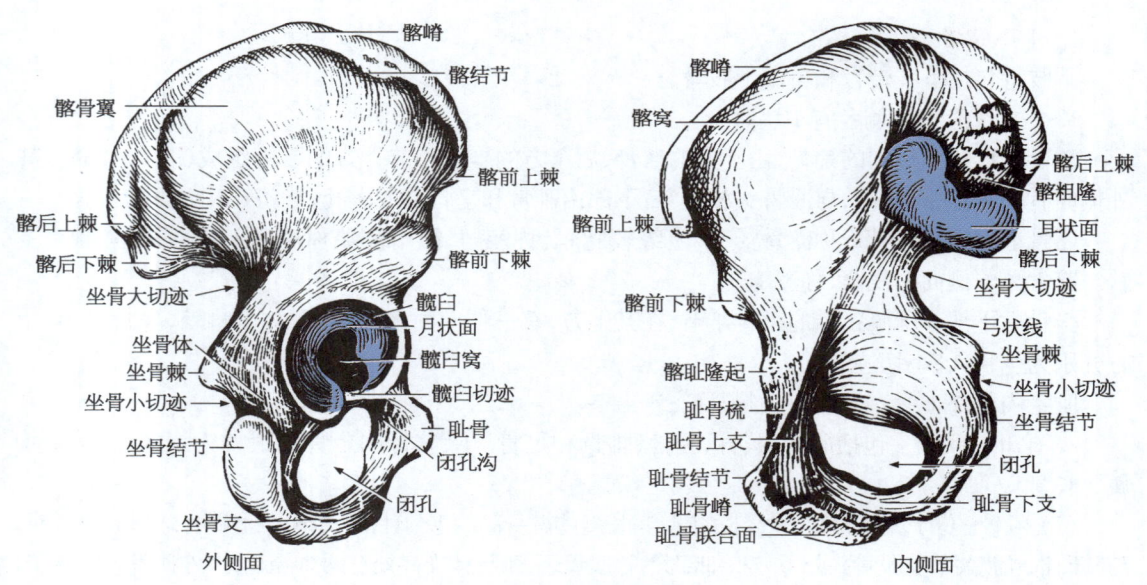

图 1-25 髋骨

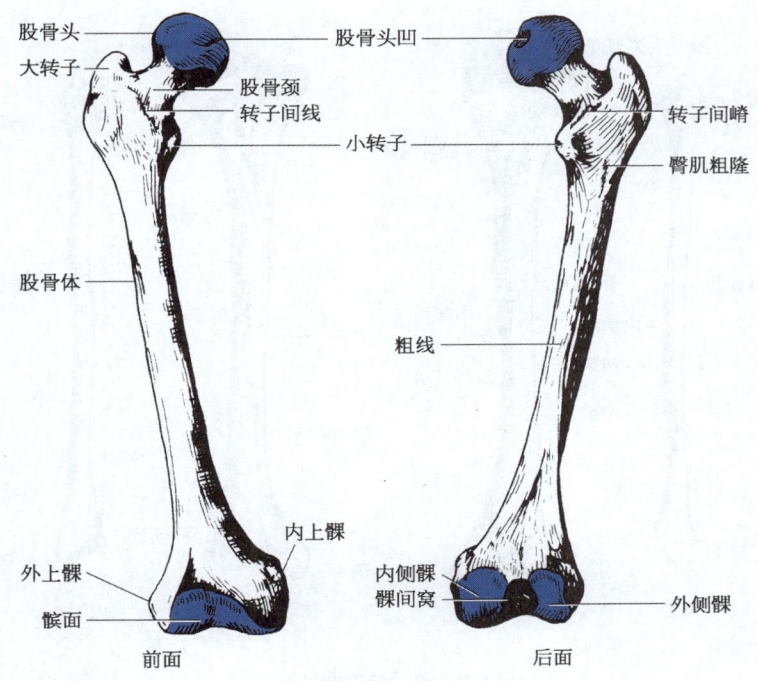

图 1-26 股骨

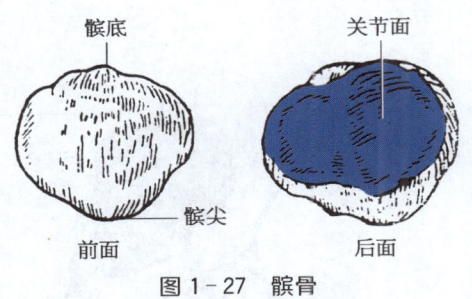

图 1-27 髌骨

(2) **髌骨**：略呈三角形，位于膝关节前方、股四头肌腱内（图 1-27）。前面粗糙；后面有光滑的关节面，参与膝关节的构成。

(3) **胫骨**：位于小腿内侧部，是小腿主要负重骨，故较粗壮（图 1-28）。上端有两个膨大，分别称**内侧髁**和**外侧髁**，与股骨内、外侧髁相关节；上端前面有**胫骨粗隆**。胫骨体前缘和内侧面紧贴皮下，体表可触及。胫骨下端内侧面伸向下方的扁突，称**内踝**；外侧面有一切迹，与腓骨相连结。下端的下面为一略呈四方形的关节面，与距骨相关节。

(4) **腓骨**：位于小腿外侧部（图 1-28）。上端略膨大，称**腓骨头**，与胫骨相关节。下端膨大为**外踝**，其内侧的关节面，与距骨相关节。

(5) **足骨**：可分为跗骨、跖骨及趾骨（图 1-29）。

1) **跗骨**：属于短骨，共 7 块，即距骨、跟骨、骰骨、足舟骨及 3 块楔骨。

2) **跖骨**：共 5 块，从内侧向外侧依次称为第 1~5 跖骨。

3) **趾骨**：共 14 块，其数目和命名与指骨相同。

### (二) 下肢骨的连结

下肢骨的连结可分为下肢带连结和自由下肢连结。

#### 1. 下肢带连结

(1) 骨盆的骨连结（图 1-30）

1) **骶髂关节**：由骶、髂两骨的耳状关节面构成。关节囊紧张，并有坚韧的韧带进一步加强其

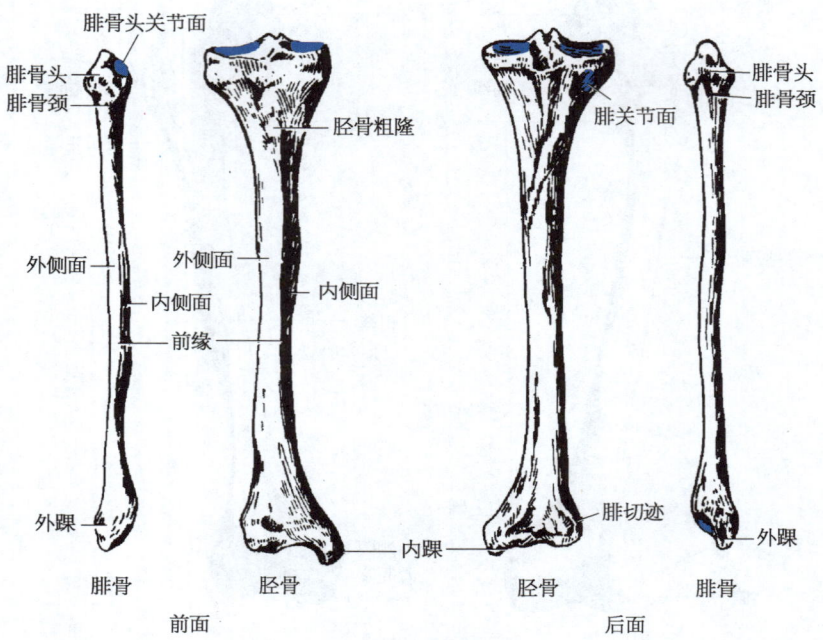

图 1-28 胫骨和腓骨

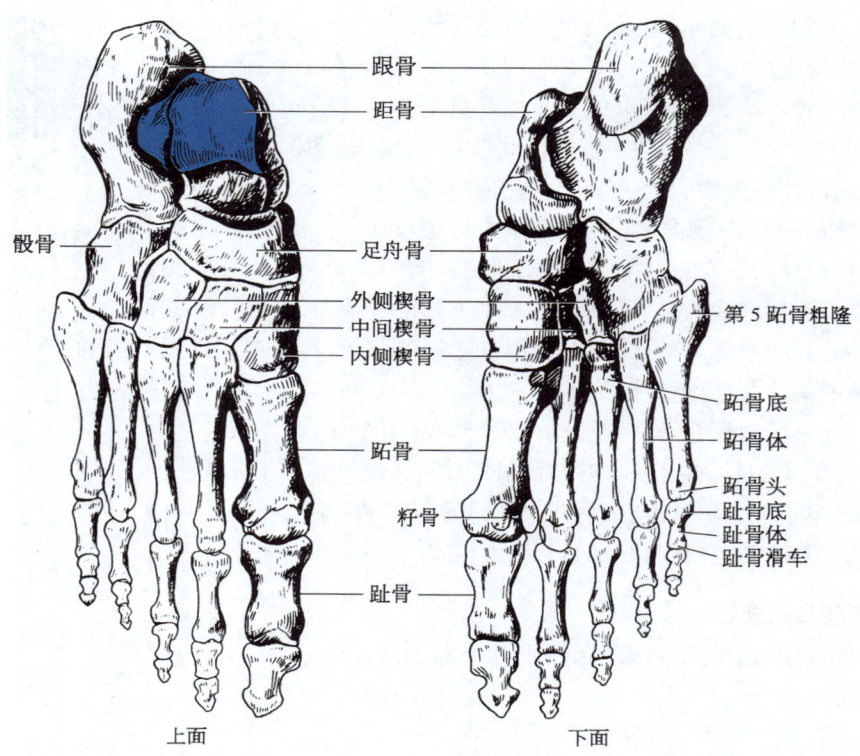

图 1-29 足骨

稳固性，运动范围极小。

2) 骶结节韧带：从骶、尾骨的外侧缘连至坐骨结节。

3) 骶棘韧带：从骶、尾骨的外侧缘连至坐骨棘。

骶棘韧带和骶结节韧带与坐骨大、小切迹共同围成坐骨大、小孔。

4) 耻骨联合：由左、右两侧的耻骨联合面，借纤维软骨性的耻骨间盘相连而成。两侧耻骨相连形成骨性弓，称耻骨弓。

(2) 骨盆的组成和形态（图1-30）：骨盆由骶骨、尾骨及左右髋骨借关节、韧带、耻骨间盘等连结而成。其主要功能是支持体重、保护盆腔脏器，在女性还是胎儿娩出的产道。

以骶骨岬至耻骨联合上缘的两侧连线为分界线，可将骨盆分为前上方的大骨盆和后下方的小骨盆。小骨盆的内腔称盆腔。骨盆的形态有明显的性别差异。

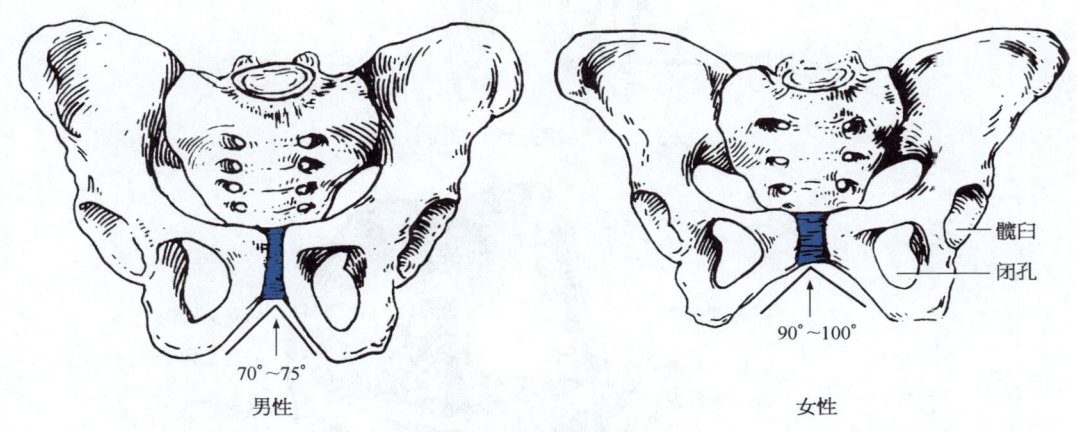

图1-30 骨盆

### 2. 自由下肢骨的连结

(1) 髋关节：① 组成：由股骨头和髋臼构成（图1-31）。② 特点：髋臼周缘有纤维软骨构成的髋臼唇，以加深髋臼窝。关节囊紧张而坚韧，包裹股骨颈前面的全部以及股骨颈后面的内侧2/3部。关节囊内有股骨头韧带，连于髋臼和股骨头之间。③ 运动：能做屈、伸、内收、外展、旋内、旋外和环转运动。因受髋臼的限制，髋关节的运动范围较肩关节小，但稳固性强，以适应其支持体重和行走的功能。

(2) 膝关节：人体内最大、最复杂的关节。① 组成：由股骨下端、胫骨上端与髌骨共同构成（图1-32）。② 特点：关节囊广阔而松弛，各部厚薄不一。囊外有韧带加强，前方为髌韧带，两侧分别为胫侧副韧带和腓侧副韧带。囊内有连接股骨和胫骨的前交叉韧带和后交叉韧带（图1-33）。在股骨与胫骨之间有纤维软骨构成的内侧半月板和外侧半月板（图1-34），半月板加深了关节窝，从而使关节更加稳固，并可缓冲跳跃和剧烈运

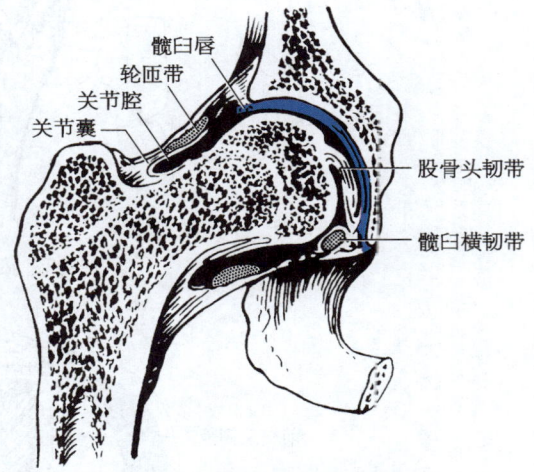

图1-31 髋关节（冠状切面）

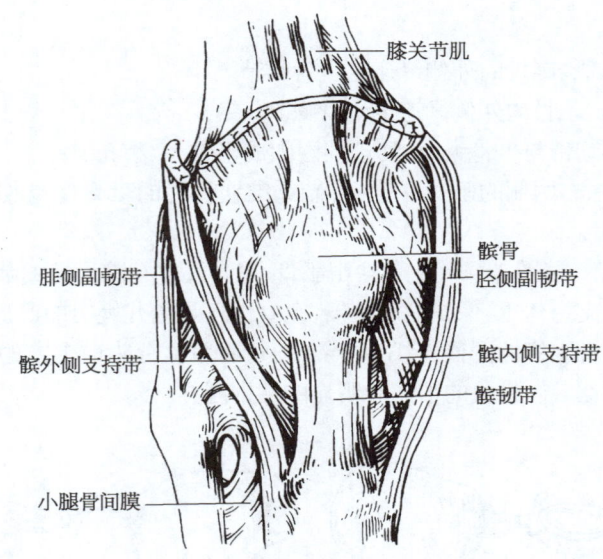

图 1-32 膝关节（前面）

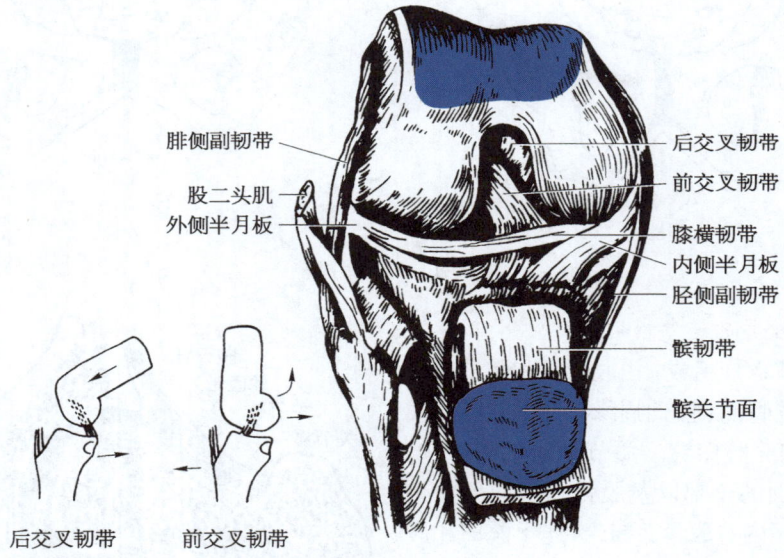

图 1-33 膝关节内部结构

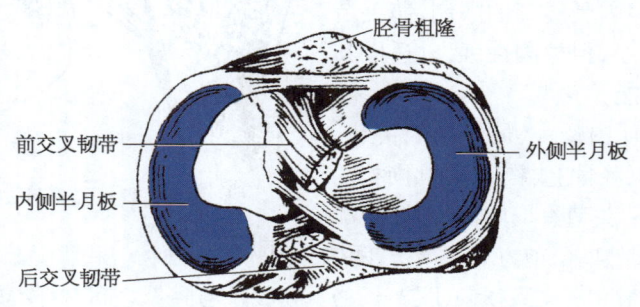

图 1-34 膝关节半月板

动时的震荡。③ 运动：主要能做屈、伸运动；在屈膝状态下，还可做轻微的旋内、旋外运动。

（3）**小腿骨间的连接**：包括胫腓关节、小腿骨间膜和韧带连接。

（4）**足关节**：包括踝关节、跗骨间关节、跗跖关节、跖骨间关节、跖趾关节和趾骨间关节（图1-35）。

**踝关节** 又称距小腿关节。① 组成：由胫、腓骨下端和距骨构成。② 特点：关节囊前、后壁薄而松弛。内、外侧有韧带加强，内侧韧带坚韧；外侧为3条独立的韧带，较为薄弱。③ 运动：可做背屈(伸，足尖向上)和跖屈(屈，足尖向下)运动。

## 五、颅骨及其连结

### （一）颅骨

**颅骨** 共23块，另有6块听小骨，因与听觉有关，故列入前庭蜗器内。除下颌骨和舌骨外，都借缝或软骨牢固地结合在一起，彼此间不能活动。颅骨分为脑颅骨和面颅骨2部分；脑颅骨位于颅的后上部，围成颅腔，容纳脑；面颅骨为颅的前下部，形成面部的基本轮廓，并参与构成口腔、鼻腔和眼眶。

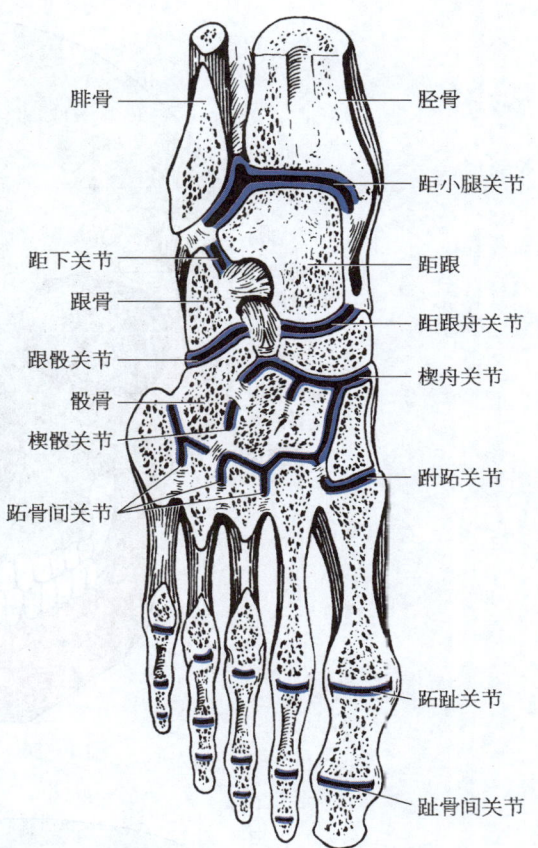

图1-35 足关节（水平切面）

1. **脑颅骨** 共8块(图1-36、图1-37)。

（1）**额骨**：1块，位于颅的前上部，骨内含有空腔，称**额窦**。

（2）**顶骨**：成对，位于颅顶部中线的两侧，介于额骨和枕骨之间。

（3）**枕骨**：1块，位于颅的后下部。

（4）**蝶骨**：1块，位于颅底中部，枕骨的前方，形似蝴蝶。其中央部称**蝶骨体**，体内的含气空腔，称**蝶窦**。

（5）**筛骨**：1块，位于颅底，在蝶骨的前方及左、右两眶之间。其两侧略膨大，内有若干含气的空腔，称**筛窦**。

（6）**颞骨**：成对，位于颅的两侧。它参与构成颅底的部分，称**颞骨岩部**，其内有前庭蜗器。

2. **面颅骨** 共15块。(图1-36、图1-37)

（1）**上颌骨**：成对，位于面颅中央。骨内有一较大的含气空腔，称**上颌窦**。上颌骨下缘游离，有容纳上颌牙根的上牙槽。

（2）**鼻骨**：成对，在额骨的下方，两眶之间，构成外鼻的骨性基础。

（3）**颧骨**：成对，位于上颌骨的外上方，形成面颊部的骨性隆凸，参与颧弓的组成。

（4）**泪骨**：成对，位于眶内侧壁的前部，为一小而薄的骨片。

（5）**下鼻甲**：成对，位于鼻腔的外侧壁的下方，薄而卷曲，贴附于上颌骨的内侧面。

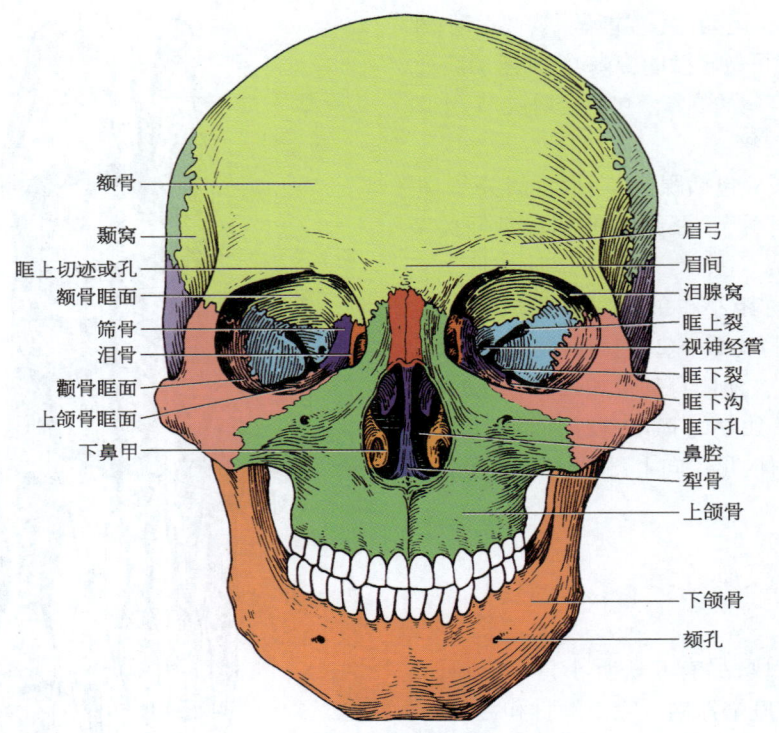

图 1-36 颅的前面观

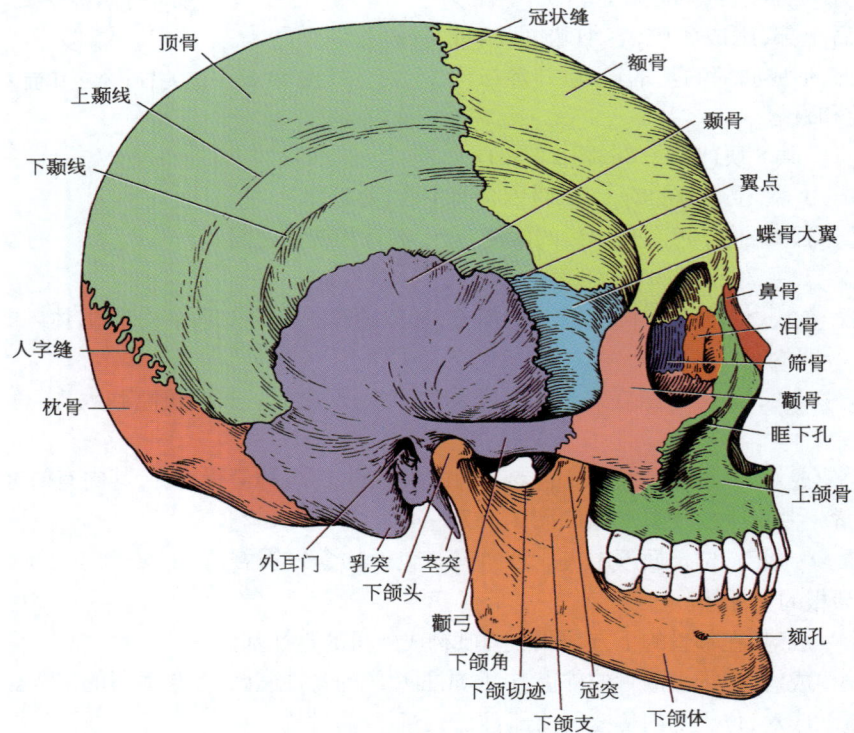

图 1-37 颅的侧面观

(6) 腭骨：成对，位于上颌骨的后方，参与构成硬腭的后部。

(7) 犁骨：1块，为矢状位呈斜方形的骨板，参与构成骨性鼻中隔的后下部。

(8) 下颌骨：1块，居上颌骨的下方，可分为一体两支。下颌体居中央，上缘有容纳下颌牙根的下牙槽，体的外侧面有一孔，称颏孔。下颌支上缘有两个突起，前突称冠突，后突称髁突，髁突的上端膨大称下颌头，与颞骨下颌窝相关节；下颌支内面有一孔，称下颌孔，由此孔可通入下颌管，最后开口于颏孔。下颌体下缘与下颌支后缘转折处形成下颌角。

(9) 舌骨：一块，呈"U"字形，位于下颌骨的下后方，其与颅骨之间仅借韧带和肌肉相连。

3. 颅的整体观

(1) 颅顶：在额骨与顶骨之间有冠状缝，左、右顶骨之间有矢状缝，顶骨与枕骨之间有人字缝。

(2) 颅的前面观：由大部分面颅和部分脑颅构成，并共同围成眶和骨性鼻腔（图1-36）。

1) 眶：容纳眼球及其附属结构，呈四面锥体形，眶尖向后内方，经视神经管通入颅腔。眶底的上、下缘分别称眶上缘和眶下缘。眶上缘的内侧部有眶上切迹（或眶上孔）；眶下缘中点的下方有眶下孔。

2) 骨性鼻腔：位于面颅的中央，上方以筛板与颅前窝相隔，下方以硬腭与口腔分界，两侧邻接眶和上颌窦，被骨性鼻中隔分为左、右两半。骨性鼻中隔由筛骨垂直板和犁骨组成。鼻腔外侧壁有3个卷曲的骨片，分别称上鼻甲、中鼻甲、下鼻甲，各鼻甲下方的间隙称上、中、下鼻道。

3) 鼻旁窦：是位于鼻腔周围且与鼻腔相通的若干骨性空腔的总称，包括额窦、上颌窦、筛窦和蝶窦4对，分别位于同名骨内。额窦开口于中鼻道；上颌窦最大，开口于中鼻道；筛窦分前、中、后3组，前、中筛窦开口于中鼻道，后筛窦开口于上鼻道；蝶窦开口于上鼻甲的后上方。这些空腔的形成既减轻了颅骨的重量，又能对发音起共鸣作用。

(3) 颅的侧面观：在乳突的前上方有外耳门，向内入外耳道。外耳门前方，有一弓状的骨梁，称颧弓。颧弓上方的凹陷，称颞窝。在颞窝区内，有额、顶、颞、蝶4骨的会合处，称翼点（相当于太阳穴的位置）；此处骨质薄弱，其深面有血管通过，一旦骨折易损伤血管，造成颅内血肿而危及生命（图1-37）。

(4) 颅底内面观：颅底内面凹凸不平，由前向后呈阶梯状排列着3个窝，分别称颅前窝、颅中窝和颅后窝。各窝内有许多孔、裂和管，为血管、神经通过之处（图1-38）。

1) 颅前窝：中央低凹部分是筛骨的上面，称筛板，板上有许多小孔，称筛孔，有嗅神经通过。

2) 颅中窝：中央为蝶骨体，体中央的凹陷为垂体窝。窝前方两侧有视神经管，管的外侧有眶上裂，它们都通入眶。颅中窝两侧，从前内向后外依次有圆孔、卵圆孔和棘孔。

3) 颅后窝：中央有枕骨大孔。该孔外侧有颈静脉孔。颞骨岩部后面有内耳门，由此通入内耳道。

(5) 颅底外面观：前部有上颌骨的牙槽和硬腭的骨板。颅底后部的中央有枕骨大孔，其两侧有椭圆形的枕髁与寰椎相关节。枕髁的外侧有颞骨的乳突，乳突前方有下颌窝，乳突的内侧有一小孔，称茎乳孔。枕骨大孔的后上方有枕外隆凸（图1-39）。

**（二）颅骨的连结**

各颅骨之间，大多是借缝或软骨相互连结，彼此结合很牢固。只有下颌骨以下颌头和颞骨下颌窝构成颞下颌关节（又称下颌关节）（图1-37），其运动关系到咀嚼、语言和表情等功能，必须左、右同时运动，能做开口、闭口、前进、后退和左、右侧方运动。

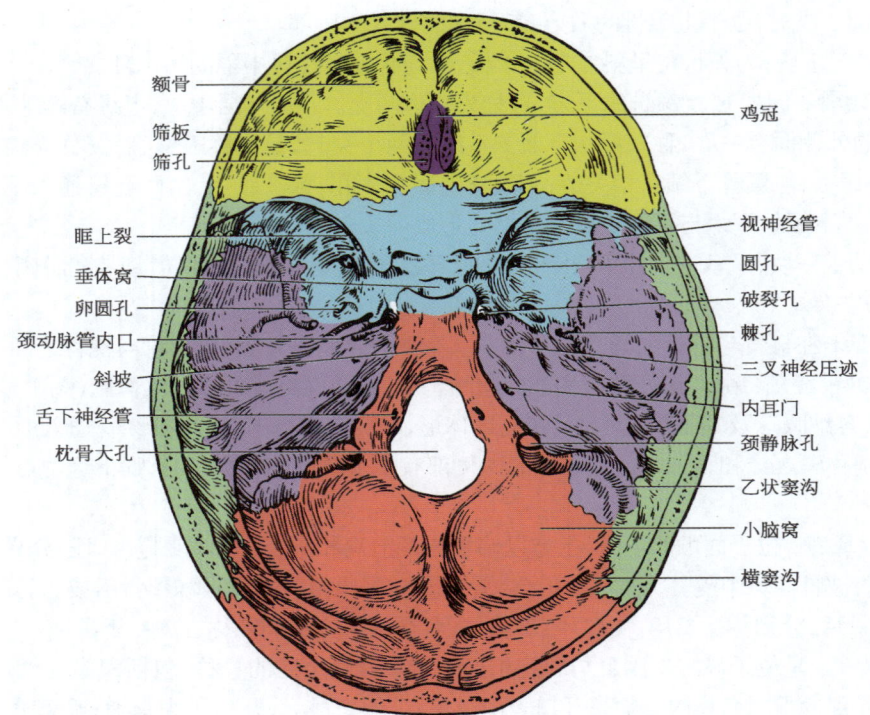

图 1-38 颅底内面观

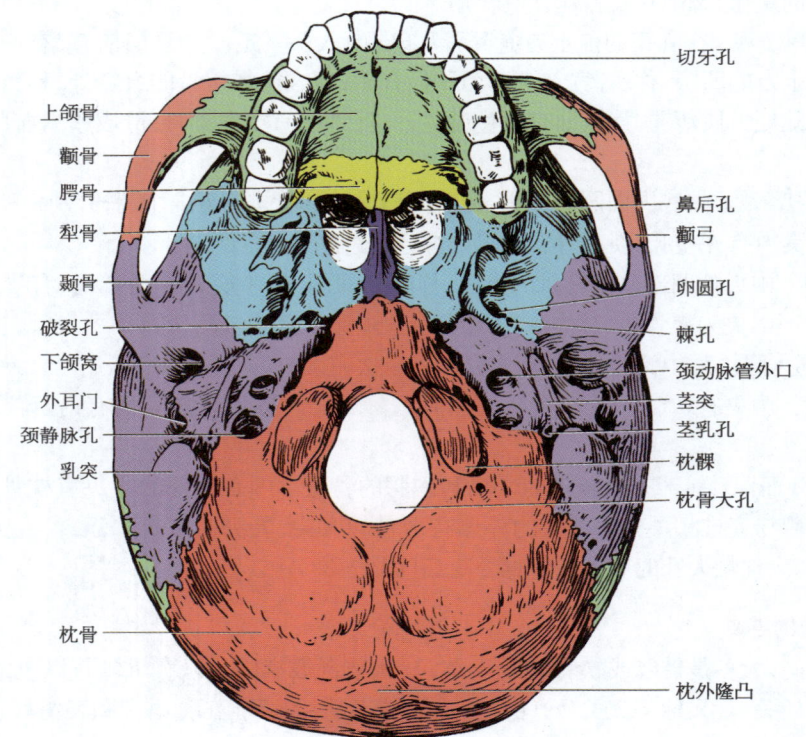

图 1-39 颅底外面观

## 第二节　骨骼肌

人体的肌按结构和功能的不同分为平滑肌、心肌和骨骼肌3种。平滑肌主要构成内脏和血管的管壁,心肌构成心壁,两者都不随人的意志舒缩,故称不随意肌。骨骼肌通常附着于骨,具有收缩迅速、有力、容易疲劳和受人的意志支配等特点,又称随意肌。

### 一、概论

#### (一) 肌的形态和构造

**1. 肌的形态**(图1-40)　骨骼肌的形态可分为长肌、短肌、阔肌和轮匝肌4种。长肌多见于四肢;短肌多分布于躯干的深层;阔肌扁而薄,多分布于胸、腹壁;轮匝肌多呈环形,位于孔、裂的周围,收缩时使孔裂关闭。

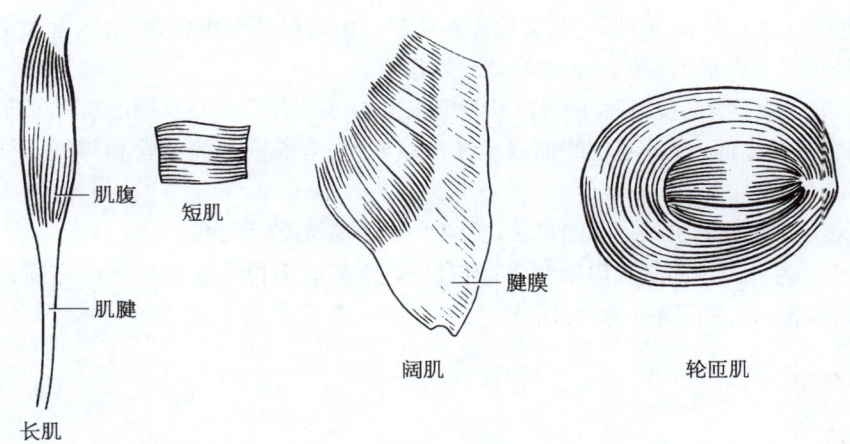

图1-40　肌的形态和构造

**2. 肌的构造**(图1-40)　每块骨骼肌都是由肌腹和肌腱两部分构成。肌腹主要由大量的骨骼肌纤维构成,色红、柔软而有收缩能力。肌腱主要由腱纤维构成,色白、坚韧而无收缩能力,多位于肌腹的两端。

#### (二) 肌的起止

骨骼肌一般以两端附着于不同骨的骨面上,中间跨过一个或几个关节。当肌收缩时,以关节为枢纽,牵动骨骼,产生运动。肌收缩时,一骨的位置相对固定,另一骨的位置相对移动。通常把肌在固定骨上的附着点称为起点或定点,在移动骨上的附着点称为止点或动点(图1-41)。一般接近身体正中线或肢体近侧端的附着点为起点,反之是止点。

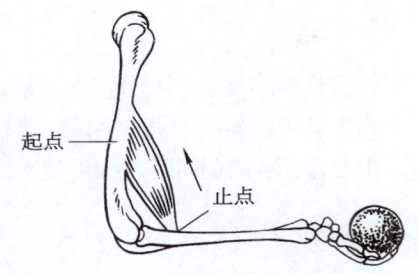

图1-41　肌的起点和止点

### (三)肌的辅助装置

肌的辅助装置有筋膜、滑膜囊和腱鞘等,这些结构有保护和辅助肌肉活动的作用。

**1. 筋膜** 分为浅筋膜和深筋膜两种(图1-42)。

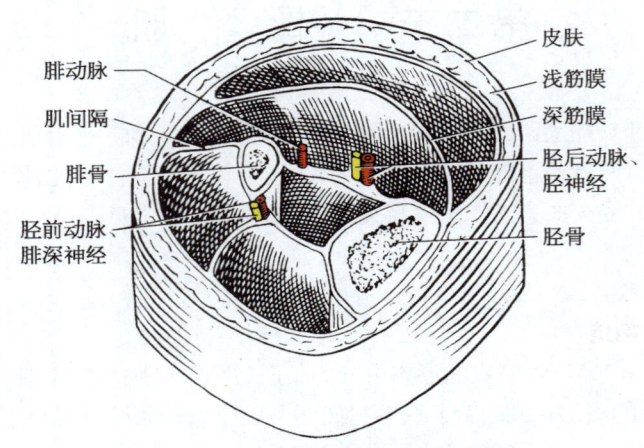

图1-42 右侧小腿中部横切面(示筋膜)

(1) 浅筋膜:位于皮下,包被全身,又称皮下筋膜。由疏松结缔组织构成,内含大量的脂肪、浅静脉和皮神经等。有保护深层组织和维持体温等作用。

(2) 深筋膜:位于浅筋膜深面,由致密结缔组织构成,遍布于全身且互相连续。深筋膜包被每块肌,并深入到各肌层之间,形成各肌的筋膜鞘和筋膜间隙;有的则包裹血管和神经,形成血管神经鞘等。

**2. 腱鞘** 为套在长的肌腱周围的鞘管,多位于手、足摩擦较大部位。

**3. 滑膜囊** 为一密闭的结缔组织扁囊,内有少量滑液。多位于肌腱和骨面之间,运动时可减少两者之间的摩擦,促进肌腱运动的灵活性。

## 二、头颈肌

### (一)头肌

头肌可分为面肌和咀嚼肌两部分。

**1. 面肌**(图1-43) 又称表情肌,多起自颅骨不同部位,止于面部皮肤,分布在口裂、眼裂和鼻孔的周围,收缩时可开大或关闭这些孔裂,还可牵动面部皮肤显出喜、怒、哀、乐等各种表情。

**2. 咀嚼肌** 这些肌的作用均与咀嚼动作有关,即运动颞下颌关节,主要包括咬肌、颞肌等。

### (二)颈肌

颈肌分为颈浅、颈中、颈深3肌群,主要有颈浅肌群的胸锁乳突肌(图1-44)。

胸锁乳突肌斜列于颈部两侧,起自胸骨柄前面和锁骨胸骨端,肌束斜向后上方,止于颞骨乳突。主要作用:两侧同时收缩可使头向后仰;单侧收缩,头向同侧倾斜,面部转向对侧。

## 三、躯干肌

躯干肌可分为背肌、胸肌、膈和腹肌等。

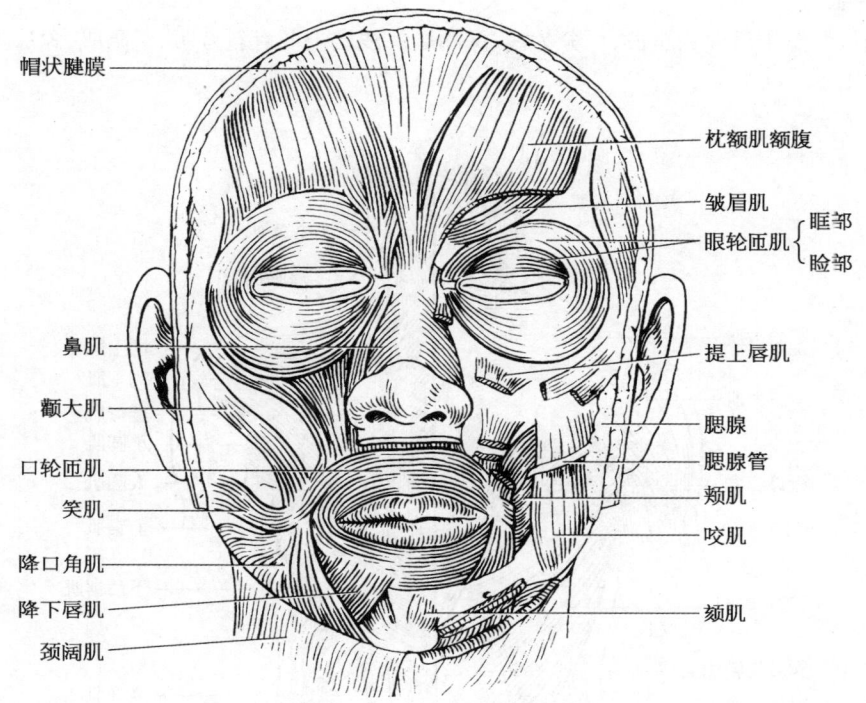

图 1-43 头肌（前面）

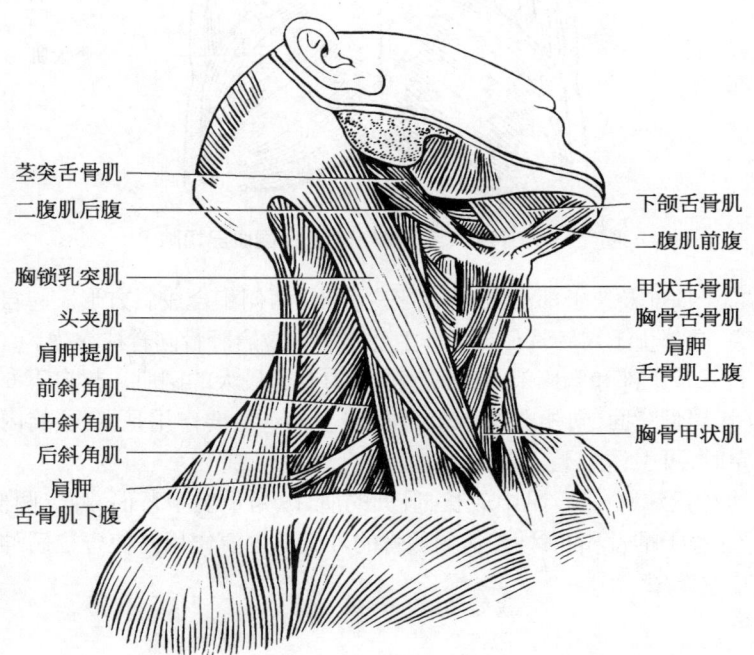

图 1-44 颈肌（右侧面）

### (一) 背肌

背肌为位于躯干后面的肌群,可分为浅、深两层。浅层主要有斜方肌、背阔肌,深层主要有竖脊肌等(图1-45)。

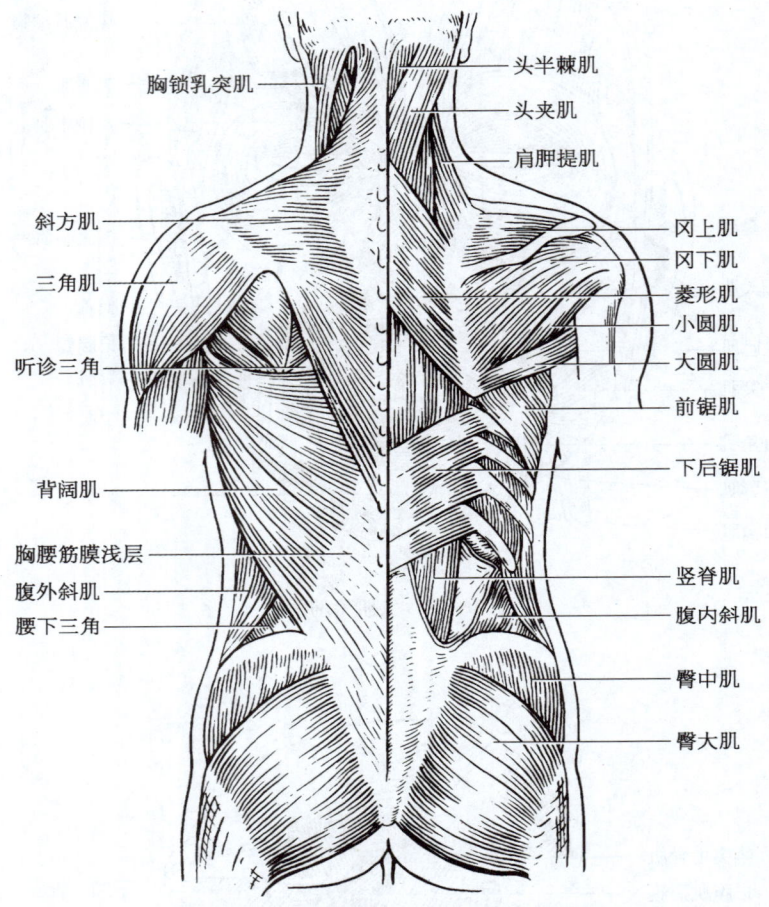

图1-45 背肌(右侧斜方肌、背阔肌已切除)

1. **斜方肌** 位于项部及背上部浅层,为扁平三角形,两侧相合成斜方形。起自枕外隆凸、项韧带和全部胸椎棘突,向外止于肩胛骨和锁骨。主要作用是拉肩胛骨向脊柱靠拢。

2. **背阔肌** 位于背下部和胸侧部,略呈三角形,为全身最大的阔肌。起自下6个胸椎棘突、全部腰椎棘突和骶骨、尾骨背面,向外上集中,止于肱骨上端。主要作用是内收、旋内和后伸肩关节;当上肢上举被固定时,可引体向上。

3. **竖脊肌** 也称骶棘肌,为背肌中最长、最大的肌,纵列于躯干背面、棘突两侧的沟内。起自骶骨背面,向上沿途止于椎骨和肋骨,并达到颞骨的乳突。主要作用是使脊柱后伸和仰头,对维持人体直立姿势有重要作用。

### (二) 胸肌

胸肌可分为胸上肢肌和胸固有肌,胸上肢肌主要有胸大肌等,胸固有肌主要有肋间外肌和肋间内肌等(图1-46)。

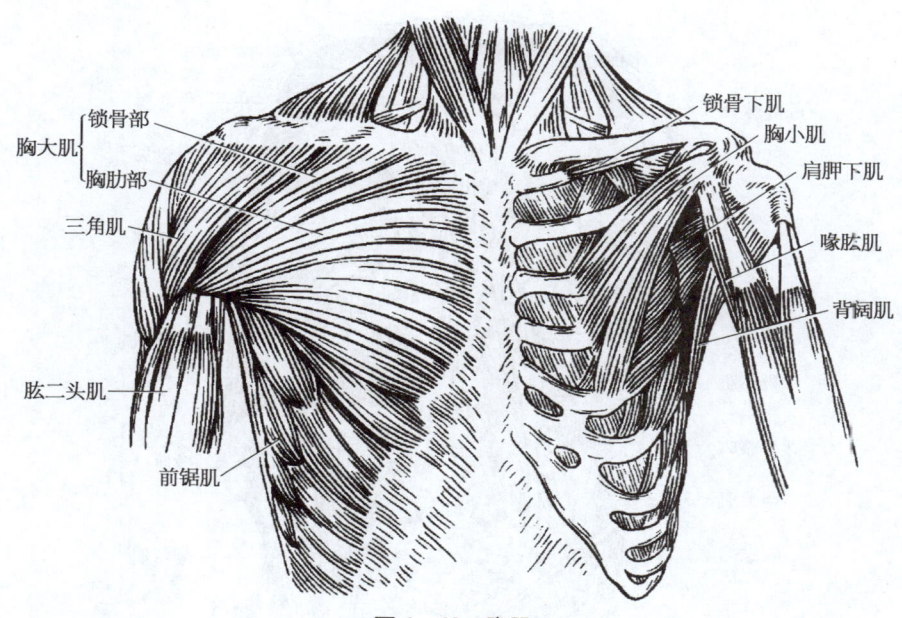

图 1-46 胸肌

1. **胸大肌** 位于胸前壁的上部，位置表浅，宽而厚，呈扇形。起自锁骨、胸骨、第 1~6 肋软骨等处，向外侧扇形集中，止于肱骨上端。主要作用是内收、旋内和前屈肩关节；当上肢固定时，可上提躯干，并上提肋，协助吸气。

2. **肋间外肌** 位于各肋间隙的浅层，起自上位肋下缘，向前下止于下位肋上缘。主要作用是提肋，助吸气。

3. **肋间内肌** 位于肋间外肌的深面，起自下位肋上缘，向后上止于上位肋下缘。主要作用是降肋，助呼气。

### (三) 膈

膈位于胸、腹腔之间，封闭胸廓下口，为向上膨隆的阔肌；其周围为肌性部，起自胸廓下口和腰椎前面，各部肌束向中央集中移行于腱性部，称为**中心腱**(图 1-47)。

膈有 3 个裂孔：① **主动脉裂孔**位于膈与脊柱之间、第 12 胸椎前方，有主动脉及胸导管通过。② **食管裂孔**位于主动脉裂孔的左前上方，约平第 10 胸椎，有食管和迷走神经通过。③ **腔静脉孔**位于食管裂孔右前上方的中心腱内，有下腔静脉通过。

作用：膈是重要的呼吸肌。收缩时，膈的圆顶下降，胸腔容积扩大，引起吸气；舒张时，膈的圆顶上升恢复原位，胸腔容积减小，引起呼气。膈与腹肌同时收缩，则能增加腹压，可协助排便、呕吐及分娩等活动。

### (四) 腹肌

腹肌位于胸廓下口与骨盆上缘之间，构成腹壁。主要有腹直肌、腹外斜肌、腹内斜肌和腹横肌等(图 1-48)。

1. **腹直肌** 位于腹前壁正中线两旁的腹直肌鞘内，为上宽下窄的带形肌，被 3~4 条横行的**腱划**分成多个肌腹。

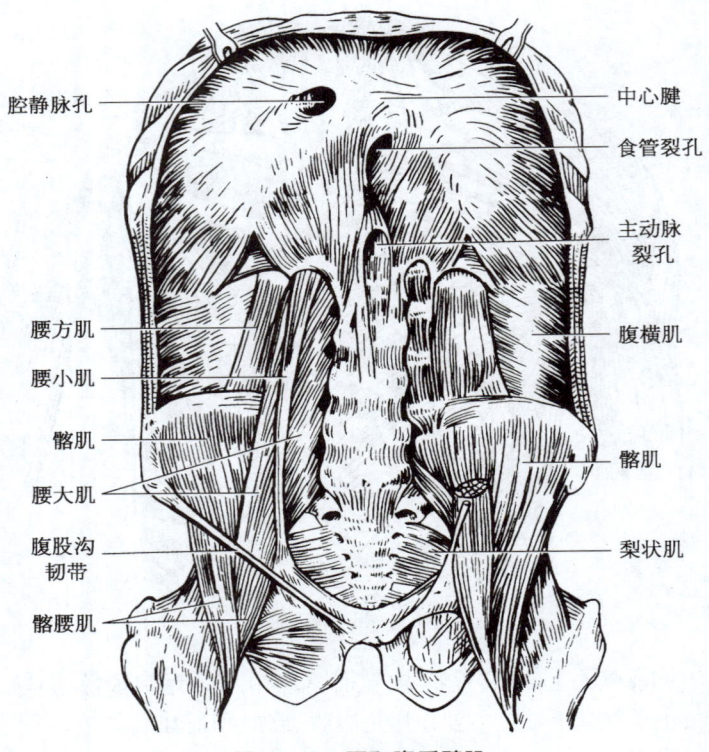

图 1-47 膈和腹后壁肌

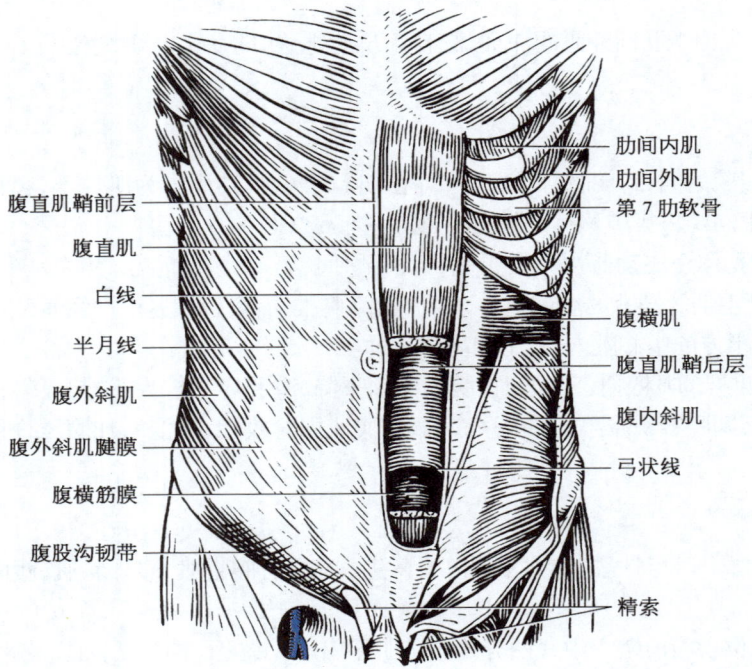

图 1-48 腹前壁肌

2. **腹外斜肌**　位于腹前外侧壁浅层，在腹直肌外侧缘处移行为**腹外斜肌腱膜**。腱膜向内侧参与腹直肌鞘前层的构成；腱膜的下缘卷曲增厚连于髂前上棘和耻骨结节之间，形成**腹股沟韧带**。

3. **腹内斜肌**　位于腹外斜肌深面，在腹直肌外侧缘移行为腱膜，参与腹直肌鞘前、后层的构成。

4. **腹横肌**　位于腹内斜肌深面，肌束由外侧向内侧横行，至腹直肌外侧缘移行为腱膜，参与构成腹直肌鞘后层。

腹肌的作用：保护和支持腹腔脏器，增加腹压，以协助呼吸、排便、分娩等活动；还可使脊柱前屈、侧屈及旋转等。

## 四、上肢肌

上肢肌根据其所在的部位分为肩肌、臂肌、前臂肌和手肌。

### （一）肩肌

肩肌配布于肩关节周围，均起自上肢带骨，跨越肩关节，止于肱骨上端，有稳定和运动肩关节的作用，主要有三角肌。

**三角肌**(图1-49)位于肩部，呈三角形。起自锁骨外侧段、肩峰和肩胛冈，向外下止于肱骨三角肌粗隆。主要作用是外展肩关节。

### （二）臂肌

臂肌位于肱骨周围，可分为前群和后群。前群为屈肌，主要有肱二头肌；后群为伸肌，主要有肱三头肌。

1. **肱二头肌**(图1-49)　位于肱骨前面，起端有长、短两头：长头以长腱起自肩胛骨关节盂上方，穿过肩关节囊，经肱骨结节间沟下行；短头起自肩胛骨喙突。两头在臂中部会合，向下经肘关节前方，止于桡骨粗隆。主要作用是屈肘关节。

2. **肱三头肌**(图1-49)　位于肱骨后面，起端有三个头，长头起自肩胛骨关节盂下方，外侧头起自桡神经沟的外上方，内侧头起自桡神经沟的内下方；三头合为一个肌腹，以扁腱止于尺骨鹰嘴。主要作用是伸肘关节。

### （三）前臂肌

前臂肌位于尺、桡骨周围，分为前、后两群。

1. **前群**(图1-49)　位于前臂的前面，主要为屈腕、屈指和使前臂旋前的肌，称屈肌群。分浅、深两层，浅层6块，自桡侧向尺侧依次为肱桡肌、旋前圆肌、桡侧腕屈肌、掌长肌、指浅屈肌和尺侧腕屈肌；深层3块，桡侧为拇长屈肌，尺侧为指深屈肌，桡、尺骨远端前面有旋前方肌。

2. **后群**(图1-49)　位于前臂的后面，主要为伸腕、伸指和使前臂旋后的肌，称伸肌群。分浅、深2层，浅层6块，自桡侧向尺侧依次为桡侧腕长伸肌、桡侧腕短伸肌、指伸肌、小指伸肌、尺侧腕伸肌和肘肌；深层5块，自近侧向远侧依次为旋后肌、拇长展肌、拇短伸肌、拇长伸肌和示指伸肌。

### （四）手肌

手肌均位于手的掌面，短小而数目众多，分为外侧群、中间群和内侧群3群(图1-49)。主要作用是运动各手指。

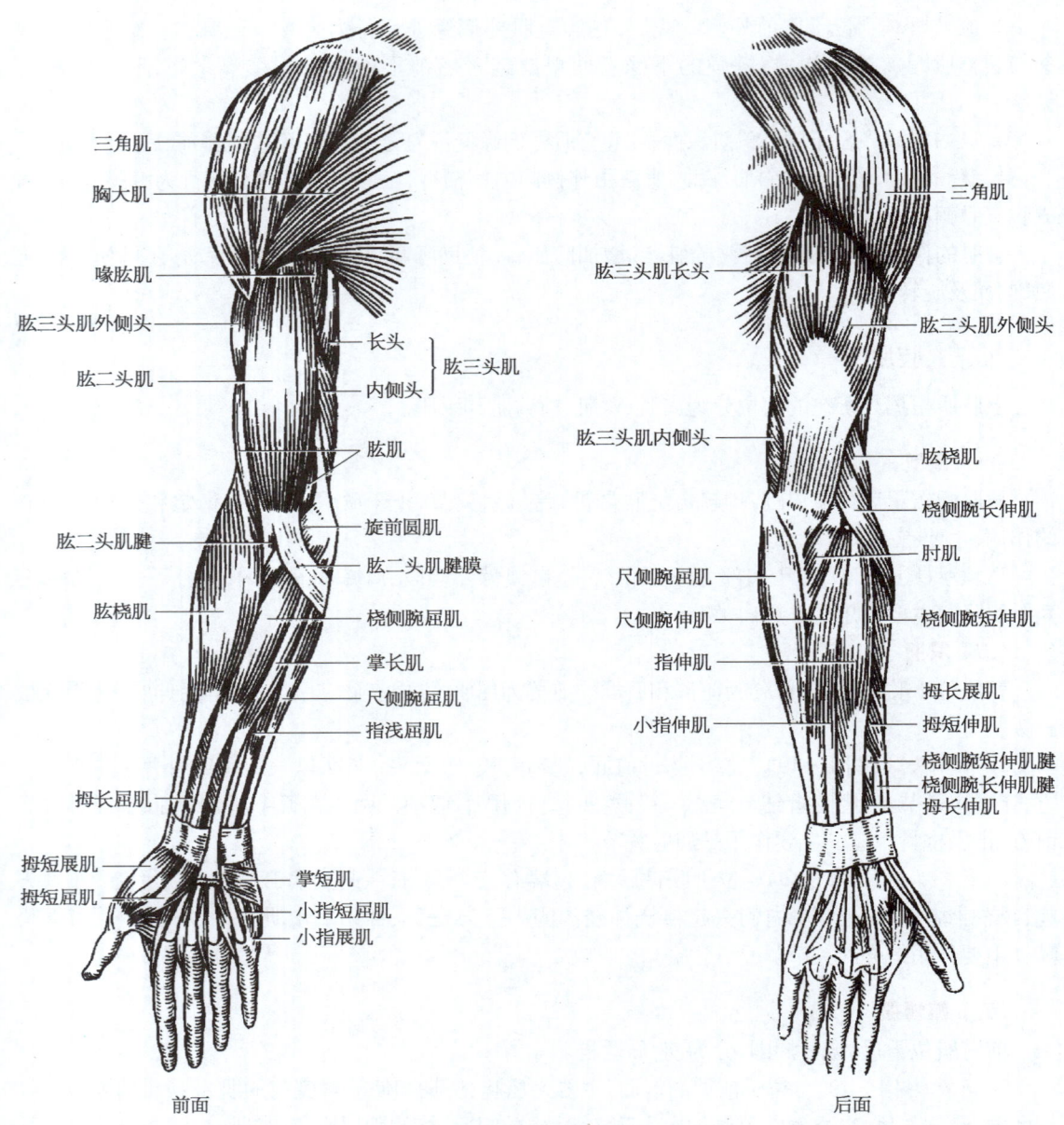

图 1-49　上肢肌

## 五、下肢肌

下肢肌根据其所在部位分为髋肌、大腿肌、小腿肌和足肌。下肢肌比上肢肌粗壮强大，这与维持人体直立姿势、支持体重和行走有关。

### (一) 髋肌

髋肌按其所在部位分为前、后两群。

1. **前群**　主要有髂腰肌(图 1-50)。

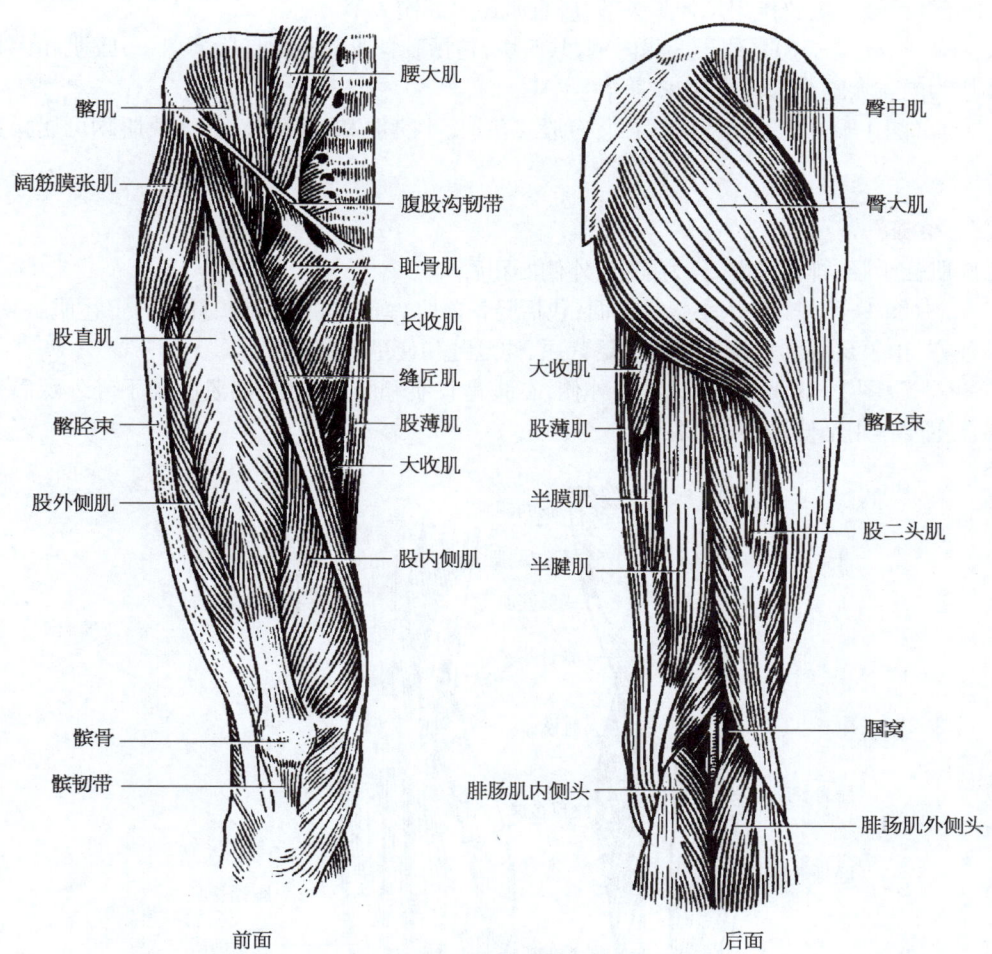

图 1-50 髋肌和大腿肌

**髂腰肌**由腰大肌和髂肌共同组成。**腰大肌**起自腰椎体侧面和横突，**髂肌**起自髂窝，两肌向下互相结合，经腹股沟韧带深面和髋关节的前内侧，止于股骨小转子。主要作用是前屈和旋外髋关节。

**2. 后群** 位于臀部，主要有臀大肌（图1-50）。

**臀大肌**起自髂骨外面和骶、尾骨的后面，肌束斜向下外，止于股骨上端的后面。臀大肌肌束肥厚，其外上部深面无重要血管和神经，故为肌内注射的常用部位。主要作用是后伸、旋外髋关节；对保持人体直立姿势有重要作用。

### （二）大腿肌

大腿肌位于股骨周围，可分为前群、后群和内侧群。

**1. 前群**（图1-50） 位于大腿前面，主要有股四头肌。

**股四头肌**是全身体积最大的肌，起端有4个头，分别为股直肌、股内侧肌、股外侧肌和股中间肌。**股直肌**位于大腿前面，起自髂前下棘；**股内、外侧肌**分别位于股直肌的内、外侧；**股中间肌**位于股直肌的深面，均起自股骨。4个头向下形成一总腱，包绕髌骨的前面和两侧缘，向下延续为**髌韧**

带,止于胫骨粗隆。主要作用是伸膝关节,股直肌还可屈髋关节。

2. **内侧群**(图1-50) 位于大腿内侧,共5块,包括耻骨肌、长收肌、股薄肌、短收肌和大收肌,主要作用为内收大腿,故又合称内收肌群。

3. **后群**(图1-50) 位于大腿后面,有股二头肌、半腱肌和半膜肌。此3块肌均可屈膝关节、伸髋关节。

### (三) 小腿肌

小腿肌位于胫、腓骨周围,分为前群、外侧群和后群。

1. **前群**(图1-51) 位于小腿骨前面,包括胫骨前肌、㧎长伸肌和趾长伸肌。上述肌腱均经过踝关节前方,止于足骨。主要作用是使足背屈、伸足趾和使足内翻。

2. **外侧群**(图1-51) 位于腓骨的外侧,有腓骨长肌和腓骨短肌,两肌腱向下经外踝后方,止于足骨。主要作用是使足外翻并跖屈。

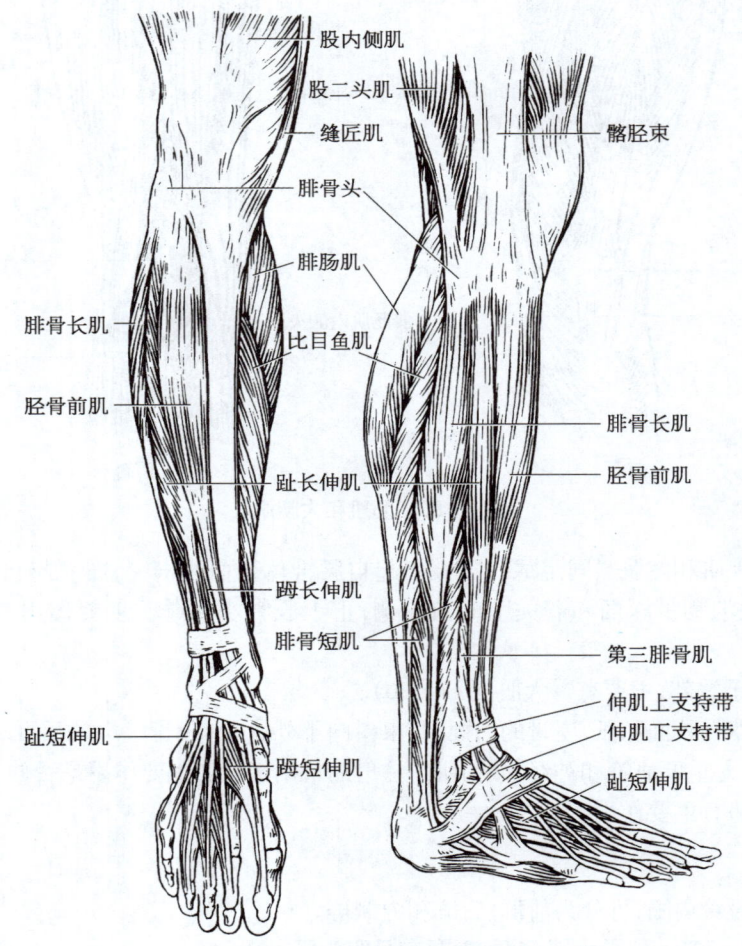

图1-51 小腿肌前群和外侧群

3. **后群**(图1-52) 位于小腿后方,可分为浅、深两层。

(1) **浅层:** 为**小腿三头肌**,由腓肠肌和比目鱼肌构成。**腓肠肌**有内、外侧两个头,分别起自股

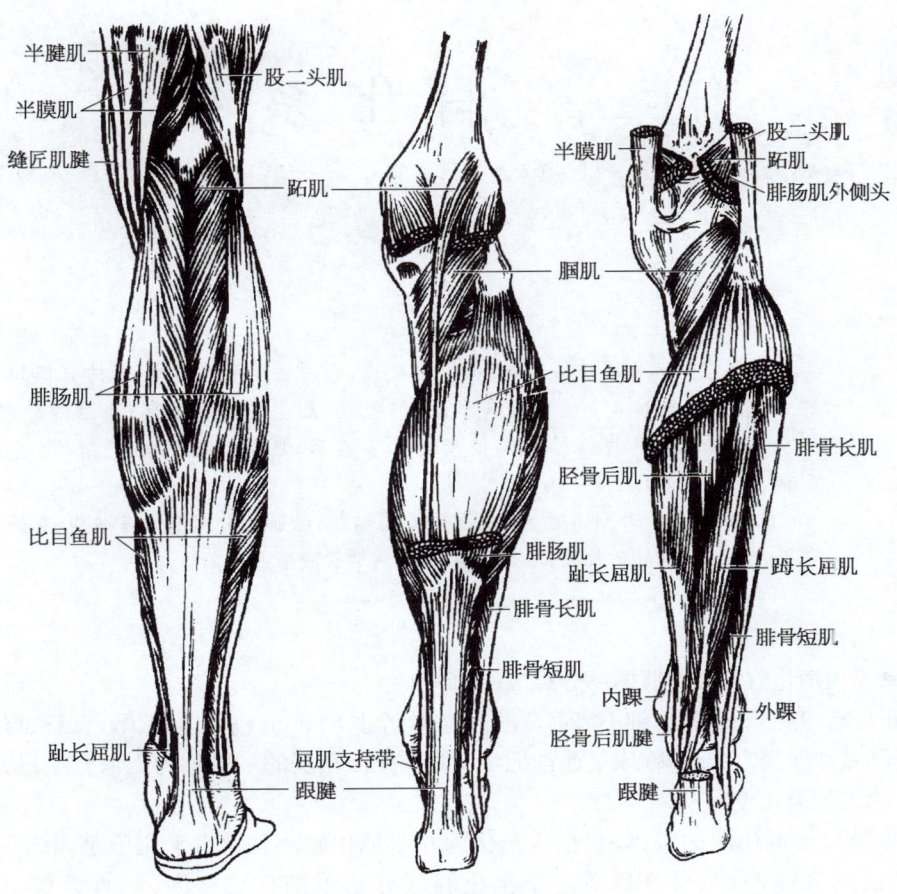

图 1-52 小腿肌后群

骨内、外侧髁的后面；**比目鱼肌**位于腓肠肌的深面，起自胫、腓骨上端的后面。两肌向下合成粗大的**跟腱**，止于跟骨。主要作用是屈小腿和上提足跟，对保持人体直立姿势有重要作用。

(2) **深层**：主要有3块肌，为趾长屈肌、胫骨后肌和踇长屈肌。起于胫骨、腓骨和小腿骨间膜的后面，肌腱经内踝后方至足底，止于足骨。主要作用是使足跖屈、屈足趾。

### （四）足肌

**足肌**可分足背肌和足底肌。足背肌较弱小，为伸趾的小肌。足底肌数量较多，它的配布情况和作用与手肌近似。

# 第二章 消化系统

> **导学**
> 1. 掌握 消化系统的组成;咽峡的组成,舌的主要形态结构;咽的分部和结构;食管的位置和3个生理性狭窄;胃的位置、形态结构和分部;小肠的分部;大肠的分部,阑尾的位置及其根部的体表投影;肝的位置和形态结构,肝外胆道。
> 2. 熟悉 腹部分区;盲肠的位置和形态结构,结肠的分部及形态结构,直肠的位置、形态结构;胰的位置、形态结构;盆腔内的腹膜陷凹。

消化系统由消化管和消化腺两部分组成(图2-1)。

消化管是从口腔到肛门、粗细不等而弯曲的管道,全长约9 m,包括口腔、咽、食管、胃、小肠(十二指肠、空肠及回肠)和大肠。临床上通常把从口腔到十二指肠的一段称为上消化道;从空肠到肛门的一段,称为下消化道。

消化腺是分泌消化液的腺体,包括大消化腺和小消化腺两种。大消化腺是肉眼可见、独立存在的器官,如大唾液腺、肝和胰等。小消化腺则分布于消化管壁内,如食管腺、胃腺和肠腺等。

消化系统的主要功能是从外界摄取食物,在消化管内进行消化,吸收其中的营养物质,排出食物残渣。此外,口腔和咽还参与呼吸和语言的活动。

## 第一节 消化管

### 一、消化管的一般结构和腹部分区

#### (一) 消化管的一般结构

消化管的大部分管壁由内向外分为黏膜、黏膜下层、肌层和外膜4层结构。

1. **黏膜** 位于最内层,由上皮、固有层和黏膜肌层构成,具有保护、吸收和分泌等功能。
2. **黏膜下层** 位于黏膜和肌层之间,由疏松结缔组织构成,内含丰富的血管、淋巴管和神经丛等。

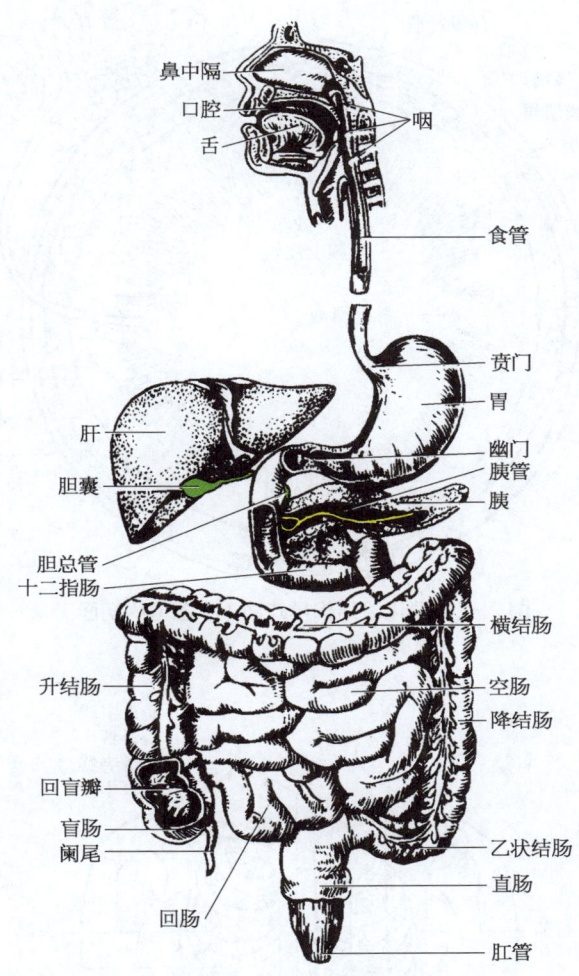

图 2-1 消化系统模式图

3. **肌层** 位于外膜深面，多由平滑肌构成。一般分为内、外两层，内层呈环形排列，外层呈纵形排列。两层肌肉交替收缩，引起消化管有节律的蠕动，推送食物逐渐下移。

4. **外膜** 位于最外层。腹腔内大部分消化管外膜主要为一层间皮，又称浆膜。浆膜分泌浆液，减少器官之间的摩擦。

### （二）腹部分区

为了便于描述腹腔脏器的位置，一般在腹部前面，用两条水平线和两条垂直线将腹部划分为3部9区（图2-3）。上水平线是通过左、右肋弓最低点的连线；下水平线是通过左、右髂结节之间的连线。两条垂直线是通过左、右腹股沟韧带中点所作的垂直线。其中两条水平线将腹部分为上、中、下腹部3部，再由两条垂直线与上述两条水平线相交，则把腹部分为9区。即上腹部分为中间的腹上区和左、右季肋区；中腹部分成中间的脐区和左、右腹外侧区（腰区）；下腹部分成中间的耻区（腹下区）和左、右腹股沟区（髂区）。

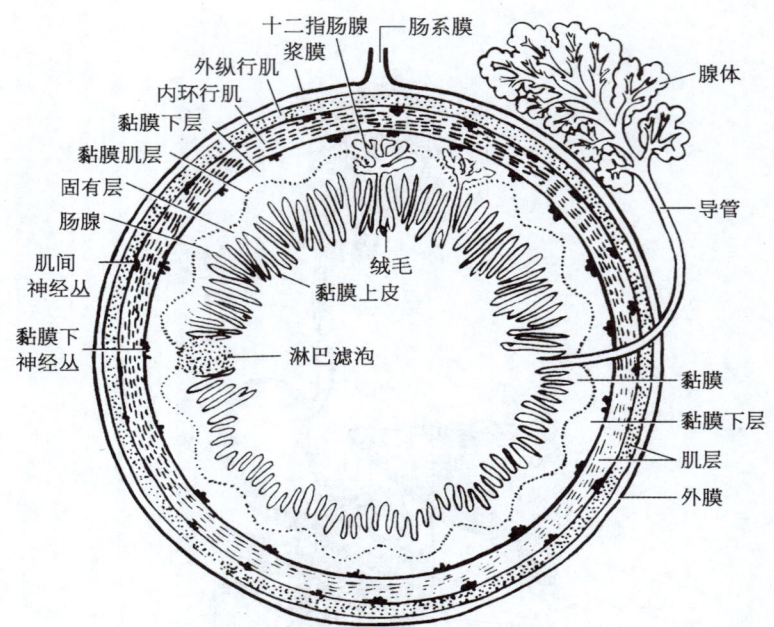

图 2-2 消化管结构模式图（小肠壁横切面）

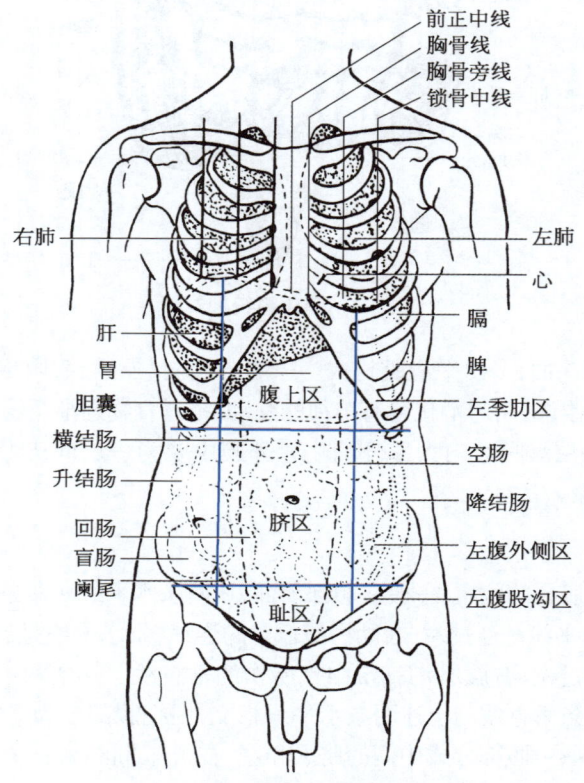

图 2-3 胸腹部标志线和腹部分区

## 二、口腔

口腔为消化管的起始部,具有咀嚼食物、辅助发声、感受味觉和初步消化食物等功能。

以上、下牙弓为界,口腔可分为 口腔前庭 和 固有口腔 两部分。牙弓与口唇、颊之间的腔隙称为口腔前庭;牙弓以内的腔隙称为固有口腔。

### (一) 口腔壁

口腔前壁为口唇,侧壁为颊,上壁为腭,下壁为口腔底。口腔向前以口裂通体外,向后经咽峡通咽(图 2-4)。

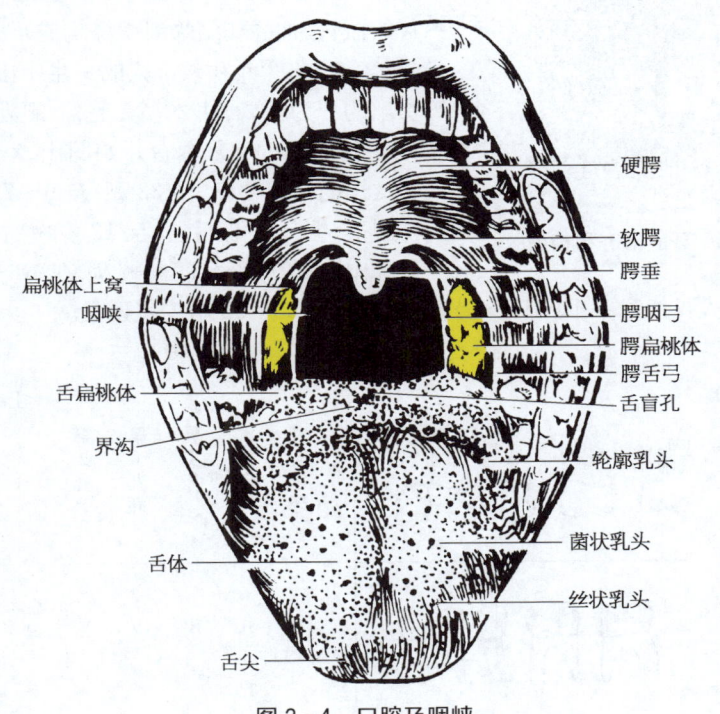

图 2-4 口腔及咽峡

**1. 口唇** 由皮肤、口轮匝肌和黏膜构成,分上唇和下唇。上唇表面中线上有一纵行浅沟称 人中,其上、中 1/3 交界处为"人中穴",临床上常针刺或指压该穴抢救昏迷患者。从鼻翼两旁至口角两侧各有一浅沟,称 鼻唇沟,面瘫病人鼻唇沟变浅或消失。

**2. 颊** 由皮肤、颊肌和黏膜等构成。

**3. 腭** 分为硬腭和软腭两部分;腭的前 2/3 以骨质为基础,表面覆以黏膜,称 硬腭;腭的后 1/3 由骨骼肌和黏膜构成,称 软腭。软腭后缘游离,中央有一下垂的突起,称 腭垂。由腭垂向两侧各有两条弓形的黏膜皱襞,其前方的一条向下连于舌根,称 腭舌弓;后方的一条向下连于咽侧壁,称 腭咽弓。

**4. 咽峡** 是口腔通向咽腔的门户,由腭垂、左、右腭舌弓和舌根共同围成。

### (二) 牙

牙是人体最坚硬的器官,嵌入上、下颌骨牙槽内,分别排列成上牙弓和下牙弓,用以咬切和磨碎食物,并对发声有辅助功能。

**1. 牙的形态**　每颗牙都分为牙冠、牙颈和牙根3部分(图2-5)。牙冠是暴露于口腔的部分;牙根是嵌入牙槽内的部分;牙颈为牙冠和牙根之间稍细的部分,外包有牙龈。

**2. 牙的构造**　牙主要由牙质构成。在牙冠部牙质表面包有一层白色、光亮的牙釉质,其钙化程度最高,是人体最坚硬的组织。在牙根部牙质的表面包有一层牙骨质。牙的内部的空腔称为牙腔,牙腔内的血管、神经和结缔组织等构成牙髓(图2-5)。

**3. 出牙和牙式**　人的一生中出两次牙。第1次出的牙为乳牙,共20个,上、下颌乳牙各10个;乳牙在出生后6个月左右开始萌出,2～3岁出齐。第2次出的牙为恒牙,共32颗;自6～7岁开始乳牙逐渐脱落,恒牙逐渐萌出,至12岁左右除第3磨牙外全部出齐;第3磨牙萌出较晚,在18～30岁萌出,故称迟牙(智齿),有的人可终身不出(图2-6)。因此,恒牙28～32个均属正常。

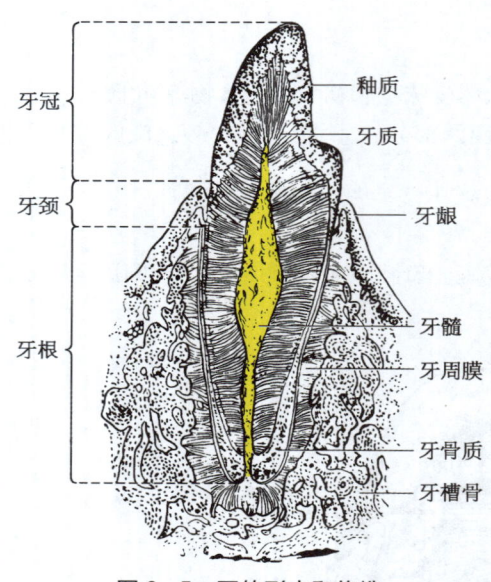

图2-5　牙的形态和构造

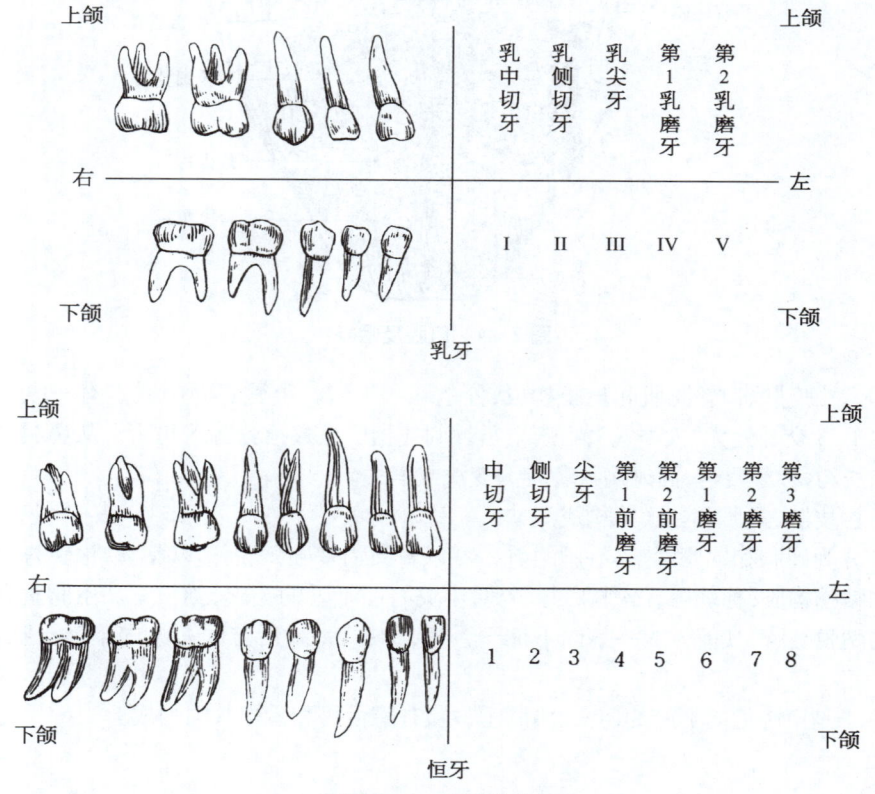

图2-6　牙的分类

### (三) 舌

舌是口腔中随意运动的器官,位于口腔底,以骨骼肌为基础,表面覆以黏膜构成。舌具有感受味觉、搅拌食物、协助吞咽和辅助发声等功能。

**1. 舌的形态** 舌上面有一条"人"字形界沟,将舌分为后 1/3 的舌根和前 2/3 的舌体,舌体的前端称舌尖。舌下面正中有一纵行的黏膜皱襞,称为舌系带。在舌系带根部的两侧各有一小的黏膜隆起,称为舌下阜,其顶端有下颌下腺管和舌下腺管的共同开口。由舌下阜向后外侧延伸的黏膜隆起,称为舌下襞,此襞深面有舌下腺(图 2-7)。

**2. 舌黏膜** 舌上面的黏膜表面有许多小突起,称为舌乳头。按其形态可分为丝状乳头、菌状乳头和轮廓乳头等(图 2-4)。丝状乳头数量最多,体积最小,呈白色丝绒状,具有一般感觉功能。菌状乳头数量较少,为红色圆形的小突起,内含味蕾,司味觉。轮廓乳头最大,有 7~11 个,排列于界沟前方,内含味蕾,亦司味觉。

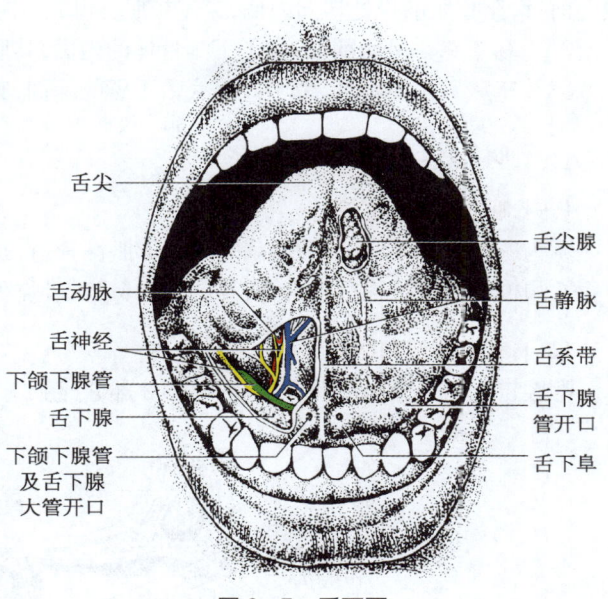

图 2-7 舌下面

### (四) 大唾液腺

在口腔周围有 3 对大唾液腺,即腮腺、下颌下腺和舌下腺(图 2-8)。其分泌物有湿润口腔黏膜、清洁口腔、调和食物及分解淀粉等作用。

**1. 腮腺** 为最大的一对,略呈三角形,位于耳郭的前下方。从腮腺前缘发出腮腺管,紧贴咬肌

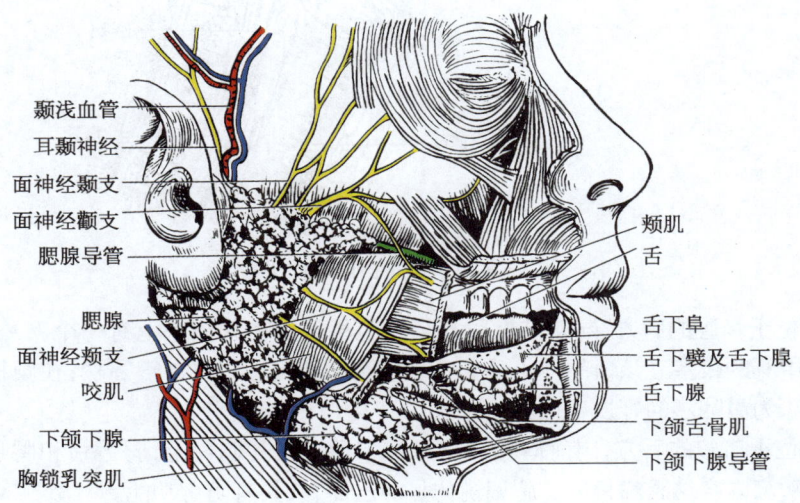

图 2-8 大唾液腺

表面前行,至咬肌前缘处转向内侧,穿过颊肌,开口于平对上颌第2磨牙的颊黏膜上。

2. **下颌下腺** 呈卵圆形,位于下颌骨体的内面,其腺管开口于舌下阜。

3. **舌下腺** 呈卵圆形,位于口腔底舌下襞的深面,其腺管常与下颌下腺管汇合开口于舌下阜。

## 三、咽

### (一) 咽的形态和位置

咽为一个上宽下窄、前后略扁的漏斗形肌性管道,是消化和呼吸的共同通道。上起自颅底,下至第6颈椎下缘水平移行于食管;其前方与鼻腔、口腔和喉腔相邻,后方与上6个颈椎相邻。

### (二) 咽的分部和结构

咽腔自上而下分为鼻咽、口咽和喉咽3部分(图2-9)。

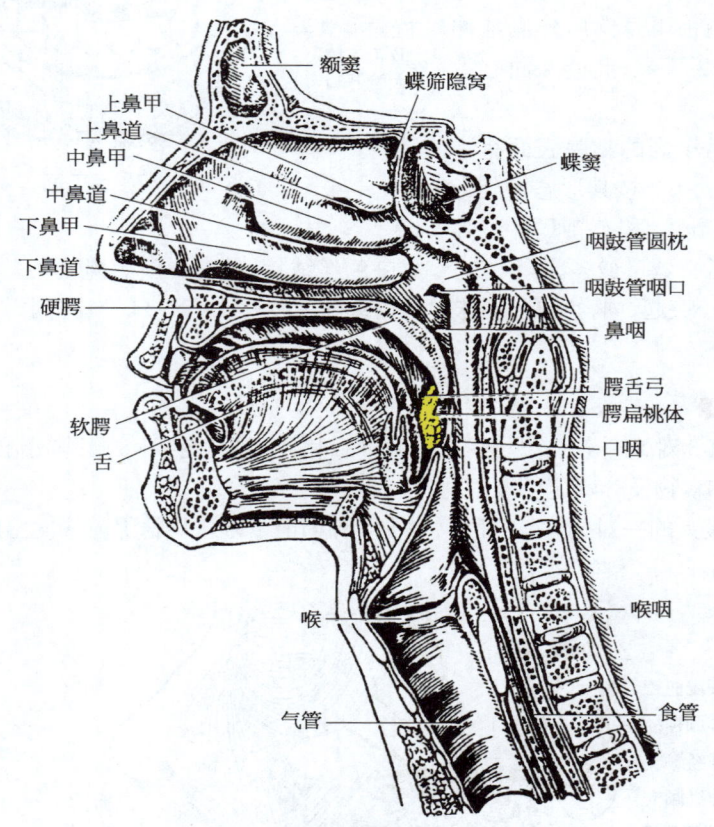

图2-9 头颈部正中矢状切面

1. **鼻咽** 位于鼻腔的后方,向前借鼻后孔与鼻腔相通。在其侧壁上有一个咽鼓管咽口,空气可经此口进入中耳的鼓室。该口的前上后方有半环形的隆起,称咽鼓管圆枕;在圆枕的后方有一深窝,称咽隐窝,为鼻咽癌的好发部位。

2. **口咽** 位于口腔的后方,向前借咽峡与口腔相通。在其侧壁上,腭舌弓和腭咽弓之间的凹陷,称扁桃体窝,窝内容纳腭扁桃体。腭扁桃体是淋巴器官,具有防御功能。

3. **喉咽** 位于喉的后方,向前借喉口与喉腔相通。喉咽下接食管。

## 四、食管

### (一) 食管的形态和位置

**食管**是一前后略扁的肌性管道,长约 25 cm。上端在平第 6 颈椎下缘处续于咽,沿脊柱的前方和气管的后方下行入胸腔,在胸腔内于脊柱前方下行,然后穿膈的食管裂孔至腹腔,续于胃的贲门(图 2-10)。

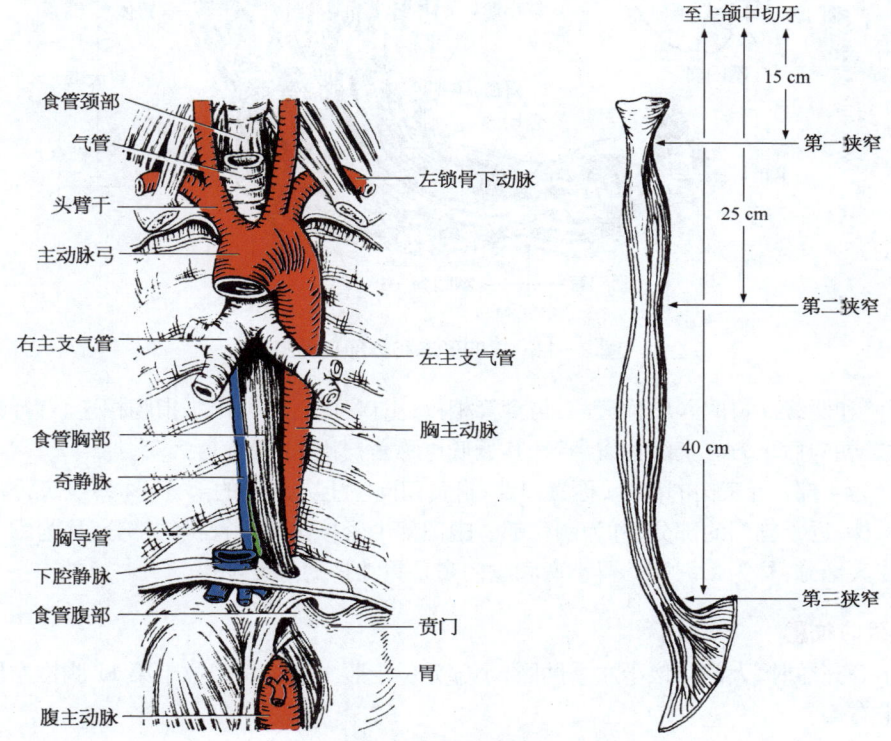

图 2-10 食管的位置及狭窄

### (二) 食管的狭窄

食管全长有 3 个生理性狭窄(图 2-10)。

1. **第一个狭窄** 位于食管的起始处,即与咽相接处,距中切牙约 15 cm。
2. **第二个狭窄** 位于食管和左主支气管交叉处,距中切牙约 25 cm。
3. **第三个狭窄** 位于食管穿过膈的食管裂孔处,距中切牙约 40 cm。

这些狭窄常为食管异物滞留和食管癌的好发部位。

## 五、胃

**胃**是消化管中最膨大的部分,上接食管,下续十二指肠。胃有受纳食物、分泌胃液和初步消化食物的功能(图 2-11)。

### (一) 胃的形态和分部

胃的形态和大小随内容物的多少而不同,还可因年龄、性别、体型的不同而有差异。一般可分

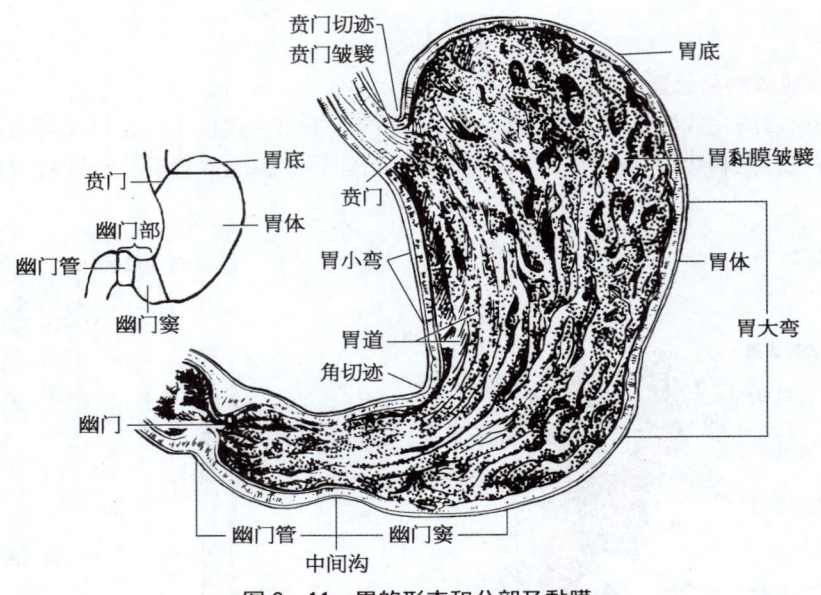

图 2-11 胃的形态和分部及黏膜

为两口、两壁和两缘。胃的入口称贲门，与食管相接；出口称幽门，与十二指肠相连。胃前壁朝向前上方；胃后壁朝向后下方。上缘称胃小弯，其最低点称角切迹；下缘称胃大弯。

胃可分为 4 部：近贲门的部分，称贲门部；自贲门向左上方膨出的部分，称为胃底；胃的中间广大部分为胃体；近于幽门的部分，称为幽门部。幽门部中紧接幽门呈管状的部分，称为幽门管；幽门管左侧稍膨大部分，称为幽门窦。胃小弯和幽门窦是胃溃疡的好发部位。

### (二) 胃的位置

胃在中等充盈时，大部分位于左季肋区，小部分位于腹上区。贲门位于第 11 胸椎左侧，幽门位于第 1 腰椎右侧。

### (三) 胃壁的构造

胃壁由内向外可分为黏膜、黏膜下层、肌层和外膜 4 层。胃的黏膜在幽门处形成幽门瓣。胃的肌层较发达，由内斜、中环和外纵 3 层平滑肌构成。在幽门处，环形肌增厚，形成幽门括约肌，与幽门瓣一起有延迟胃内容物排空和防止肠内容物逆流至胃的作用。胃的外膜为浆膜。

## 六、小肠

小肠是消化管中最长的一段，也是食物被消化吸收最重要的场所。上端起自幽门，下端与盲肠相连。成人小肠全长 5~7 m，由上至下可分为十二指肠、空肠和回肠 3 部分（图 2-12）。

### (一) 十二指肠

十二指肠为小肠的起始段，全长约 25 cm，相当于十二个手指并列的距离。十二指肠上接幽门，下续空肠，呈"C"字形包绕胰头，可分为上部、降部、水平部和升部（图 2-12）。

上部左侧与幽门相接的一段肠壁较薄，黏膜表面光滑无环状皱襞，称十二指肠球，是十二指肠溃疡的好发部位。在降部的左后壁上有一纵行的黏膜皱襞，其下端为十二指肠大乳头，有胆总管

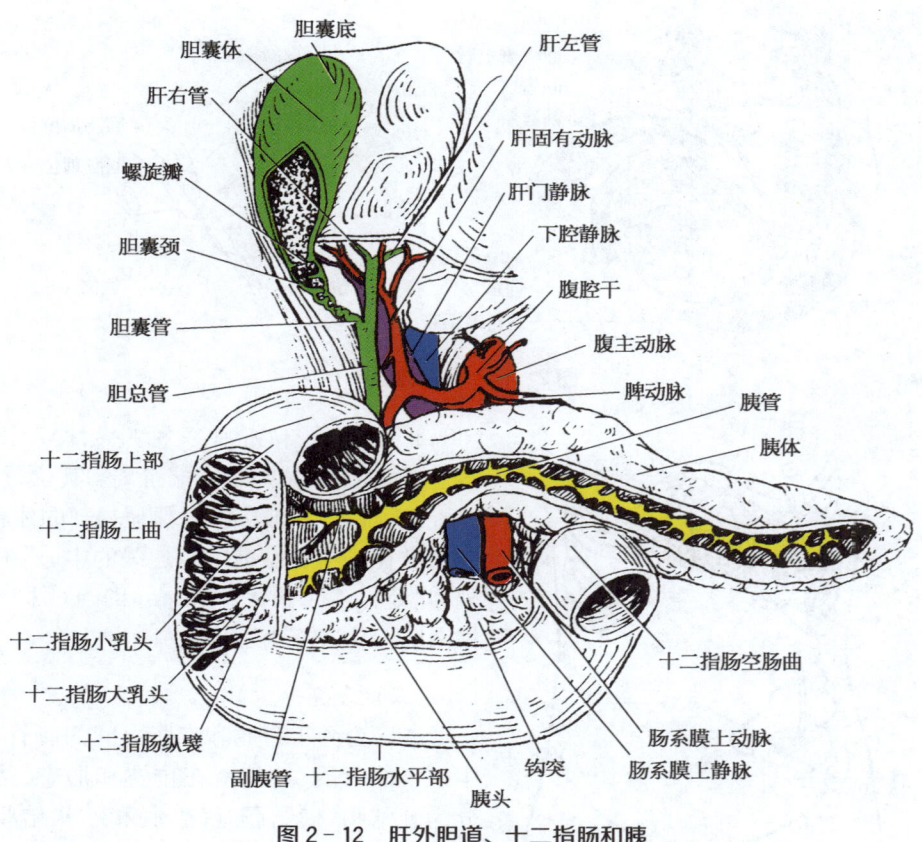

图 2-12 肝外胆道、十二指肠和胰

和胰管的共同开口,胆汁和胰液由此流入十二指肠内。升部移行为空肠的转折处形成<u>十二指肠空肠曲</u>。

### (二)空肠和回肠

空肠和回肠位于腹腔的中部和下部,周围为大肠所环抱。<u>空肠</u>上端起于十二指肠空肠曲,<u>回肠</u>下端借回盲口与盲肠连通。空肠与回肠之间无明显界限,空肠约占空、回肠全长的上 2/5,位于腹腔的左上部,其肠腔内环状黏膜皱襞高而密,并有许多散在的孤立淋巴滤泡。回肠约占空、回肠全长的下 3/5,位于腹腔的右下部,其环状黏膜皱襞疏而低,在肠壁上除有孤立淋巴滤泡外,还有集合淋巴滤泡。

## 七、大肠

大肠在右髂窝内起自回肠末端,终于肛门,全长约 1.5 m,略呈方框形,围绕在空、回肠的周围。根据大肠的位置和特点,可分为盲肠、阑尾、结肠、直肠和肛管 5 部分(图 2-1)。

### (一)盲肠和阑尾

1. **盲肠**　是大肠的起始部,长 6~8 cm,下端为膨大的盲端,上续于升结肠,位于右髂窝内。在其左侧有回肠末端的开口,称为<u>回盲口</u>;回盲口处有<u>回盲瓣</u>,此瓣可防止大肠内容物逆流入小肠。在回盲口的下方约 2 cm 处,有阑尾的开口(图 2-13)。

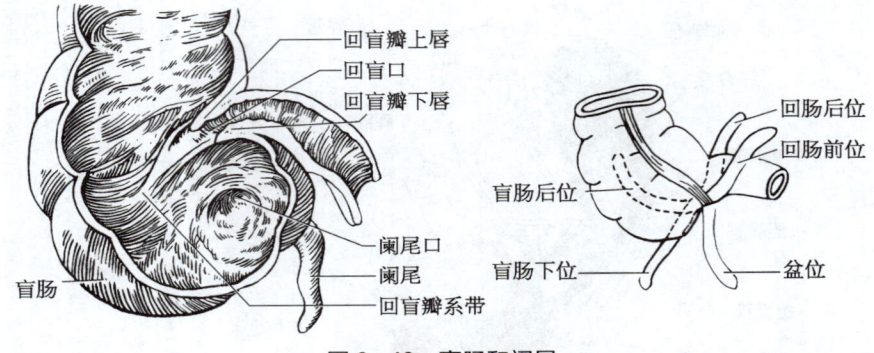

图 2-13 盲肠和阑尾

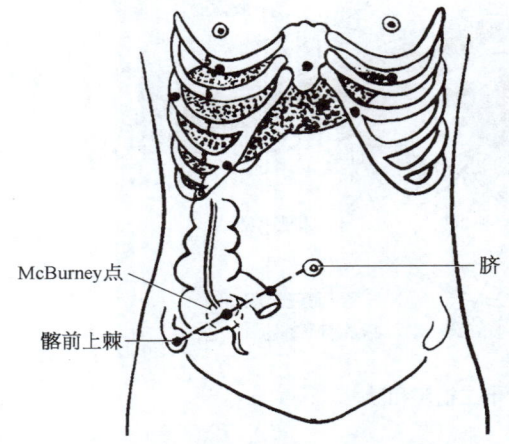

图 2-14 阑尾根部和肝的体表投影

**2. 阑尾** 形似蚯蚓，又称**蚓突**，长 7~9 cm。上端连通盲肠，下端则以盲端游离。其位置多变，但连于盲肠的根部则较恒定；阑尾根部的体表投影位置通常在脐与右髂前上棘连线的中、外 1/3 交界处，此处称**麦克伯尼**（**McBurney**）**点**（图 2-14），急性阑尾炎时该处可有压痛。

### （二）结肠

结肠为介于盲肠和直肠之间的肠管，是大肠中最长的一段，按其所在位置和形态，结肠又可分为升结肠、横结肠、降结肠和乙状结肠 4 部分（图 2-1）。

**1. 升结肠** 起自盲肠上端，沿腹后壁右侧上升，至肝右叶下面转向左移行为横结肠。

**2. 横结肠** 横行向左行至脾下端转折向下移行为降结肠。

**3. 降结肠** 沿腹后壁左侧下降，至左髂嵴处移行为乙状结肠。

**4. 乙状结肠** 呈"乙"字形弯曲，向下进入盆腔，至第 3 骶椎水平续于直肠。

### （三）直肠

直肠位于盆腔，上端平第 3 骶椎处接乙状结肠，下端至盆膈处续于肛管。直肠后面与骶骨和尾骨相邻。直肠前面，在男性邻膀胱、前列腺和精囊；在女性邻子宫和阴道。

直肠并非是直的，从侧面观察，可见有两个弯曲，上段与骶骨前面的曲度一致，形成一凸向后的弯曲，称**直肠骶曲**；下段绕过尾骨尖前面转向后下方，形成一凸向前的弯曲，称**直肠会阴曲**（图 2-15）。

### （四）肛管

肛管为大肠的末段，长 3~4 cm，上端在盆膈处与直肠相连，下端开口于肛门。肛管处的环形平滑肌特别增厚，形成**肛门内括约肌**，收缩时能协助排便；肛门内括约肌的周围有环形的骨骼肌，称**肛门外括约肌**，可随意括约肛门，控制排便（图 2-15）。

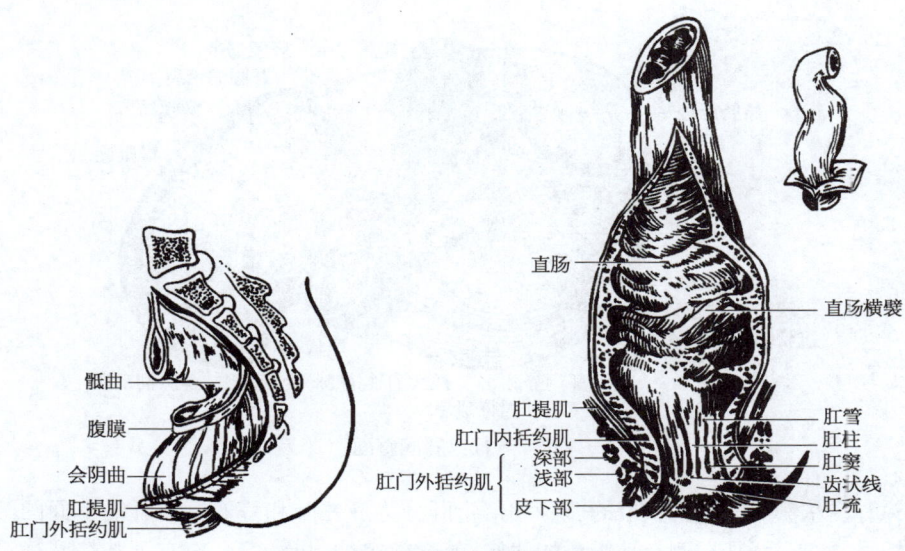

图 2-15　直肠和肛管的位置和结构

## 第二节　消 化 腺

### 一、肝

肝是人体中最大的腺体,也是最大的消化腺,重约 1 350 g。肝血供丰富,呈棕红色,质软而脆,受暴力打击易破裂出血。

**(一) 肝的形态**

肝呈楔形,可分为上下两面、前后两缘和左右两叶(图 2-16、图 2-17)。肝的上面隆凸,与膈

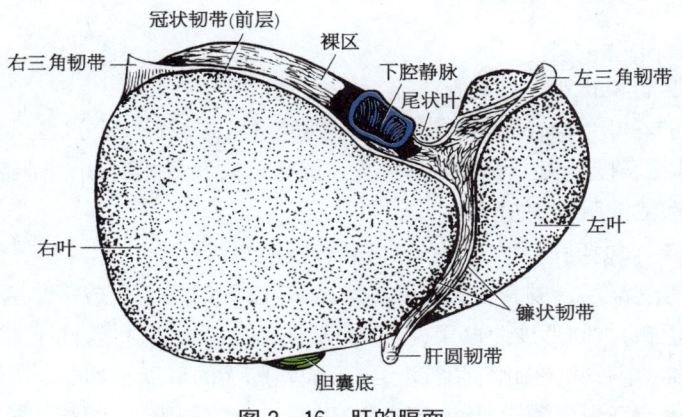

图 2-16　肝的膈面

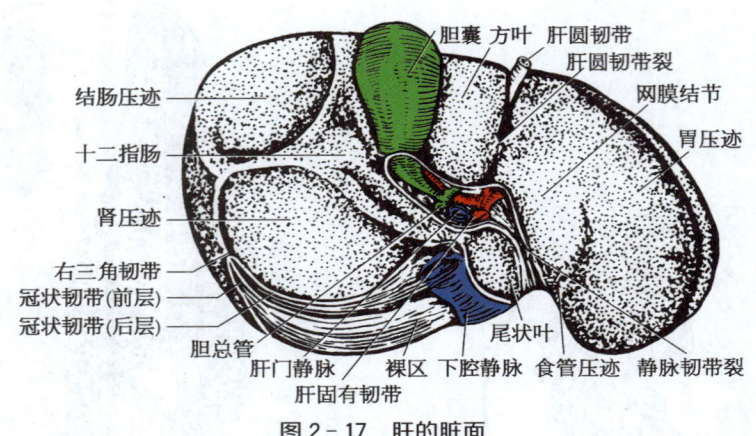

图 2-17 肝的脏面

相贴,称膈面,偏左侧有一呈矢状位的镰状韧带将肝分为肝左叶和肝右叶。肝的下面凹凸不平,与许多内脏相邻,称脏面,其右侧有一纵行的浅沟,前半部容纳胆囊,后半部有下腔静脉通过;肝下面中间部位为肝门,有肝门静脉、肝固有动脉、肝左管、肝右管、淋巴管和神经等出入。肝的前缘锐利,后缘钝圆。

### (二) 肝的位置

肝的大部分位于右季肋区和腹上区,小部分可达左季肋区(图 2-14)。在成年人,右肋弓下缘不应触及肝脏;但在腹上区,剑突下 3~5 cm 内,触及肝下缘属正常。

### (三) 肝的主要功能

肝的功能很复杂,其主要功能如下。

**1. 分泌胆汁** 肝细胞分泌胆汁,帮助肠道内脂肪的消化和吸收,并促进脂溶性维生素的吸收。成人的肝每日可分泌胆汁 500~1 000 ml。

**2. 参与物质代谢** 肝几乎参与体内的一切代谢过程。它是肝内糖、脂类、蛋白质等合成与分解、转化与运输、储存与释放的重要场所,也与激素和维生素的代谢密切相关。

**3. 排泄吞噬功能** 肝脏可以通过生物转化作用对非营养性物质(包括有毒物质)进行排泄;对进入体内的细菌、异物进行吞噬,以保护机体。

### (四) 肝外胆道

肝外胆道包括胆囊和肝外输胆管道。

**1. 胆囊** 位于肝右叶下面,略呈鸭梨形,可分为底、体、颈、管 4 部分(图 2-18)。胆囊底为凸向前下方的盲端,其体表投影相当于右侧腹直肌外侧缘与右肋弓相交处;当胆囊发炎时,此处可有压痛。胆囊有储存和浓缩胆汁的功能。

**2. 肝外输胆管道** 包括肝左管、肝右管、肝总管及胆总管。

肝内小叶间胆管逐渐汇合成肝左管和肝右管,两管出肝门后汇合成肝总管。肝总管末端与位于其右侧的胆囊管汇合,共同形成胆总管(图 2-18、图 2-19)。胆总管向下经十二指肠上部的后方,至十二指肠降部的左后壁,在此与胰管汇合,形成略膨大的肝胰壶腹,开口于十二指肠大乳头。在肝胰壶腹的管壁内有环形平滑肌,称肝胰壶腹括约肌,有控制胆汁、胰液的排出以及防止十二指

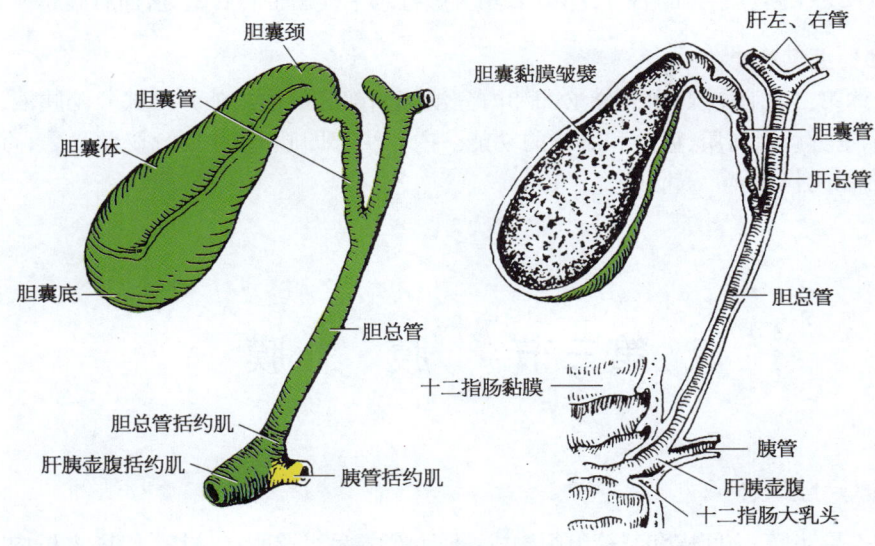

图 2-18 肝外胆道

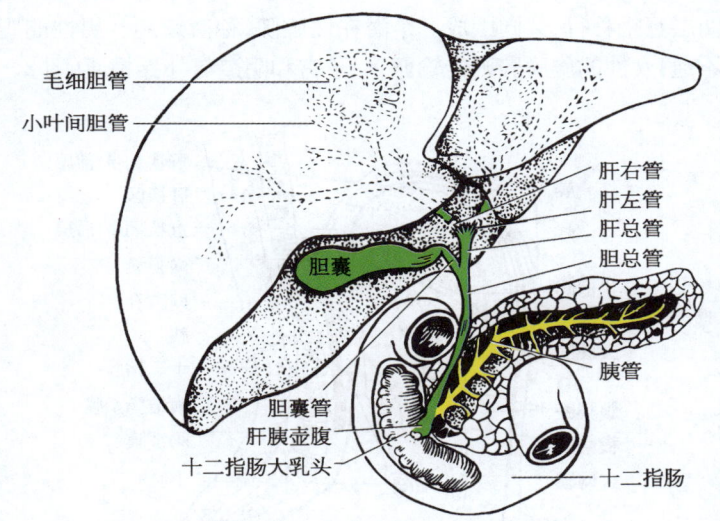

图 2-19 胆道、胰和十二指肠模式图

肠内容物反流入胆总管、胰管的作用。

## 二、胰

### (一) 胰的形态和位置

**1. 胰的形态** 胰狭长似棱柱状,质地柔软,可分为头、体、尾 3 部分(图 2-12、图 2-19)。胰头较宽大,被十二指肠所环抱;胰体是胰的中间大部分,横跨下腔静脉、腹主动脉、左肾及左肾上腺前面;胰尾是左端狭细部,抵达脾门。

在胰的实质内有与其长轴平行的胰管。胰管起自胰尾部,沿途汇集各小叶导管,最后与胆总管汇合,共同开口于十二指肠大乳头。

**2. 胰的位置** 胰位于胃的后方,在第1、第2腰椎水平横贴于腹后壁,前面有腹膜覆盖。

### (二) 胰的主要功能

胰是人体第二大消化腺,由外分泌部和内分泌部两部分组成。外分泌部分泌胰液,经胰管排入十二指肠,有分解蛋白质、糖类和脂肪的功能。内分泌部即胰岛,主要分泌胰岛素,直接进入血液,可调节血糖的代谢。

## 第三节 腹 膜

### 一、腹膜的概念

腹膜是一层浆膜,由间皮和结缔组织构成,薄而光滑,呈半透明状,衬覆于腹、盆壁内表面和腹、盆腔脏器的表面。衬覆于腹、盆壁内表面的部分,称壁腹膜;衬覆于腹、盆腔脏器表面的部分,称脏腹膜。脏、壁腹膜两层互相移行,共同围成一个潜在性腔隙,称腹膜腔。男性的腹膜腔是一个完全封闭的囊,与外界不通;女性的腹膜腔则借输卵管、子宫和阴道与外界相通(图2-20)。

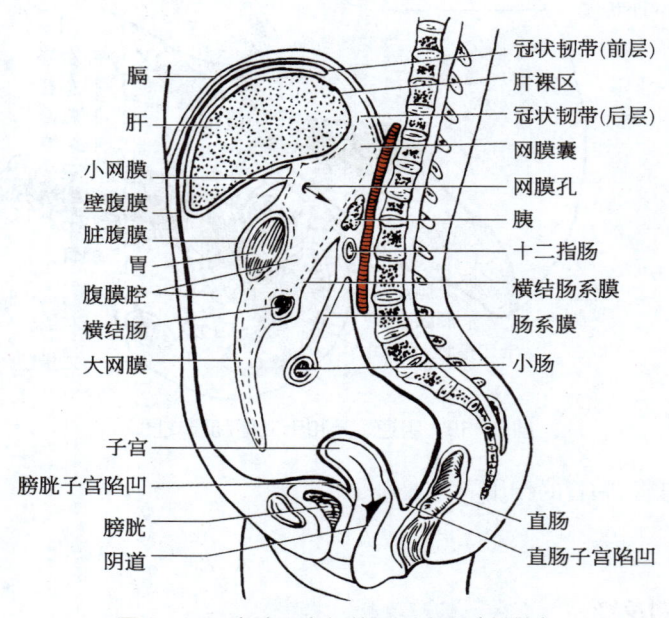

图 2-20 腹腔正中矢状面示意图(女性)

### 二、腹膜的功能

正常情况下腹膜可分泌少量浆液,进入腹膜腔,润滑脏器表面,减少脏器间的摩擦。另外,腹膜还具有吸收、支持、保护、修复及防御等功能。

### 三、盆腔内的腹膜陷凹

腹膜陷凹主要位于盆腔内,为腹膜在脏器之间移行返折形成的凹陷。在男性,直肠与膀胱之间有**直肠膀胱陷凹**。在女性,膀胱与子宫之间有一较浅的**膀胱子宫陷凹**,直肠与子宫之间有一较深的**直肠子宫陷凹**(图2-20),且与阴道穹后部相邻。当人体站立或半卧位时,男性的直肠膀胱陷凹和女性的直肠子宫陷凹是腹膜腔的最低部位。

# 第三章 呼吸系统

**导学**

1. 掌握 呼吸系统的组成,上、下呼吸道的划分;喉的位置,喉腔的形态结构;气管的位置和形态结构,左、右主支气管的区别;肺的位置、形态结构和分叶。
2. 熟悉 鼻腔的分部;喉软骨;胸膜的概念和分部,胸膜腔的概念。

呼吸系统由肺外呼吸道和肺两部分组成,肺外呼吸道包括鼻、咽、喉、气管和主支气管,肺主要由肺内各级支气管和肺泡等构成。临床上通常把鼻、咽、喉合称上呼吸道,气管和各级支气管合称下呼吸道(图3-1)。

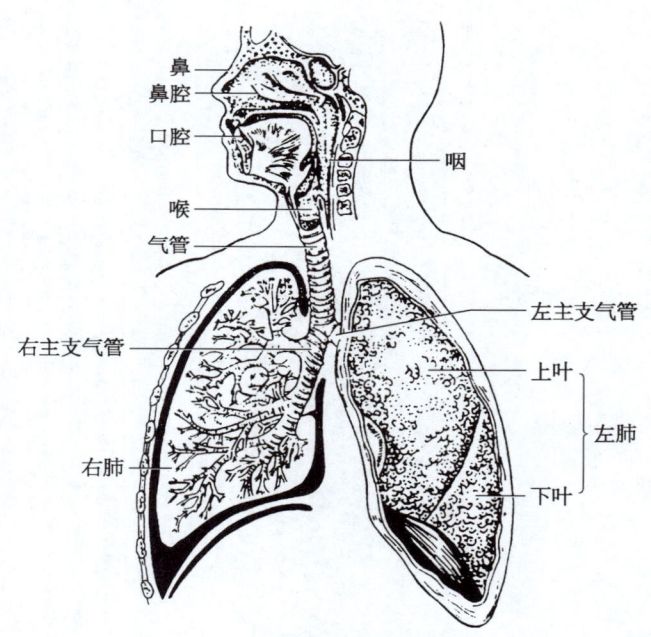

图3-1 呼吸系统模式图

呼吸系统的主要功能是进行气体交换,即从体外吸入氧气,同时将体内的二氧化碳排出体外。此外,鼻还有嗅觉功能,喉兼有发声功能。

# 第一节 肺外呼吸道

## 一、鼻

鼻是呼吸道的起始部,又是嗅觉器官,由外鼻、鼻腔和鼻旁窦3部分组成。

### (一) 外鼻

外鼻位于面部中央,以骨和软骨为支架,表面被覆皮肤。其上端为鼻根,向下延为鼻背,下端突出的部分为鼻尖。鼻尖两侧膨隆部分为鼻翼。在呼吸困难时可出现鼻翼扇动。

### (二) 鼻腔

鼻腔被鼻中隔分为左、右两腔,向前以鼻孔通外界,向后经鼻后孔通鼻咽。鼻腔可分为前下部的鼻前庭和后部的固有鼻腔两部分。

1. **鼻前庭** 由鼻翼和鼻中隔的前下部所围成,其内衬皮肤,长有鼻毛,借以过滤、净化空气。

2. **固有鼻腔** 为鼻腔的主要部分。上壁为筛板,邻颅前窝。下壁为腭,即口腔的顶。内侧壁为鼻中隔(图3-2)。鼻腔的外侧壁凹凸不平,自上而下有突向内下方的上鼻甲、中鼻甲和下鼻甲。各鼻甲下方的裂隙,分别称上鼻道、中鼻道和下鼻道(图3-3)。

固有鼻腔的黏膜根据其结构和功能分为呼吸区和嗅区。位于上鼻甲内侧面及其相对应的鼻

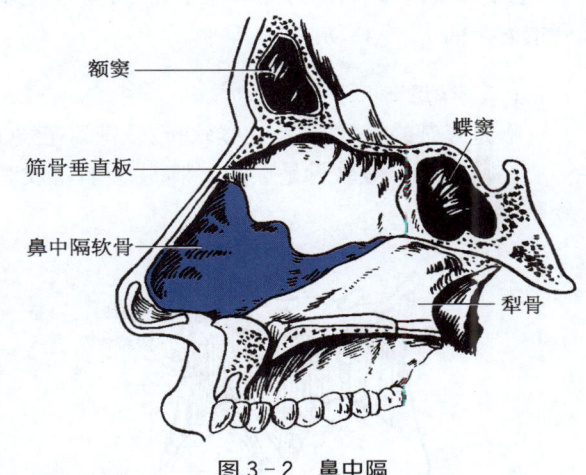

图3-2 鼻中隔

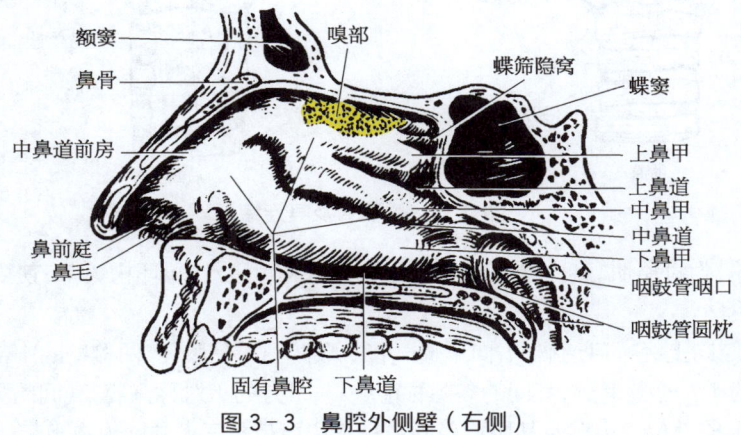

图3-3 鼻腔外侧壁(右侧)

中隔部分为嗅区,富含嗅细胞,能感受嗅觉刺激;嗅区以外的部分为呼吸区,含有丰富的血管和黏液腺,对吸入的空气起加温、湿润和净化作用。

### (三) 鼻旁窦
参见第一章第一节相关内容。

## 二、咽
参见第二章第一节相关内容。

## 三、喉

### (一) 位置
喉既是呼吸道的一部分,又是发声的器官。它位于颈前部正中,上通咽腔,下接气管;前方被皮肤、筋膜和肌肉覆盖,后方与喉咽相邻,两侧为颈部的大血管、神经和甲状腺的左、右叶。喉可随吞咽或发声而上、下移动。

### (二) 构造
喉是复杂的管状器官,由喉软骨、软骨间连结、喉肌和黏膜等构成。

1. **喉软骨** 喉软骨是喉的支架,主要有不成对的甲状软骨、环状软骨、会厌软骨和成对的杓状软骨(图3-4)。

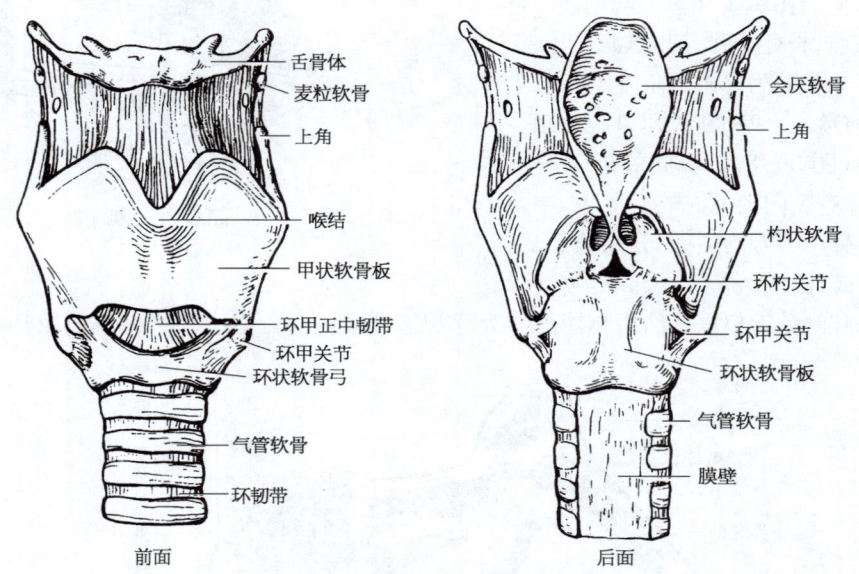

图3-4 喉软骨及其连结

2. **喉肌** 喉肌为骨骼肌,其主要功能是通过作用于环甲关节和环杓关节,使声带紧张或松弛,使声门裂开大或缩小。

3. **喉腔** 喉腔向上经喉口通喉咽,向下通气管。喉腔内衬黏膜,其两侧壁的中部可见上、下两对黏膜皱襞:上方的1对称前庭襞,其间的裂隙称前庭裂;下方的1对称声襞,其间的裂隙称声门裂,声门裂是喉腔最狭窄的部位。声襞及其所覆盖的声韧带和声带肌三者共同组成声带(图3-5)。

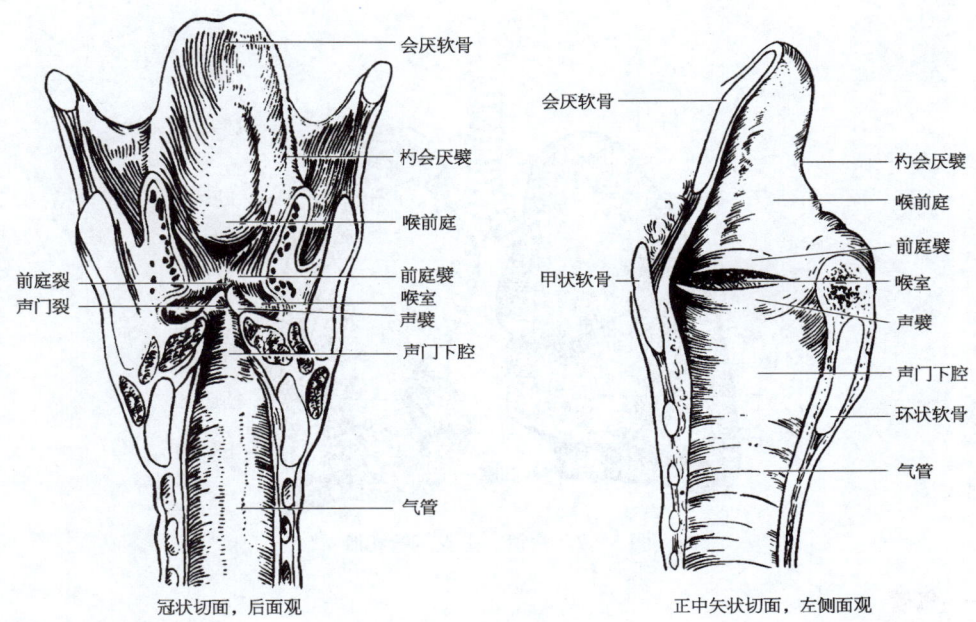

图 3-5 喉腔

喉腔可分为 3 部分。前庭裂平面以上的部分称**喉前庭**，前庭裂和声门裂之间的部分称**喉中间腔**。声门裂平面以下的部分称**声门下腔**(图 3-5)。声门下腔的黏膜下组织较疏松，炎症时易发生水肿。

## 四、气管和主支气管

**气管**和**主支气管**是连于喉和肺之间的管道，由"C"形的气管软骨以及连接各气管软骨之间的结缔组织和平滑肌构成，内衬黏膜。它们的后壁缺少软骨，由平滑肌和结缔组织封闭(图 3-6、图 3-7)。

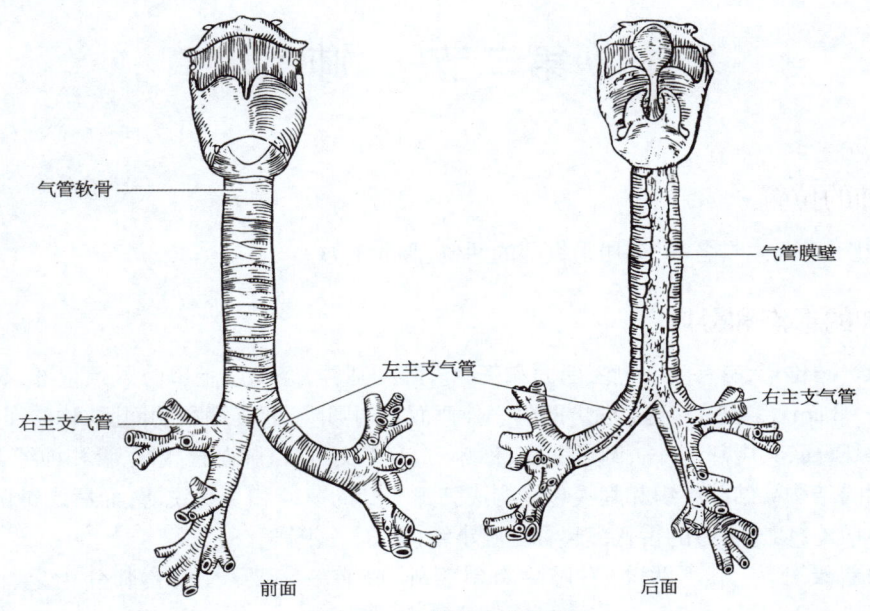

图 3-6 气管和主支气管

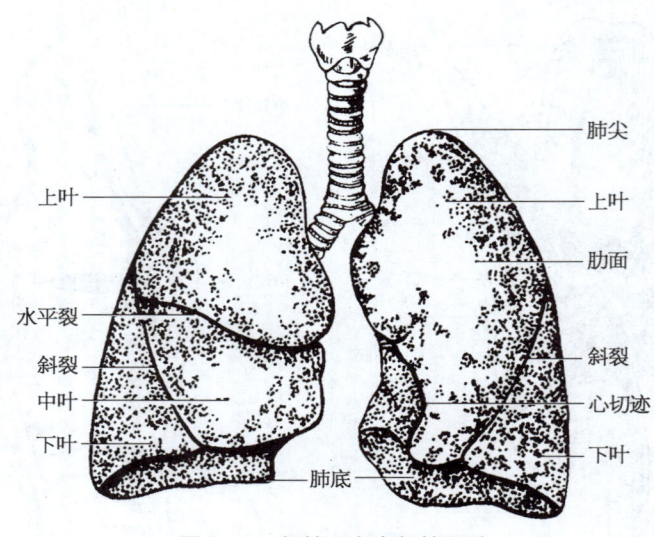

图 3-7 气管、主支气管和肺

### (一) 气管

气管位于食管前方,上端于第 6 颈椎下缘平面接环状软骨,经颈部正中下行入胸腔,至第 4 胸椎下缘水平(相当于胸骨角平面)分为左、右主支气管,分叉处称气管杈。

### (二) 主支气管

主支气管是指由气管杈至肺门之间的管道,左右各一。左主支气管细长,走向较水平。右主支气管粗短,走向较垂直,故误吸入气管的异物多坠入右主支气管或右肺内。

## 第二节　肺

### 一、肺的位置

肺位于胸腔内,左右各一,分居于纵隔的两侧,膈的上方。

### 二、肺的形态和分叶

肺近似半圆锥形,有一尖、一底、两面和三缘。肺尖圆钝,经胸廓上口凸入颈根部,高出锁骨内侧段上方 2~3 cm。肺底邻接膈,向上凹陷。外侧面宽阔圆隆,邻接肋和肋间肌,称肋面;内侧面朝向纵隔,称纵隔面,其中部有一长圆形凹陷,称肺门,有主支气管、肺血管、淋巴管和神经等出入。这些出入肺门的结构被结缔组织和胸膜包绕构成肺根。肺的前缘和下缘锐薄,而后缘钝圆。左肺前缘下部有心切迹,切迹下方的舌状突起称左肺小舌(图 3-7、图 3-8)。

左肺由斜裂分为上、下两叶;右肺除有斜裂外,尚有一水平裂,故右肺分为上、中、下 3 叶(图 3-7、图 3-8)。

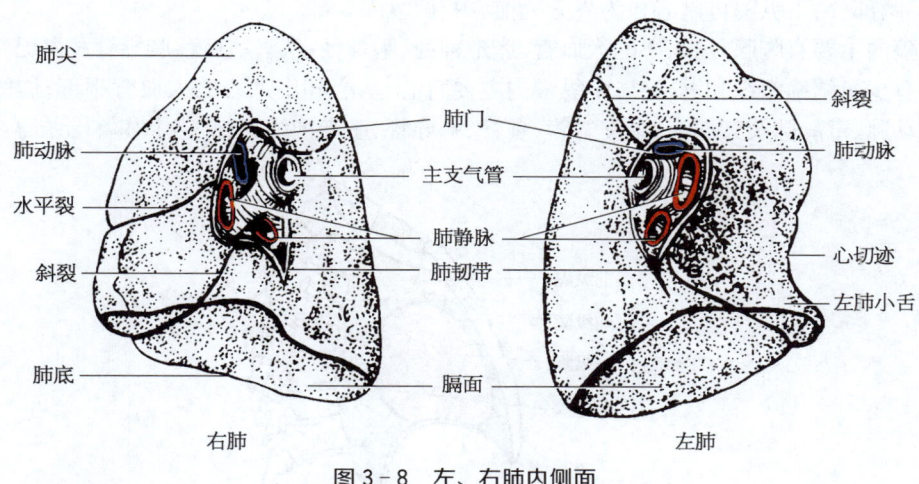

图3-8 左、右肺内侧面

# 第三节 胸膜和纵隔

## 一、胸膜

胸膜为衬覆于胸廓内面及肺表面的浆膜,可分为脏、壁两层。脏胸膜紧贴于肺的表面,并伸入到肺裂内;壁胸膜覆于胸廓内面、膈上面和纵隔表面,按其贴附部位可分为胸膜顶、肋胸膜、膈胸膜和纵隔胸膜4部。

胸膜的脏、壁两层在肺根处相互移行,围成两个完全封闭的间隙,称胸膜腔(图3-9)。胸膜腔内为负压,并有少量浆液,可减少呼吸时两层胸膜之间的摩擦。

## 二、纵隔

纵隔是两侧纵隔胸膜之间所有器官和组织结构的总称。

纵隔呈矢状位,上窄下宽,稍偏左,这是由于心偏左的缘故。纵隔前界为胸骨,后界为脊柱胸段,两侧界为纵隔胸膜,上界为胸廓上口,下界为膈。

纵隔通常以胸骨角平面为界分为

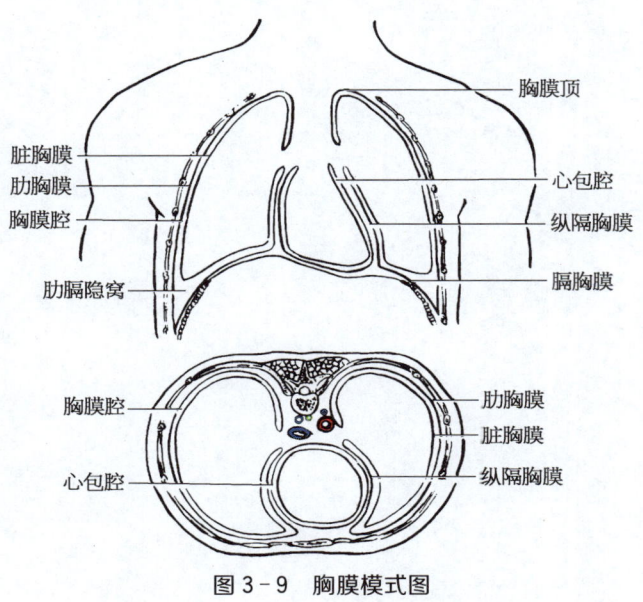

图3-9 胸膜模式图

上、下纵隔两部分;下纵隔再以心包为界分为前、中、后纵隔3部。

上纵隔内主要有胸腺、出入心的大血管、迷走神经、膈神经、气管、食管、胸导管和淋巴结等。前纵隔内仅有少量结缔组织和淋巴结;中纵隔内主要有心包、心和出入心的大血管根部;后纵隔内主要有胸主动脉、奇静脉及其属支、主支气管、食管、胸导管、迷走神经、胸交感干和淋巴结等。

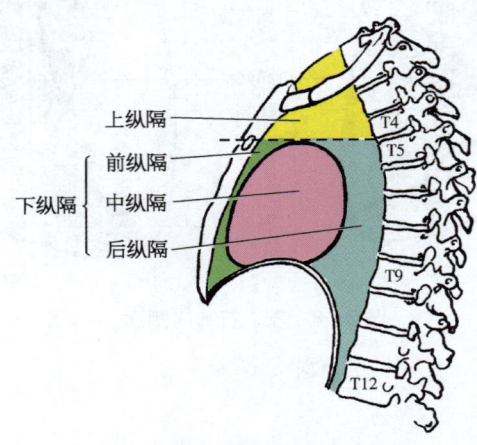

图3-10 纵隔的分部示意图

# 第四章　泌尿系统

**导学**

1. 掌握　泌尿系统的组成；肾的形态、内部结构和位置；膀胱的位置和形态。
2. 熟悉　输尿管的位置和狭窄；膀胱壁的构造；女性尿道的位置和特点。

泌尿系统由肾、输尿管、膀胱和尿道组成（图4-1）。其主要功能是排出机体新陈代谢过程中产生的可溶于水的代谢产物、多余的水和无机盐等，维持机体内环境的平衡和稳定。

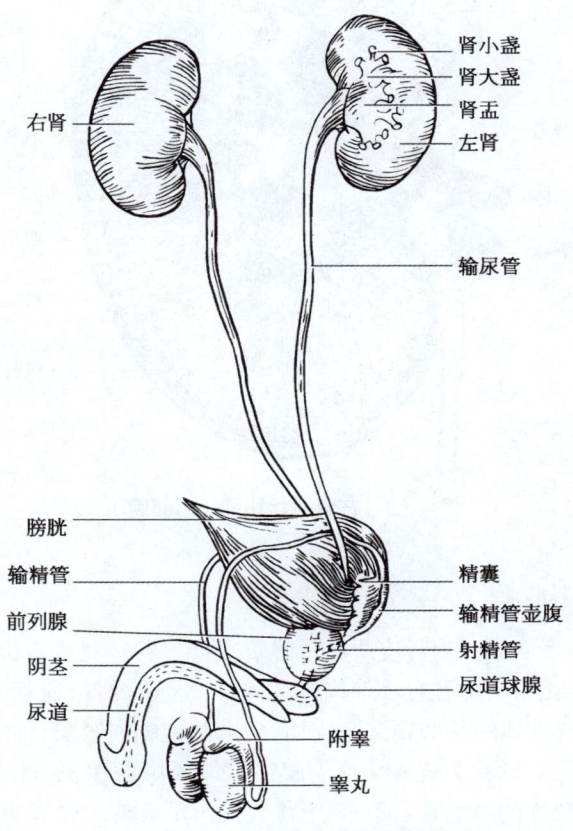

图4-1　男性泌尿、生殖系统概观图

## 第一节　肾

### 一、肾的形态

肾为实质性器官,左右各一,形似蚕豆。新鲜肾呈红褐色,表面光滑。

肾可分为上、下两端,前、后两面,内、外侧两缘。上端宽而薄,下端窄而厚;前面较凸,后面较平;外侧缘隆凸,内侧缘中部凹陷,是肾的血管、淋巴管、神经和肾盂等出入的部位,称为肾门。由肾门延伸入肾内的腔隙称肾窦,内有肾血管、肾小盏、肾大盏、肾盂和脂肪组织等(图4-2)。

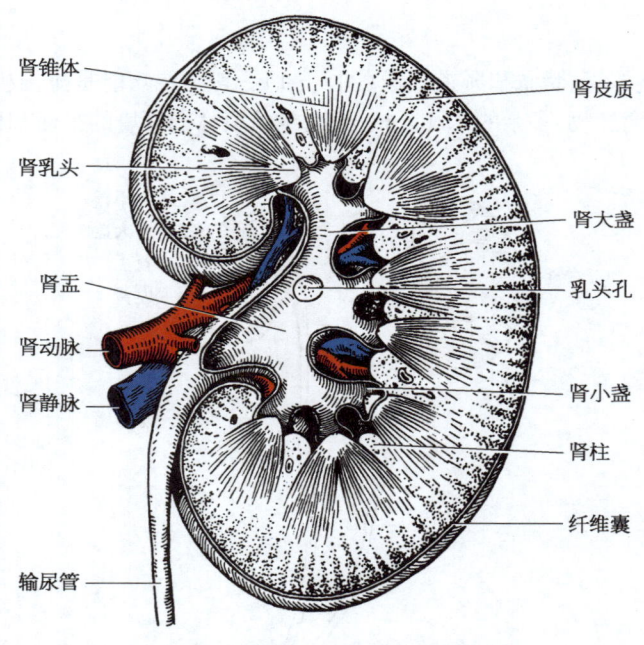

图4-2　右肾冠状切面(后面观)

### 二、肾的内部结构

在肾的冠状切面上,肾实质分为肾皮质和肾髓质(图4-2)。肾皮质位于外周部,血管丰富,新鲜标本上为红褐色,主要由肾小体和肾小管构成。肾髓质位于深部,血管较少,色淡红。肾髓质由15~20个肾锥体组成,肾锥体的基底朝向肾皮质,尖端圆钝朝向肾窦,称为肾乳头,每个肾乳头顶端有许多小孔称为乳头孔。肾乳头被漏斗形的膜性管即肾小盏包绕,肾小盏共有7~8个。2~3个肾小盏汇合形成一个较大的肾大盏。2~3个肾大盏再汇合成1个肾盂。肾盂呈前后稍扁的漏斗状,出肾门后逐渐变细移行为输尿管。

## 三、肾的位置

肾位于脊柱两侧，腹后壁上部。两肾上端距离较近，下端稍远，略呈"八"字形排列。左肾上端平第11胸椎下缘，下端平第2腰椎下缘。右肾由于受肝的影响约低于左肾半个椎体(图4-3)。

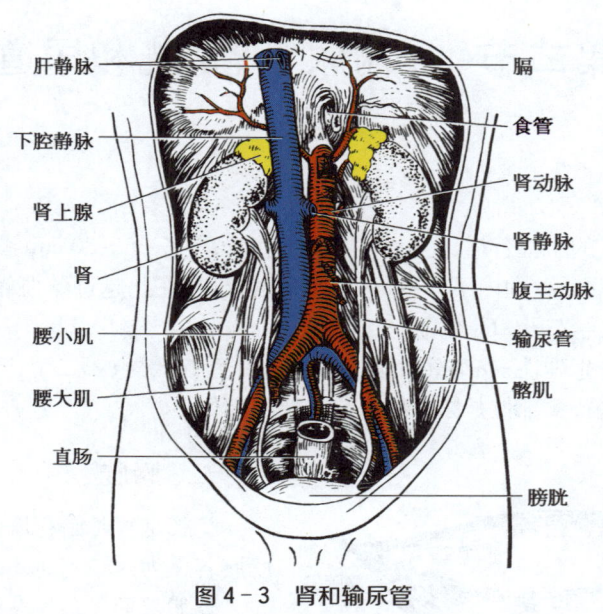

图4-3　肾和输尿管

第12肋斜越左肾后面的中部，右肾后面的上部。肾门约平第1腰椎平面。竖脊肌的外侧缘与第12肋之间的夹角称为肾区。在某些肾脏疾病患者，叩击或触压此区可引起疼痛。

## 四、肾的被膜

肾的外面包有三层被膜，由内向外分别为纤维囊、脂肪囊和肾筋膜(图4-4)。肾的正常位置，

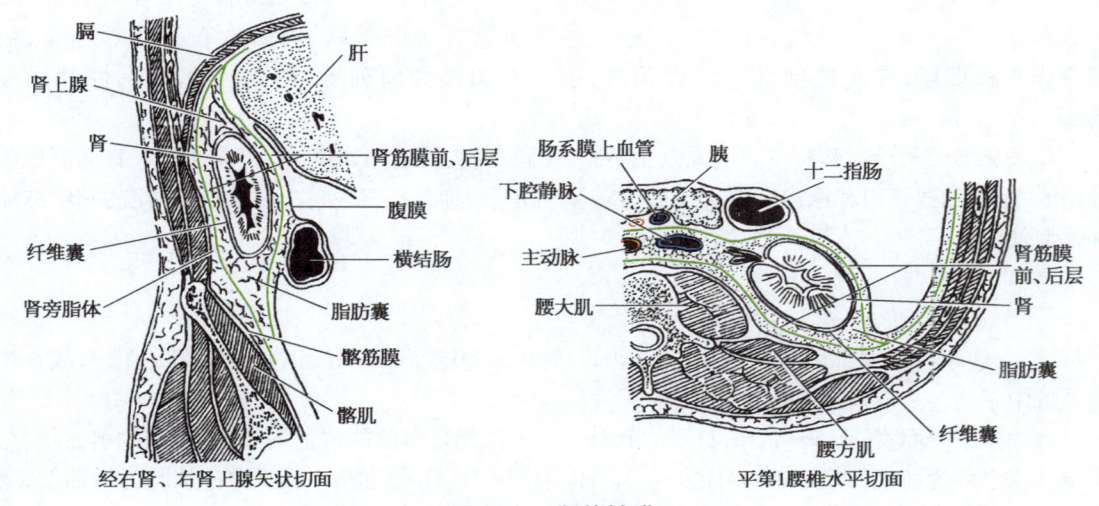

图4-4　肾的被膜

主要依靠肾的被膜及其周围器官来共同维持。当肾的固定装置不健全时,可形成肾下垂或游走肾。

## 第二节 输尿管、膀胱和尿道

### 一、输尿管

输尿管是一对细长的肌性管道,起自肾盂,终于膀胱,全长25～30 cm(图4-1、图4-3)。输尿管位于腹膜的后方,沿腹后壁向内下方斜行,至小骨盆上口,在此越过髂血管前方,向下进入盆腔,再走向前内侧,斜穿膀胱壁,开口于膀胱。

输尿管全长有3个生理性狭窄部位:第一个在输尿管起始处;第二个在越过髂血管处;第三个在贯穿膀胱壁处。这些狭窄部位是尿路结石易滞留的部位。

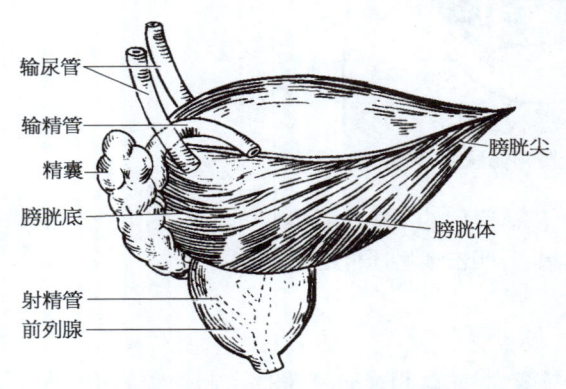

图4-5 膀胱的形态(男性,右侧面观)

### 二、膀胱

膀胱是暂时储存尿液的囊状器官,成人的膀胱容量为300～500 ml,最大可达800 ml。

1. **膀胱的形态** 空虚的膀胱近似锥体形,可分为膀胱尖、膀胱体、膀胱底和膀胱颈4部分。膀胱尖朝前上方,较尖细。膀胱底呈三角形,朝向后下方。尖、底之间的大部分称膀胱体。膀胱下部即尿道内口起始的部分称膀胱颈(图4-5)。膀胱充盈时呈卵圆形。

2. **膀胱的位置** 膀胱位于盆腔的前部,其前方邻耻骨联合;后方在男性邻精囊、输精管壶腹和直肠,在女性则邻子宫和阴道;下方在男性邻前列腺(图4-6),在女性邻尿生殖膈。

3. **膀胱壁的构造** 膀胱壁自内向外由黏膜、黏膜下层、肌层和外膜4层结构构成。在膀胱底部内面的左、右输尿管口和尿道内口之间的区域呈三角形,称膀胱三角(图4-7),是膀胱肿瘤、结核的好发部位。

### 三、尿道

男、女性尿道在构造和功能上不完全相同。男性尿道除了排尿外,还兼有排精的作用,故在生殖系统中叙述。本节仅叙述女性尿道。

女性尿道短而直,长3～5 cm,直径约0.8 cm。上端起自膀胱的尿道内口,沿阴道的前方下行,下端开口于阴道前庭的尿道外口(图4-7)。尿道中段有尿道阴道括约肌环绕,该肌为骨骼肌,受意志支配。由于女尿道短、宽而直,故女性泌尿系统逆行性感染较为常见。

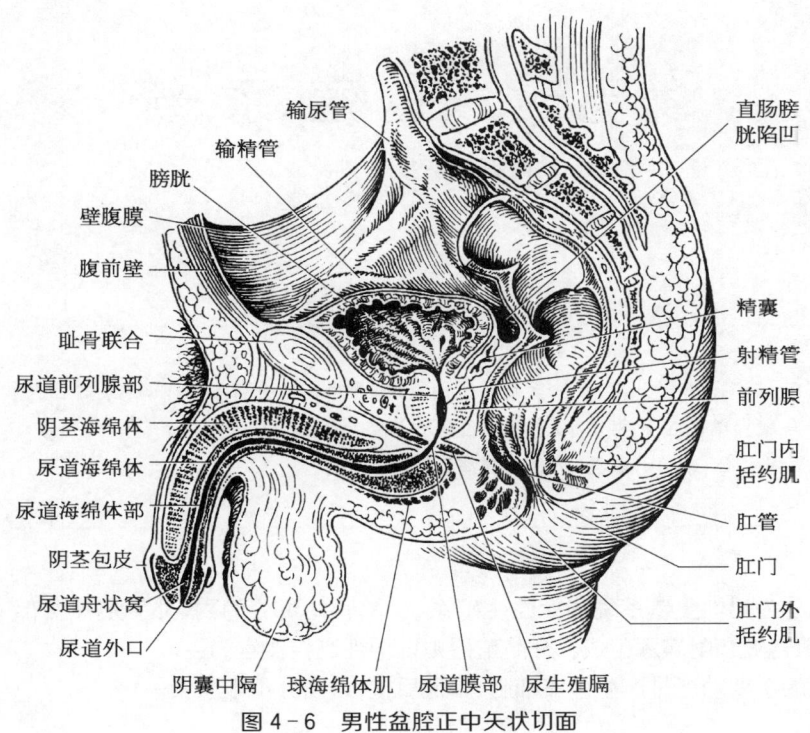

图 4-6 男性盆腔正中矢状切面

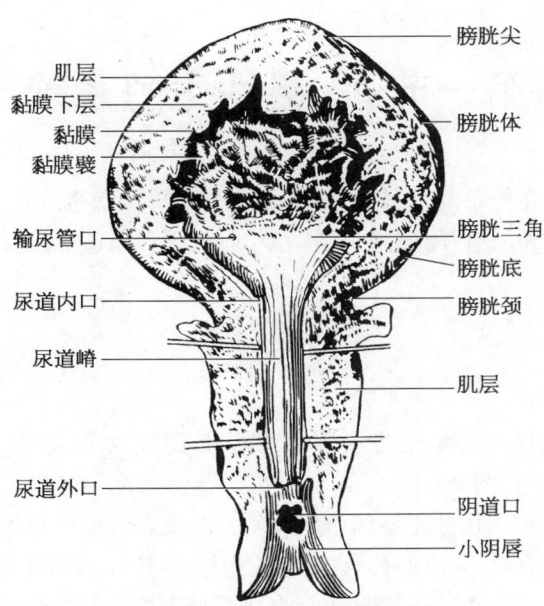

图 4-7 女性膀胱与尿道的冠状切面（前面观）

# 第五章 生殖系统

> **导学**
> 1. 掌握 男、女性生殖系统的组成;男尿道的分部和狭窄;卵巢的位置和形态,输卵管的位置和分部,子宫的位置和形态。
> 2. 熟悉 睾丸、附睾的位置、形态和结构。

**生殖系统**分为男性生殖系统和女性生殖系统,两者均可分为内、外生殖器两部分。内生殖器由生殖腺、生殖管道和附属腺组成。外生殖器则以两性交接器官为主。

生殖系统的主要功能是产生生殖细胞、繁衍后代,以及分泌性激素。

## 第一节 男性生殖系统

男性内生殖器的生殖腺是睾丸,它是产生精子和分泌男性激素的器官;生殖管道(输精管道)包括附睾、输精管、射精管和尿道;附属腺包括精囊、前列腺和尿道球腺(图 5-1)。男性外生殖器为阴囊和阴茎。

### 一、内生殖器

#### (一)睾丸

**1. 位置和形态** 睾丸位于阴囊内,左右各一,呈扁卵圆形,表面光滑。睾丸随性成熟而迅速生长,至老年萎缩变小(图 5-1、图 5-2)。

**2. 结构** 睾丸表面有一层由致密结缔组织构成的**白膜**。白膜在睾丸后缘增厚形成**睾丸纵隔**;从睾丸纵隔发出许多**睾丸小隔**,呈扇形伸入睾丸实质内,将其分隔为许多**睾丸小叶**。每个小叶内含有 2~4 条盘曲的**精曲小管**。精曲小管在近睾丸纵隔处变成短而直的**精直小管**,精直小管进入睾丸纵隔相互汇合成**睾丸网**。从睾丸网发出 15~20 条**睾丸输出小管**进入附睾头部(图 5-3)。在精曲小管之间的结缔组织内有间质细胞,能分泌男性激素。

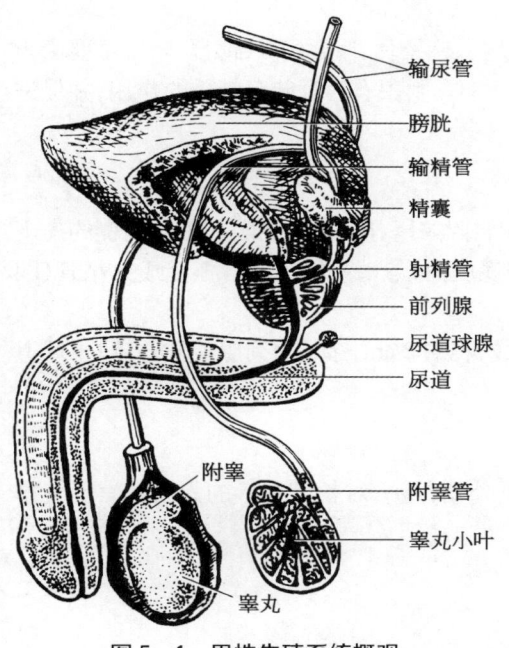

图 5-1 男性生殖系统概观

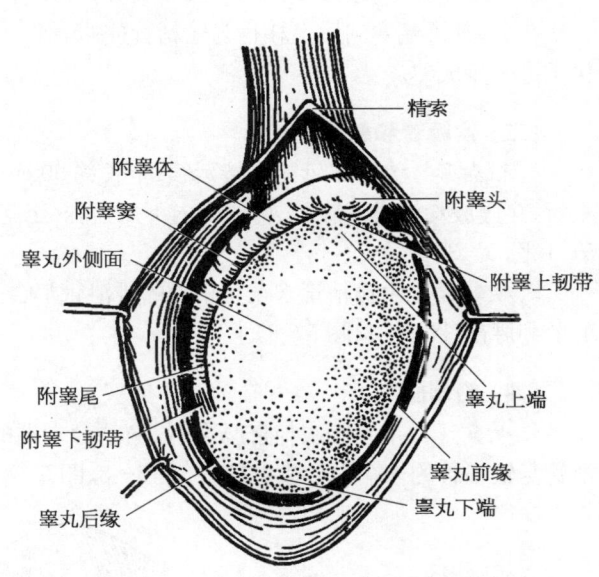

图 5-2 睾丸和附睾（右侧，外侧面观）

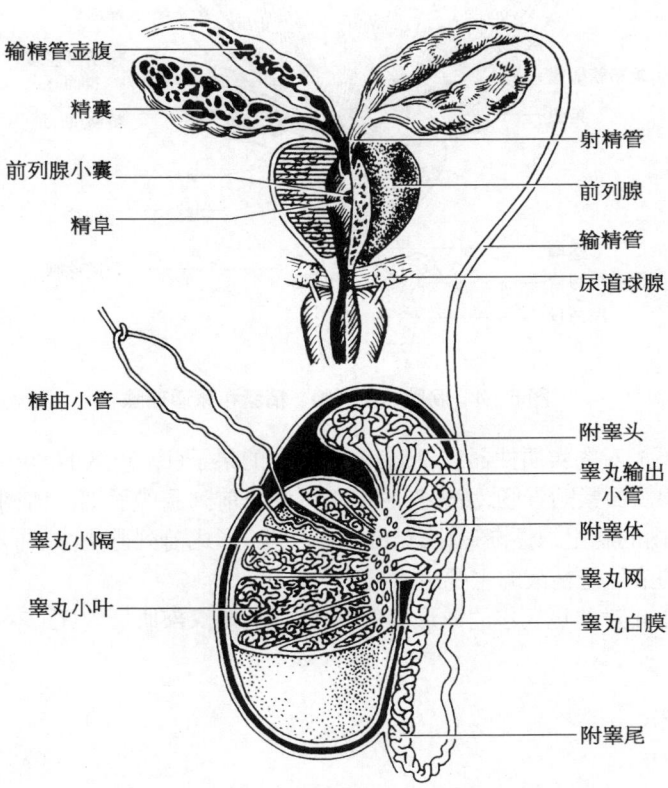

图 5-3 睾丸和附睾的结构及排精径路模式图

### (二) 附睾

附睾呈新月形，紧贴睾丸的上端和后缘，可分为附睾头、附睾体、附睾尾3部分。附睾主要由附睾管构成，其下端弯向后上移行为输精管(图5-2、图5-3)。附睾有暂时储存精子的作用，并促进精子进一步成熟。

### (三) 输精管和射精管

1. **输精管** 为附睾管的直接延续，全长约50 cm，起自附睾尾，出阴囊，经阴茎根部两侧的皮下上行，穿腹股沟管进入腹腔，再弯向内下入盆腔，至膀胱底后面，与精囊的排泄管汇合成射精管(图5-1、图5-3)。

2. **射精管** 由输精管末端与精囊的排泄管汇合而成，长约2 cm，穿经前列腺实质，开口于尿道的前列腺部(图5-1、图5-3)。

### (四) 附属腺

1. **精囊** 位于膀胱底与直肠之间、输精管末端的下外侧，是一对长椭圆形的囊状器官。其排泄管与输精管的末端汇合成射精管(图5-3、图5-4)。

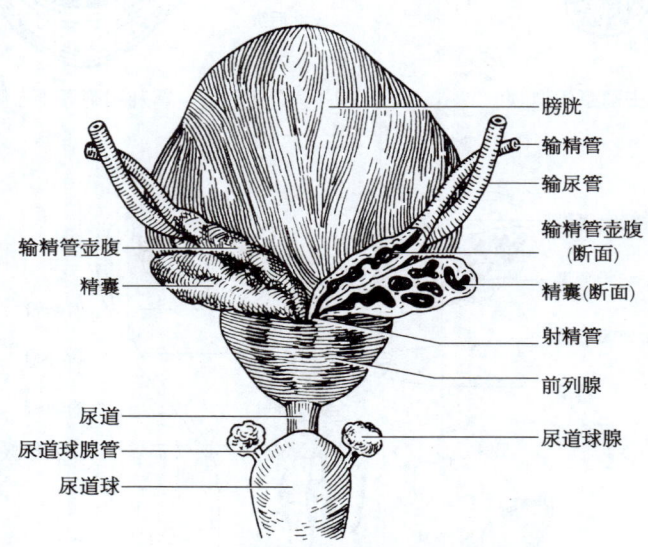

图5-4 膀胱、前列腺、精囊和尿道球腺

2. **前列腺** 为不成对的实质性器官，形似前后稍扁的栗子(图5-3、图5-4)。位于膀胱下方，直肠的前方。前列腺后面紧贴直肠，活体直肠指诊可触及前列腺的后面。前列腺实质内有尿道贯穿，中年以后前列腺内的腺组织逐渐退化，结缔组织增生，形成前列腺肥大，可压迫尿道，引起排尿困难。前列腺分泌的液体是精液的主要组成部分。

3. **尿道球腺** 是一对豌豆大小的球形腺体，包藏在会阴深部肌层内(图5-3、图5-4)，其排泄管开口于尿道球部。

## 二、外生殖器

### (一) 阴囊

阴囊是位于阴茎后下方的囊袋状结构，阴囊壁由皮肤和肉膜组成。肉膜属于浅筋膜，含平滑肌纤维,可随外界温度的变化而舒缩,以调节阴囊内的温度,利于精子的发育。

**(二) 阴茎**

阴茎由前向后可分为头、体和根 3 部分,阴茎头前部有尿道外口,与体交界处有一环状沟称阴茎颈,阴茎根向后固定于耻骨联合的前下方(图 4-6、图 5-5)。

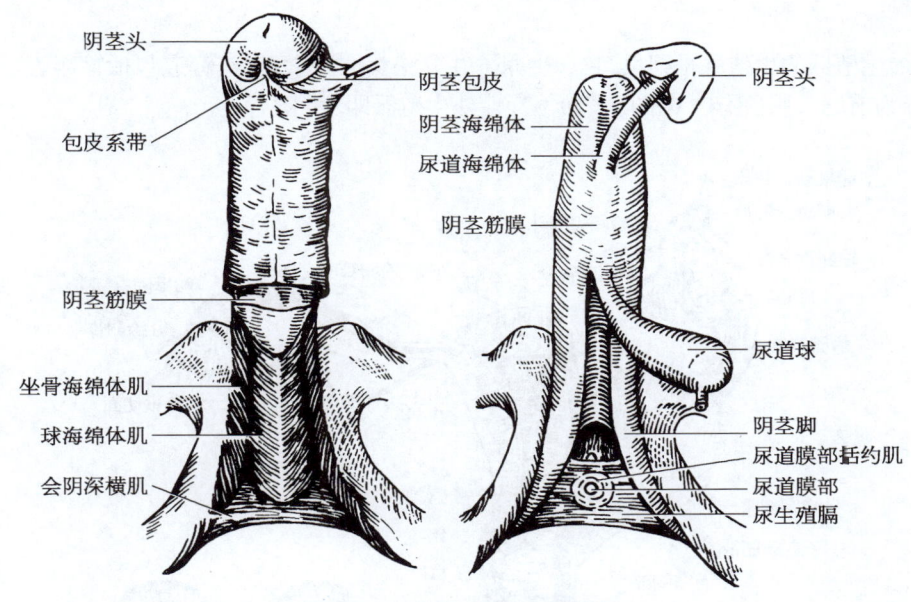

图 5-5 阴茎的形态和结构

阴茎主要由两个阴茎海绵体和一个尿道海绵体构成(图 4-6、图 5-5),外包筋膜和皮肤。阴茎海绵体位于背侧,左右各一,互相紧密结合;尿道海绵体位于腹侧,有尿道贯穿其全长。海绵体内部的腔隙与血管相通,当腔隙充血时,阴茎即变粗变硬而勃起。

阴茎的皮肤在阴茎颈处游离向前,然后向内后方反折再附于阴茎颈,形成双层环形皱襞,包绕阴茎头,称阴茎包皮(图 4-6、图 5-5),包皮前端的游离缘围成包皮口。

## 三、男尿道

男尿道兼具排尿和排精的功能,起于膀胱的尿道内口,终于阴茎头的尿道外口。成人长 16～22 cm,管径平均为 5～7 mm,全长可分为前列腺部、膜部和海绵体部 3 部分(图 4-6、图 5-1)。

1. **前列腺部** 为尿道穿过前列腺的部分,是管腔最宽的一段。此部后壁上有射精管和前列腺排泄管的开口。

2. **膜部** 为尿道穿过尿生殖膈的部分,是最短、最窄的一段,长约 1.2 cm。其周围有尿道膜部括约肌环绕,该肌属横纹肌,受意志支配。

3. **海绵体部** 为尿道通过尿道海绵体的部分,是最长的一段。

男尿道全长粗细不一,有三个狭窄处,分别位于尿道内口、膜部和尿道外口。插导尿管或做膀胱镜时,以通过膜部最为困难,应防止损伤尿道;尿道的狭窄处也是尿道结石常易滞留的地方。

## 第二节　女性生殖系统

女性内生殖器的生殖腺是卵巢,它产生卵子并分泌女性激素;生殖管道包括输卵管、子宫和阴道;附属腺为前庭大腺(图5-6、图5-7)。女性外生殖器即女阴。

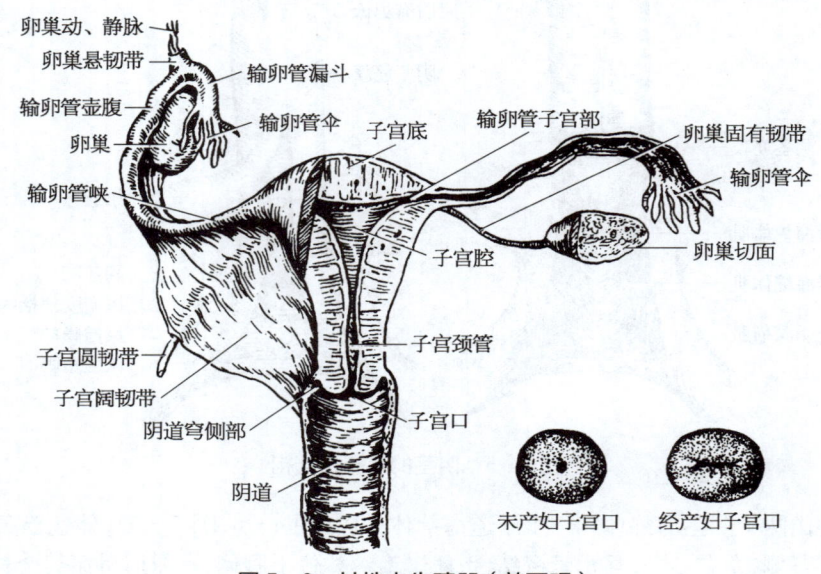

图5-6　女性内生殖器(前面观)

### 一、内生殖器

#### (一)卵巢

1. **位置**　卵巢位于盆腔内,左右各一,紧贴盆腔侧壁,在髂内、外动脉起始部的夹角处(图5-6、图5-7)。

2. **形态**　卵巢呈扁卵圆形,其大小、形状随年龄而异,性成熟期最大,由于多次排卵,表面留有瘢痕,故凹凸不平。卵巢可分为内、外侧两面,上、下两端和前、后两缘。上端借卵巢悬韧带与盆壁相连;下端借卵巢固有韧带连于子宫;前缘有血管、淋巴管和神经由此出入(图5-6、图5-7)。

#### (二)输卵管

输卵管为连于子宫底两侧的一对细长弯曲的肌性管道,长10~12 cm,由内侧向外侧可分为以下4部分(图5-6、图5-7)。

1. **输卵管子宫部**　为位于子宫壁内的一段,很短,其内侧端以输卵管子宫口通子宫腔,外侧续为输卵管峡。

2. **输卵管峡**　短而狭窄,水平向外侧移行为输卵管壶腹。临床上计划生育输卵管结扎术多在

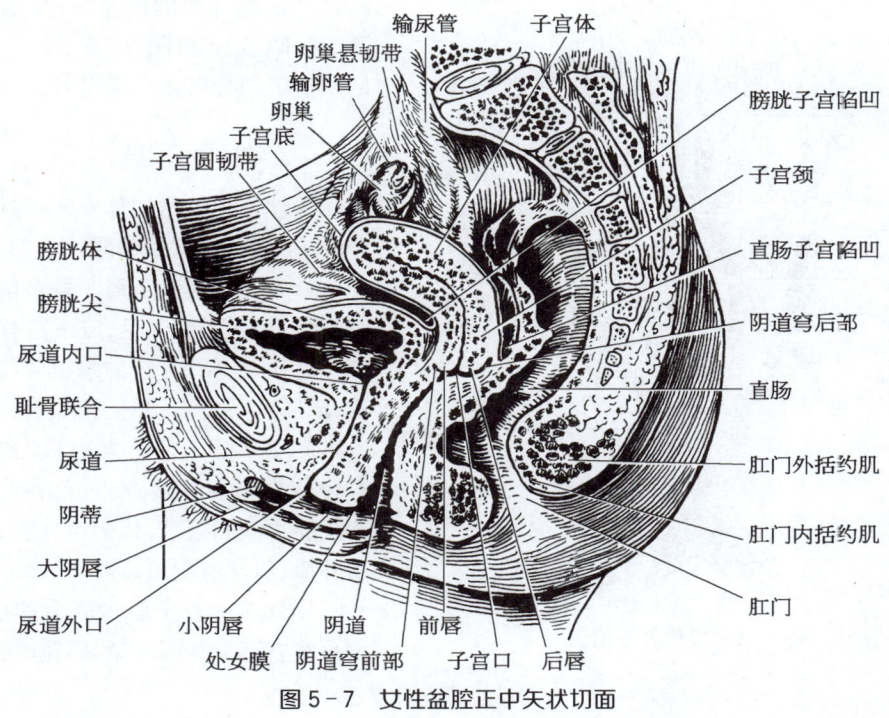

图 5-7 女性盆腔正中矢状切面

此部进行。

3. **输卵管壶腹** 此段管腔膨大成壶腹状，约占输卵管全长的 2/3，卵子通常在此部受精。若受精卵未能移入子宫，而在输卵管或腹膜腔内发育，即成为宫外孕。

4. **输卵管漏斗** 为输卵管的外侧端，管腔扩大成漏斗状，漏斗中央有**输卵管腹腔口**，与腹膜腔相通。漏斗的周缘有许多指状突起，称**输卵管伞**。

### (三) 子宫

**子宫**为一壁厚腔小的肌性器官，是产生月经和孕育胎儿的场所。其形态、结构、大小和位置随年龄、月经周期和妊娠情况而变化（图5-6、图5-7）。

1. **子宫的位置** 子宫位于盆腔中央，膀胱和直肠之间。成年女子子宫的正常姿势为前倾前屈位，即人体直立时，整个子宫向前倾倒，子宫与阴道之间形成向前开放的直角为前倾；子宫体与子宫颈之间形成向前开放的钝角为前屈（图5-7）。

2. **子宫的形态** 成年未孕子宫呈前后略扁、倒置的梨形，可分为底、体、颈3部分。**子宫底**是顶部圆凸的部分；**子宫颈**是下端呈圆柱状的部分；底与颈之间的部分称**子宫体**。子宫内腔可分为上部的**子宫腔**和下部的**子宫颈管**。子宫颈管的下口称**子宫口**，通阴道。子宫颈为子宫癌的好发部位。

3. **子宫壁的结构** 子宫壁由外向内分为外膜、肌层和内膜3层。外膜大部分为浆膜，由脏腹膜构成；肌层很厚，由平滑肌构成；内膜为黏膜。子宫底和子宫体的黏膜随月经周期而变化，呈周期性的增生和脱落，脱落后黏膜和血液由阴道流出而成为月经。子宫颈的黏膜不随月经周期发生变化。

### (四) 阴道

**阴道**为前后略扁的肌性管道，前壁紧贴膀胱、尿道，后壁邻直肠。阴道上端围绕子宫颈的下段，两者间形成环状的阴道穹；下端以阴道口开口于阴道前庭(图5-6、图5-7)。处女的阴道口周缘有处女膜附着。

## 二、外生殖器

女性外生殖器又称女阴，包括阴阜、大阴唇、小阴唇和阴蒂等(图5-8)。

1. **阴阜** 是位于耻骨联合前面的皮肤隆起区，成人长有阴毛，皮下富有脂肪。

2. **大阴唇** 是一对纵行隆起的皮肤皱襞，皮肤富有色素，并生有阴毛。

3. **小阴唇** 位于大阴唇的内侧，为一对较薄的皮肤皱襞，表面光滑无毛。两侧小阴唇之间的裂隙，称阴道前庭，前部有尿道外口，后部有阴道口。

4. **阴蒂** 位于耻骨联合的前下方，阴蒂头富有感觉神经末梢，感觉敏锐。

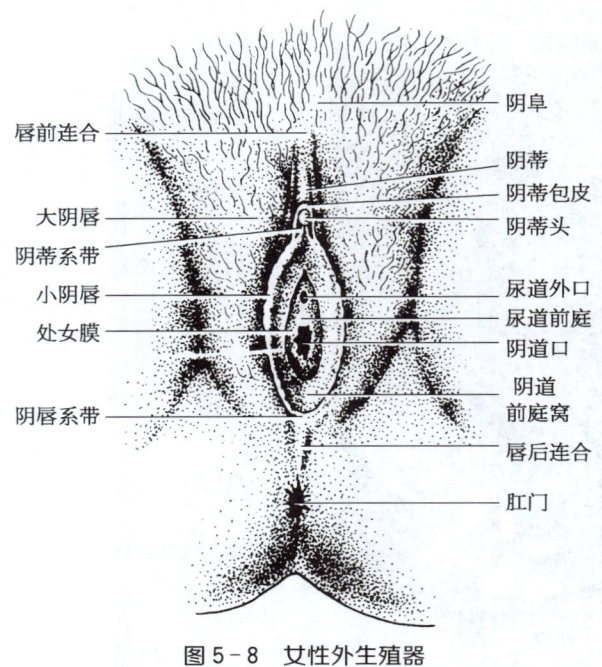

图5-8 女性外生殖器

## 【附】乳房

乳房为哺乳动物特有的器官，女性乳房于青春后期开始发育生长，妊娠和哺乳期的乳房有分泌活动，老年妇女乳房萎缩。男性乳房不发达。

乳房位于胸前部，在胸大肌的表面。成年未哺乳女子的乳房呈半球形，紧张而富有弹性。乳房的中央有乳头，乳头周围颜色较深的环形区域，称乳晕。

乳房由皮肤、乳腺组织和脂肪组织等构成。乳腺组织被脂肪组织分割为15～20个乳腺小叶，以乳头为中心呈放射状排列。每个乳腺叶有一条排泄管，称输乳管，开口于乳头(图5-9)。

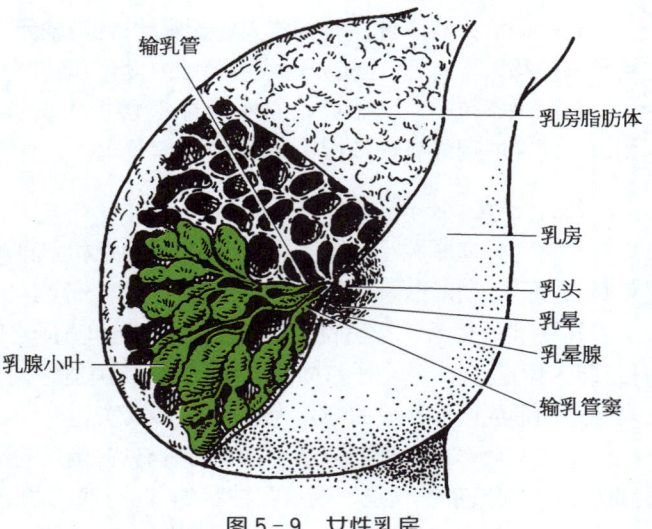

图5-9 女性乳房

# 第六章 循环系统

> **导学**
>
> 1. 掌握 循环系统的组成;体循环、肺循环的途径和特点,心的位置、外形、各腔结构和心的血管,主动脉的分部,体循环各部动脉的重要分支,上、下肢浅静脉;淋巴导管的组成和收纳范围,脾的位置和形态。
> 2. 熟悉 心的传导系统和心包的形态结构,肺循环的血管,颈动脉窦和颈动脉小球,肝门静脉的组成、主要属支和收纳范围;淋巴干的名称和收纳范围。

**循环系统**是一套封闭而相互连续的管道系统,包括心血管系统和淋巴系统。**心血管系统**由心、动脉、毛细血管和静脉组成,血液在其中循环流动。**淋巴系统**包括淋巴管道、淋巴器官和淋巴组织,淋巴液沿淋巴管道向心流动(图6-1)。

循环系统的主要功能是执行物质运输,即将消化系统吸收的营养物质和肺吸入的氧气运送到全身各器官的组织和细胞,同时将它们的代谢产物及二氧化碳运送到肾、肺和皮肤等排出体外,以保证机体新陈代谢的正常进行。此外,内分泌系统所分泌的激素也由循环系统输送,作用于相应的靶器官,以实现机体的体液调节。

## 第一节 心血管系统

心血管系统包括心、动脉、毛细血管和静脉。**心**是连接动、静脉的枢纽和推动血液流动的"动力泵";在神经体液调节下,心有节律地收缩和舒张,不停地将血液从静脉吸入,从动脉射出,使血液在心血管内周而复始地循环流动。**动脉**是运送血液离心的血管,管壁较厚,在行程中不断分支,越分越细,最后移行为毛细血管。**毛细血管**是连于最小的动、静脉之间的微细血管,分布广泛,其管壁薄,通透性大,是血液与组织、细胞之间进行物质交换的场所。**静脉**是引导血液回心的血管,起自毛细血管,在向心回流过程中不断接受属支,逐渐汇合,最后注入心房。

血液由心室射出,经动脉、毛细血管和静脉返回心房,这种周而复始的流动现象称血液循环。根据循环途径不同,分为体循环和肺循环,两种循环同时进行(图6-1)。

**体循环**(**大循环**):血液由左心室射出,经主动脉及其分支到达全身毛细血管,血液在此与周围的组织、细胞进行物质和气体交换,再通过各级静脉,最后经上、下腔静脉及冠状窦返回右心房。体

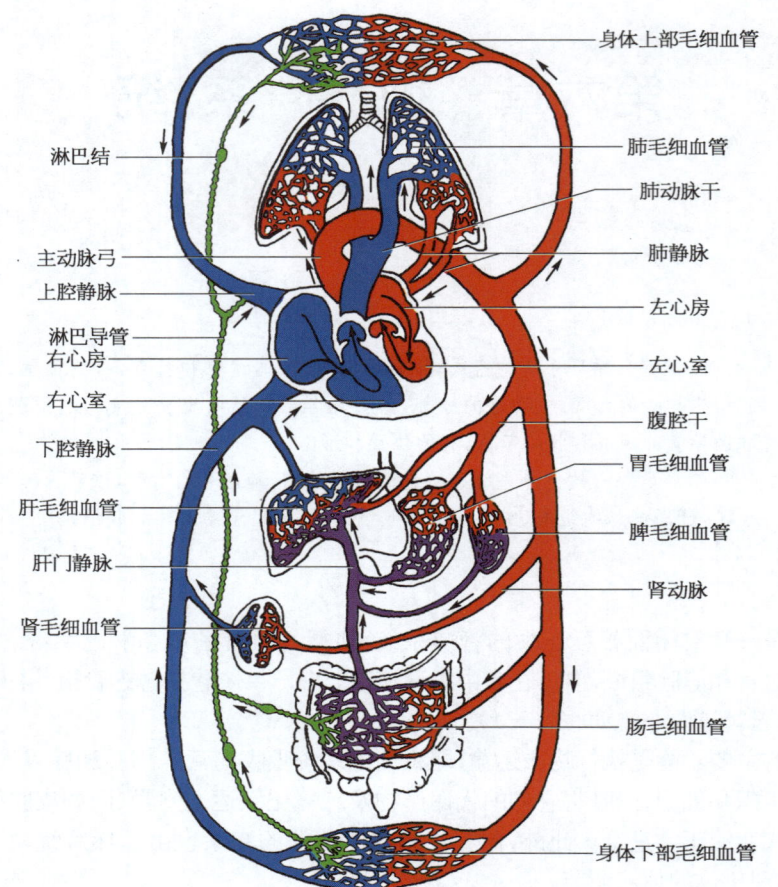

图6-1 血液循环示意图

循环的特点是路程长,流经范围广,以动脉血滋养全身各部,并将其代谢产物运回心。

**肺循环**(**小循环**):血液由右心室射出,经肺动脉干及其各级分支到达肺泡毛细血管网,在此与肺泡内的空气进行气体交换,排出二氧化碳,吸入氧气,再经肺静脉进入左心房。肺循环的特点是路程较短,只通过肺,主要是使静脉血转变为含氧丰富的动脉血。

## 一、心

### (一) 心的位置

心位于胸腔纵隔内,外裹心包,约2/3位于正中线的左侧,1/3在正中线的右侧,前方平对胸骨体和第2~6肋软骨,大部分被肺和胸膜遮盖;后方平对第5~8胸椎,与食管、胸主动脉等相邻;两侧与胸膜腔和肺相邻;上连出入心的大血管,下方为膈(图6-2)。

### (二) 心的外形

心的外形似倒置的圆锥体,大小约与本人拳头相似。可分为一尖、一底、两面、三缘,表面尚有三条沟(图6-3)。

**心尖**圆钝而游离,由左心室构成,朝向左前下方,位于左侧第5肋间隙、左锁骨中线内侧1~

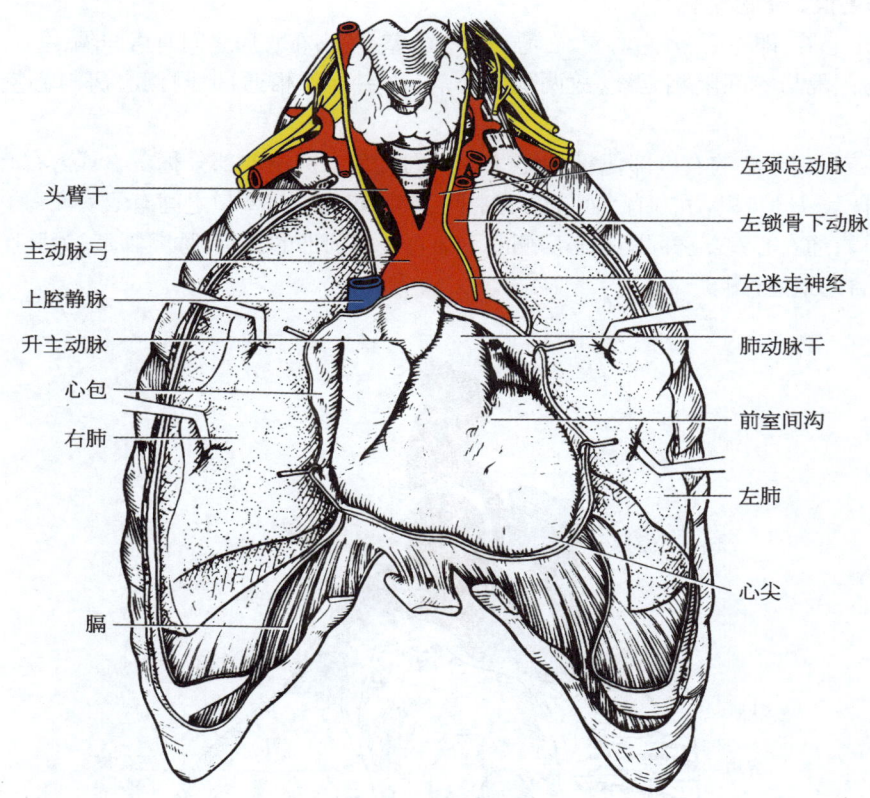

图 6-2 心的位置

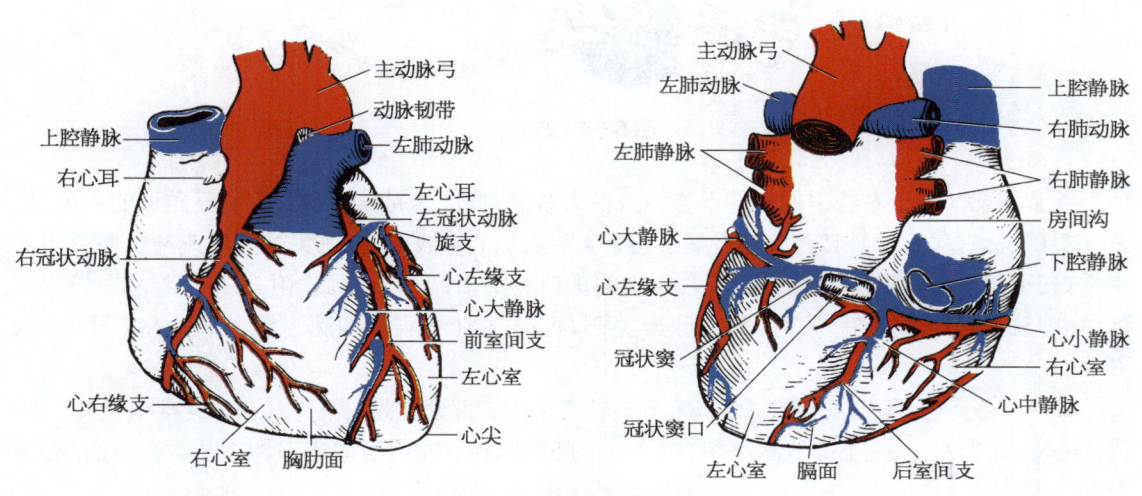

图 6-3 心的外形和血管

2 cm 处。**心底**朝向右后上方，与出入心的大血管相连。两面为**胸肋面**（朝向前上方）和**膈面**（朝向后下方）。三缘即**左缘、右缘**和**下缘**。心表面有三条沟：**冠状沟**靠近心底处，近环形，是心房与心室在心表面的分界；**前、后室间沟**分别位于胸肋面和膈面，是左、右心室在心表面的分界。

### (三) 心各腔的形态结构

心有 4 个心腔,即左心房、左心室、右心房和右心室。左、右心房之间有房间隔,左、右心室之间有室间隔,房间隔与室间隔相延续,故两侧的心房、心室互不相通,但同侧心房与心室借房室口相通。

1. **右心房** 位于心的右上部,壁薄而腔大。其向左前方突出的部分称右心耳。右心房有 3 个入口:上方有上腔静脉口,下方有下腔静脉口,下腔静脉口与右房室口之间有冠状窦口。右心房出口为右房室口,通右心室。房间隔右心房侧的下部有一卵圆形的浅窝,称卵圆窝,为胚胎时期卵圆孔出生后闭合的遗迹(图 6-4)。

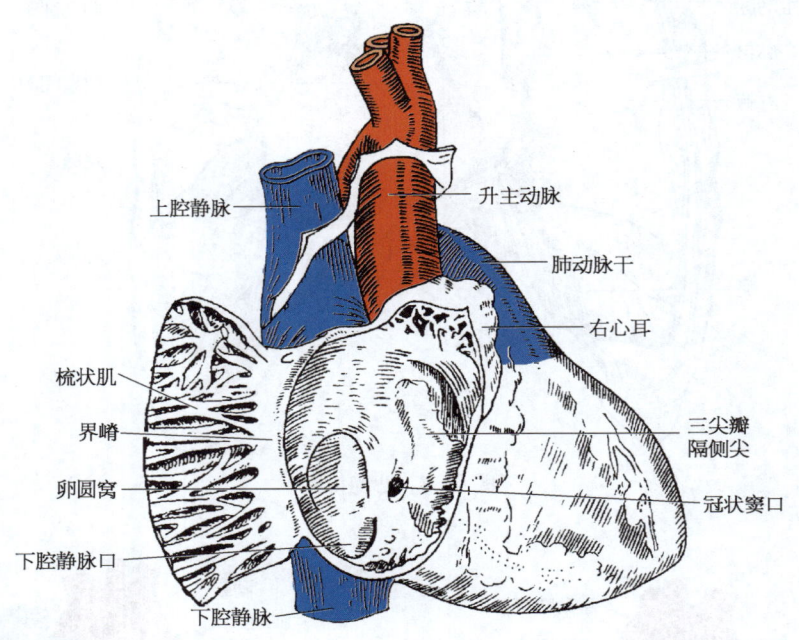

图 6-4 右心房

2. **右心室** 位于右心房的左前下方。入口为右房室口,其周缘附有 3 片呈三角形的瓣膜,称三尖瓣(又称右房室瓣),其游离缘借腱索连于乳头肌。心室收缩时,三尖瓣受血流冲压而关闭右房室口,可防止血流逆流入右心房。右心室的出口为肺动脉口,口周缘附有 3 片半月形袋状瓣膜,称肺动脉瓣;当心室舒张时,肺动脉瓣关闭,可防止血液从肺动脉逆流入右心室(图 6-5、图 6-6)。

3. **左心房** 位于右心房的左后方,它向右前方突出的部分称为左心耳。左心房有 4 个入口,均为肺静脉口,即左上、左下肺静脉口和右上、右下肺静脉口。心房的出口即左房室口,通左心室(图 6-7)。

4. **左心室** 位于右心室的左后方。入口即左房室口,口周缘附有 2 片呈三角形的瓣膜,称二尖瓣(又称左房室瓣),其游离缘通过腱索与乳头肌相连;它们的功能是防止血液在心室收缩时从左心室逆流入左心房。出口是主动脉口,口周缘附有 3 片半月形袋状瓣膜,称主动脉瓣,其功能与肺动脉瓣相同,防止血液从主动脉倒流入左心室(图 6-7)。

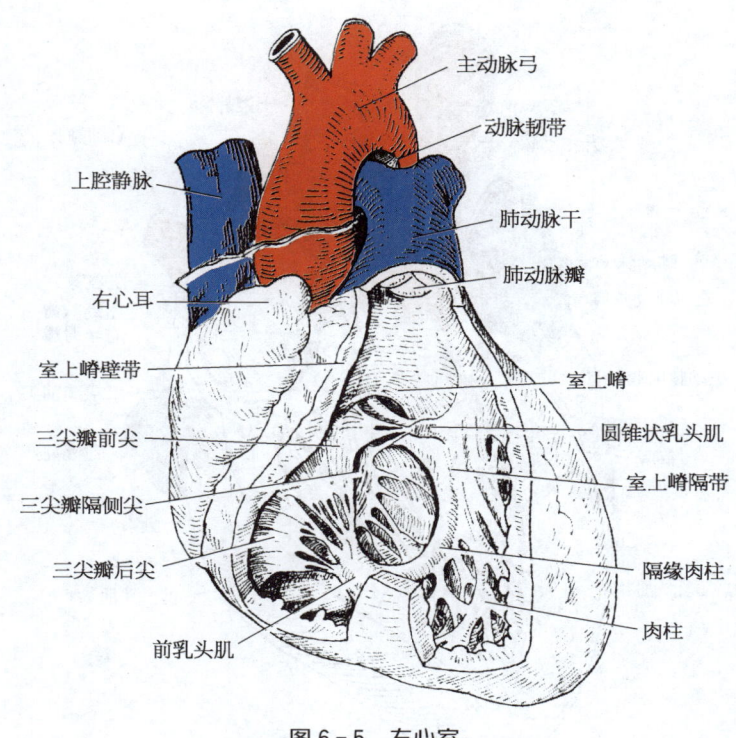

图6-5 右心室

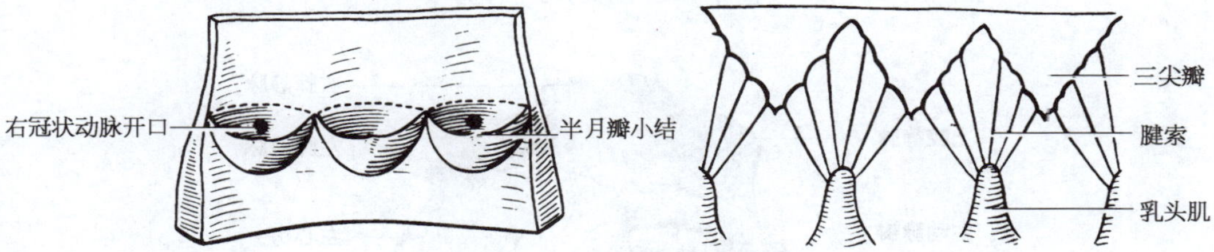

图6-6 心瓣膜示意图

### （四）心壁的构造

心壁由心内膜、心肌层和心外膜组成。

1. **心内膜** 是衬于心壁内表面的一层光滑薄膜，与血管的内膜相连续。心的瓣膜即由心内膜折叠而成。

2. **心肌层** 是构成心壁的主要部分，可分为心房肌和心室肌。心房肌薄弱，心室肌肥厚，尤以左心室肌最为发达。心房肌与心室肌不相连续，它们附着于房室口周围的纤维环上，因此心房、心室可以先后收缩（图6-8）。

3. **心外膜** 即浆膜心包的脏层，是心肌外面一层光滑浆膜。

### （五）心的传导系统

**心的传导系统** 由特殊分化的心肌纤维（心肌细胞）构成，位于心壁内，具有产生兴奋、传导冲动和维持心正常节律性搏动的功能，由窦房结、房室结、房室束及其分支等组成（图6-9）。

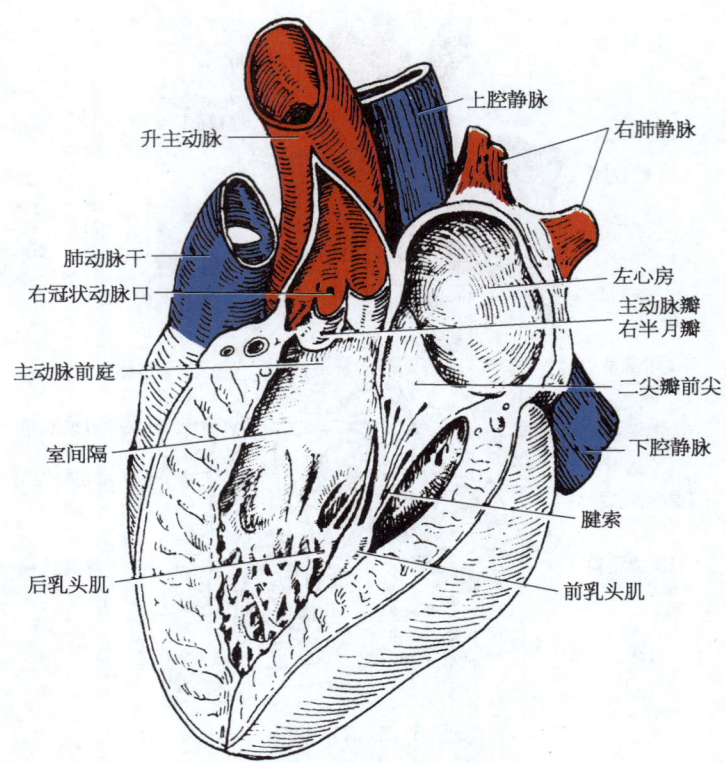

图6-7 左心房和左心室

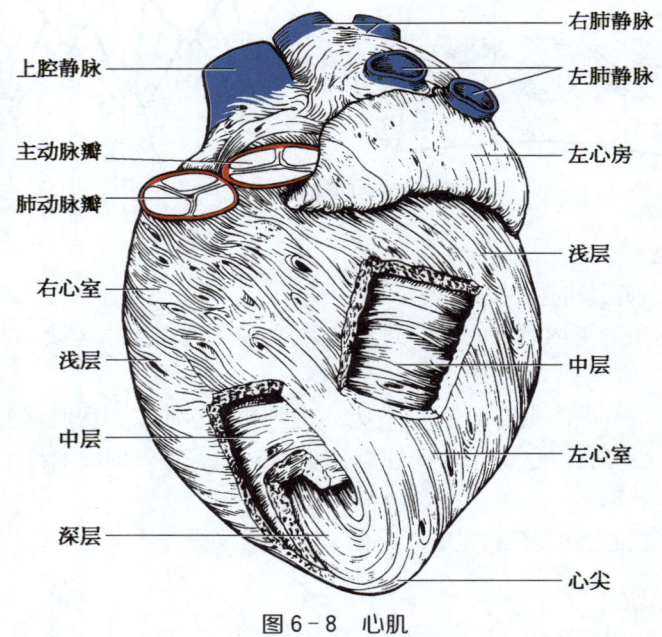

图6-8 心肌

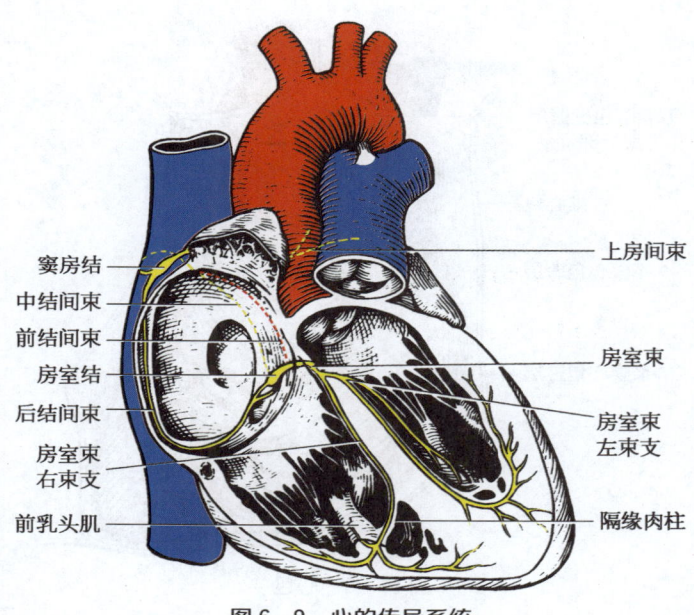

图 6-9 心的传导系统

1. **窦房结** 位于上腔静脉和右心耳之间的心外膜深面,呈椭圆形,是心自动节律性兴奋的发源地,即心的正常起搏点。由窦房结发出的冲动传向心房肌和房室结。

2. **房室结** 位于冠状窦口和右房室口之间的心内膜深面,呈扁椭圆形,其主要功能是将窦房结传来的冲动传向心室。

3. **房室束及其分支** 房室束由房室结发出后入室间隔上部,立即分为左、右束支。左、右束支分别沿室间隔左、右侧在心内膜深面下行至左、右心室,再分散成许多细小的心内膜下支(蒲肯野纤维)并交织成网,最后与一般心室肌纤维相连。

### (六)心的血管

1. **动脉** 心的血液供应来自左、右冠状动脉,它们均发自升主动脉的起始部(图 6-3)。

(1) 左冠状动脉:起自升主动脉起始部的左侧,在肺动脉干与左心耳之间左行,随即分为前室间支和旋支。前室间支沿前室间沟下行,其分支分布到左心室前壁、室间隔前 2/3 和右心室前壁的一部分。旋支沿冠状沟左行,绕心左缘至左心室膈面,分支分布到左心房、左心室侧壁和后壁。

(2) 右冠状动脉:起自升主动脉起始部的右侧,沿冠状沟右行,绕过心右缘至心的膈面,进入后室间沟移行为后室间支,沿后室间沟下行。右冠状动脉分支分布到右心房、右心室、室间隔后 1/3、左心室后壁一部分,以及窦房结、房室结等处。

2. **静脉** 心壁的静脉多与动脉伴行,主要汇合成心大静脉、心中静脉和心小静脉,均注入冠状窦。冠状窦位于心膈面的冠状沟内,左心房和左心室之间,经冠状窦口汇入右心房(图 6-3)。

### (七)心包

心包是包裹心和出入心的大血管根部的纤维浆膜囊,可分为内、外两层,外层为纤维心包,内层为浆膜心包(图 6-10)。

1. **纤维心包** 是坚韧的结缔组织囊,向上与出入心的大血管外膜相移行,向下附于膈的中心腱。

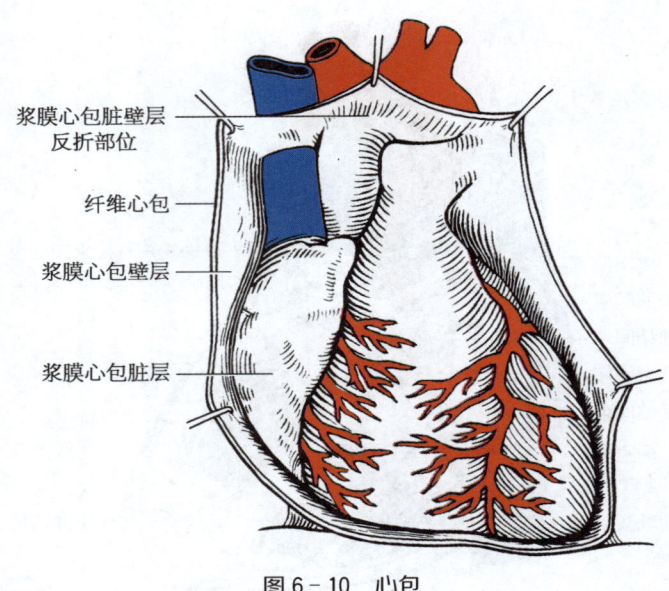

图 6-10 心包

**2. 浆膜心包** 位于纤维心包内面,分脏、壁两层。脏层紧贴在心肌的表面,构成心外膜;壁层衬于纤维心包的内面。脏、壁两层在出入心的大血管根部相互移行,两层之间的潜在性腔隙称心包腔,内含少量浆液,起润滑作用,可减少心搏动时的摩擦。

## 二、血管

### (一) 肺循环的血管

**1. 肺循环的动脉** 肺动脉干短而粗,起自右心室的肺动脉口,在升主动脉前方向左后上方斜行,至主动脉弓的下方分为左、右肺动脉,分别经左、右肺门进入肺内(图 6-3)。

**2. 肺循环的静脉** 肺静脉起自肺泡周围的毛细血管网,在肺内逐级汇合成左上、左下肺静脉和右上、右下肺静脉,经肺门出肺,注入左心房(图 6-3)。

### (二) 体循环的血管

**1. 体循环的动脉**

(1) 主动脉:是体循环的动脉主干,起自左心室,根据它的行程可分为 3 段,即升主动脉、主动脉弓和降主动脉(图 6-11)。

1) 升主动脉:起自左心室的主动脉口,经上腔静脉左侧上升,续为主动脉弓。在其起始部发出左、右冠状动脉。

2) 主动脉弓:接续升主动脉,呈弓形弯向左后方,移行为降主动脉。在主动脉弓凸侧向上发出 3 个分支,自右向左依次为头臂干、左颈总动脉和左锁骨下动脉。头臂干为一短粗的动脉干,向右上斜行至右胸锁关节后方,分为右颈总动脉和右锁骨下动脉。

3) 降主动脉:为主动脉最长的一段,续于主动脉弓,先沿脊柱左前方下降,逐渐转至脊柱前方,至第 12 胸椎水平穿过膈的主动脉裂孔入腹腔,下行至第 4 腰椎体下缘平面,分为左、右髂总动脉。降主动脉以膈为界分为胸主动脉和腹主动脉。

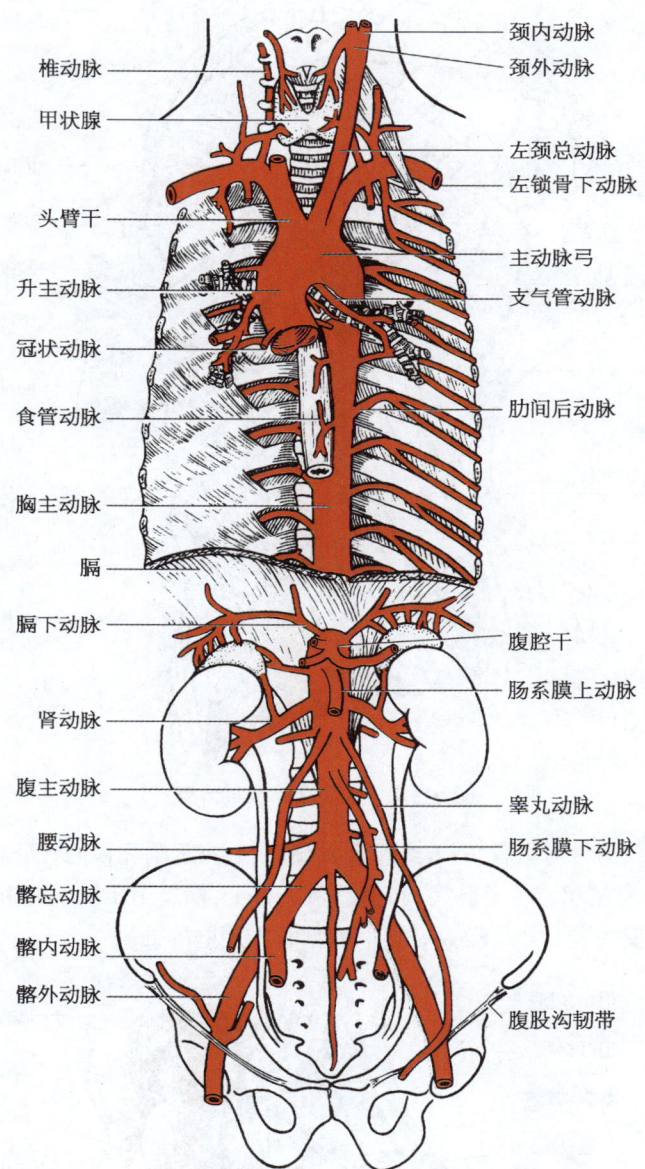

图 6-11 主动脉分部及其主要分支

(2) **头颈部的动脉**：头颈部的动脉主干有颈总动脉和锁骨下动脉。

1) **颈总动脉**：右侧起自头臂干，左侧起自主动脉弓。两侧颈总动脉均沿食管、气管和喉的外侧上升，至甲状软骨上缘处分为颈内动脉和颈外动脉(图 6-11、图 6-12)。

在颈总动脉分叉处有 2 个重要结构：颈动脉窦为颈总动脉末端和颈内动脉起始处的膨大部分，壁内有压力感受器，能感受血压的变化，可反射性调节血压；颈动脉小球是一个扁椭圆形小体，位于颈总动脉分叉处的稍后方，为化学感受器，能感受血液中二氧化碳浓度的变化，可反射性地调节呼吸。

颈外动脉：自颈总动脉发出后上升，至下颌头稍下方处分为颞浅动脉和上颌动脉 2 条终支。颈外动脉分支营养颈部、头面部和硬脑膜等处。

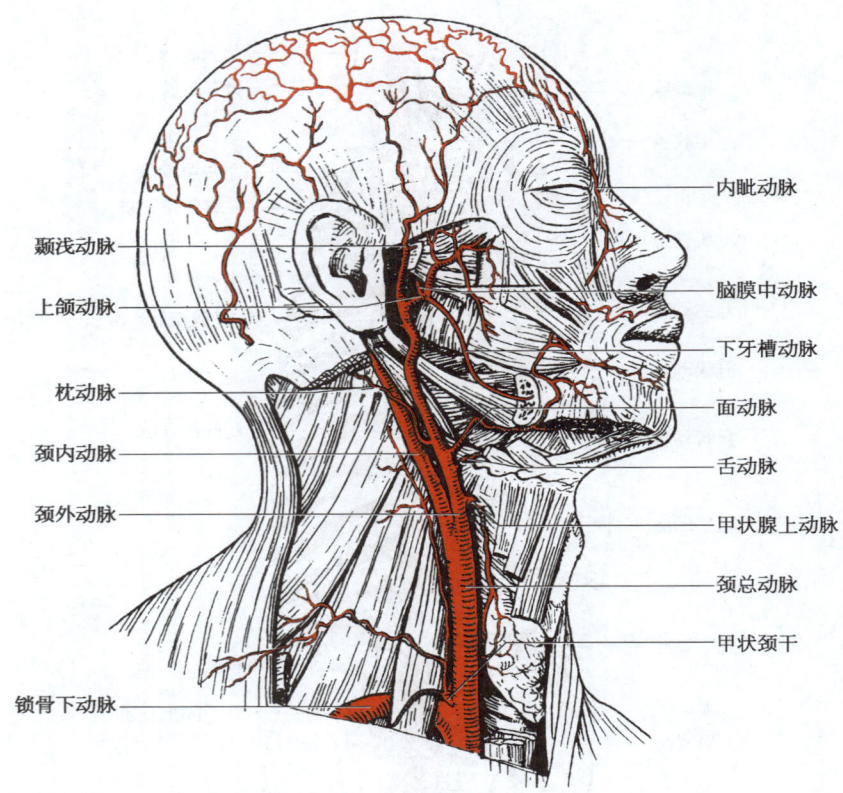

图 6-12 颈总动脉及其分支

颈内动脉：由颈总动脉发出后，向上经颅底入颅腔，分布于脑和视器等处。

2) **锁骨下动脉：**左侧起自主动脉弓，右侧起自头臂干，横越第 1 肋上面进入腋窝，移行于腋动脉。锁骨下动脉的分支主要分布于脑、头颈部、肩部和胸腹壁等处。

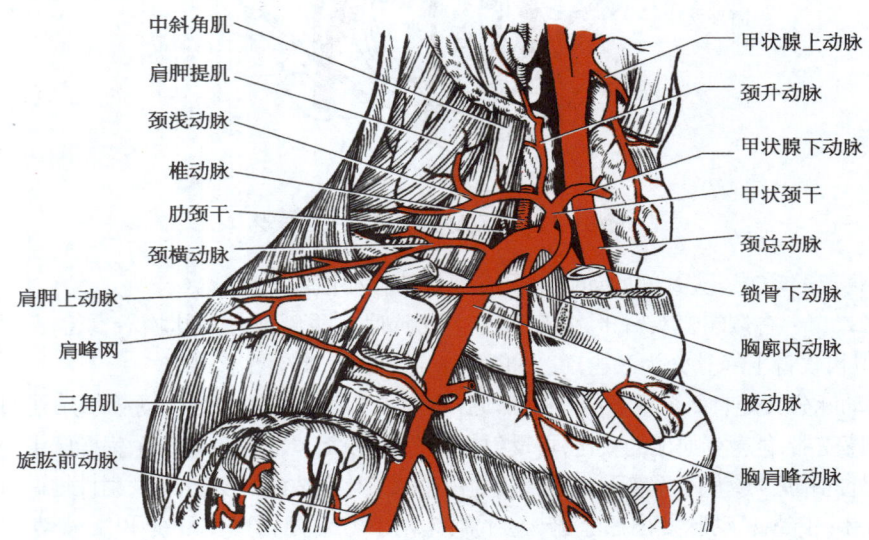

图 6-13 锁骨下动脉及其分支

(3) **上肢的动脉**

1) **腋动脉**：于第1肋外侧缘接续锁骨下动脉，行于腋窝深部。腋动脉至臂部，多行为肱动脉。腋动脉的分支主要分布于肩部、胸肌、背阔肌和乳房等处。

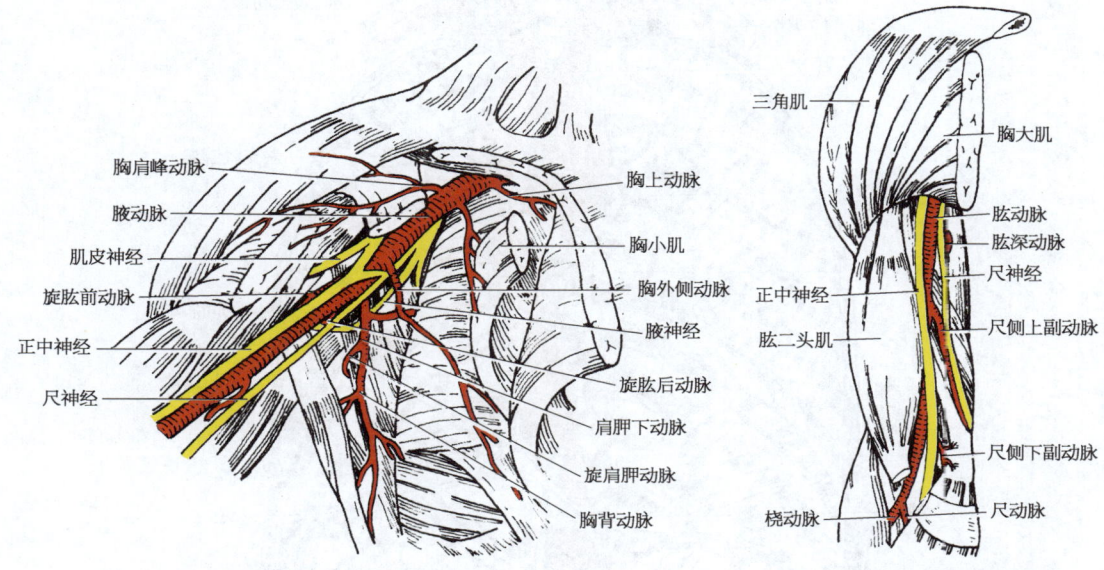

图 6-14 腋动脉及其分支

图 6-15 肱动脉及其分支

2) **肱动脉**：沿肱二头肌内侧缘下行，沿途发出分支分布于臂部和肘关节等处。在肘关节前下方，肱动脉分为桡动脉和尺动脉。肱动脉的分支主要分布于臂部和肘关节。

3) **桡动脉**：自肱动脉发出后，沿前臂桡侧下降；下段于桡骨茎突前方处位置表浅，是常用的摸脉部位。其终支与尺动脉的分支于手掌处吻合成掌深弓。

4) **尺动脉**：自肱动脉发出后，斜行向内侧，沿前臂尺侧下降，经豌豆骨外侧入手掌，其终支与桡动脉的分支吻合成掌浅弓。桡、尺动脉的分支主要分布于前臂和手。

(4) **胸部的动脉**：胸部的动脉主干为**胸主动脉**，其分支可分为壁支和脏支两类。壁支主要有**肋间后动脉**，行于相应的肋间隙内，分布于胸、腹壁的肌和皮肤等；脏支主要有**食管动脉**、**支气管动脉**，分别分布于食管以及支气管、肺等脏器（图6-17）。

(5) **腹部的动脉**：腹部的动脉主干为**腹主动脉**，分支也可分为壁支和脏支两类。

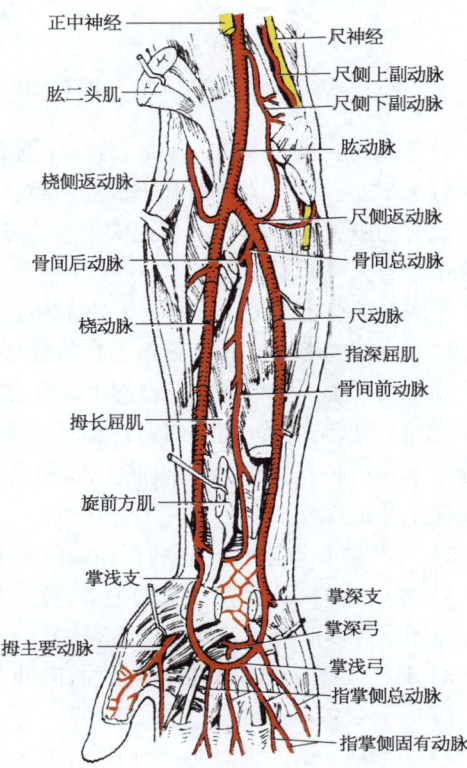

图 6-16 前臂的动脉（前面）

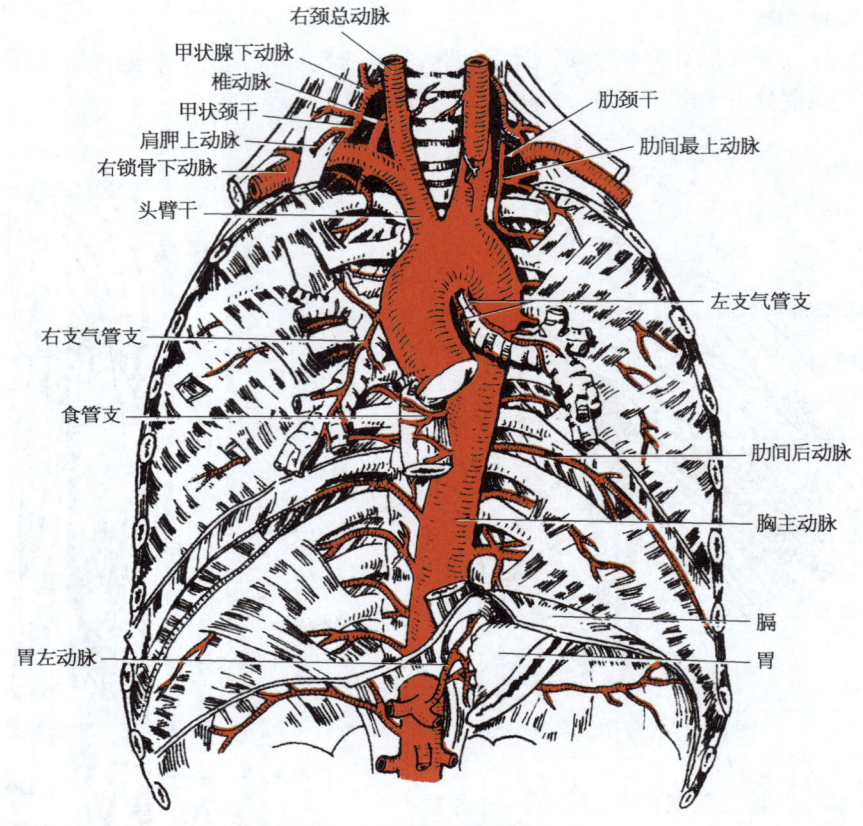

图 6-17 胸主动脉及其分支

1) **壁支**：主要是 4 对**腰动脉**，分布于腹后、侧壁等处(图 6-11)。

2) **脏支**：分支分为成对和不成对两类。

成对的脏支(图 6-11)：**肾上腺中动脉**分布于肾上腺；**肾动脉**经肾门入肾；**睾丸动脉**或**卵巢动脉**分布于睾丸或卵巢。

不成对的脏支：**腹腔干**为一条动脉短干，在主动脉裂孔稍下方起自腹主动脉，立即分为**胃左动脉**、**肝总动脉**和**脾动脉**，分支分布于食管腹段、胃、十二指肠、肝、胆囊、胰和脾等(图 6-18)。**肠系膜上动脉**约平第 1 腰椎高度起自腹主动脉，向右下走行，分支分布于十二指肠、空肠、回肠、盲肠、阑尾、升结肠和横结肠等(图 6-19)。**肠系膜下动脉**约平第 3 腰椎高度起于腹主动脉，向左下走行，分支分布于降结肠、乙状结肠和直肠上部等(图 6-20)。

(6) 盆部的动脉

1) **髂总动脉**：向外下方斜行，在骶髂关节前方分为髂内动脉和髂外动脉(图 6-21)。

2) **髂内动脉**：为盆部动脉的主干，分支分为壁支和脏支两类。壁支分布于盆壁及臀部等；脏支分布于盆腔内脏器官及外生殖器等(图 6-21)。

3) **髂外动脉**：自髂总动脉发出后，向外下方斜行，到股前部移行于股动脉(图 6-21)。

(7) 下肢的动脉

1) **股动脉**：沿大腿前面行向下方，进入腘窝移行于腘动脉。股动脉的分支主要分布于大腿及髋关节(图 6-22)。

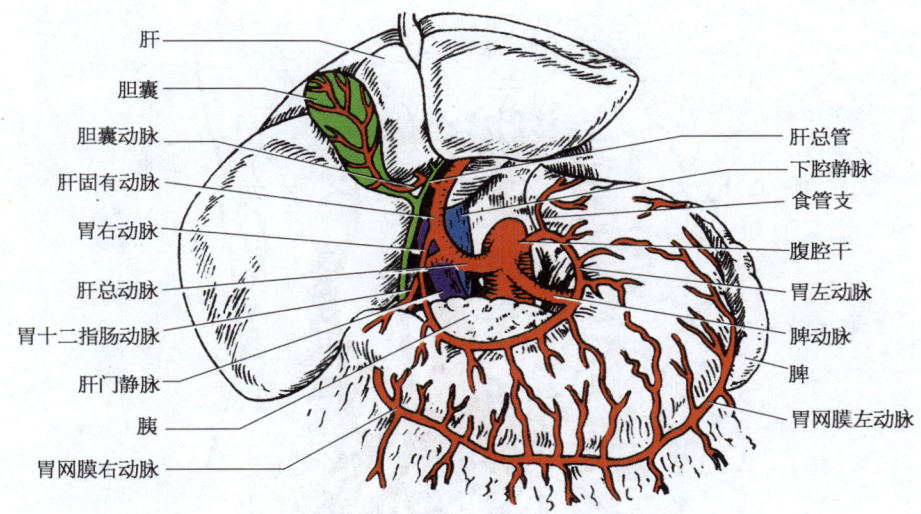

图 6-18 腹腔干及其分支

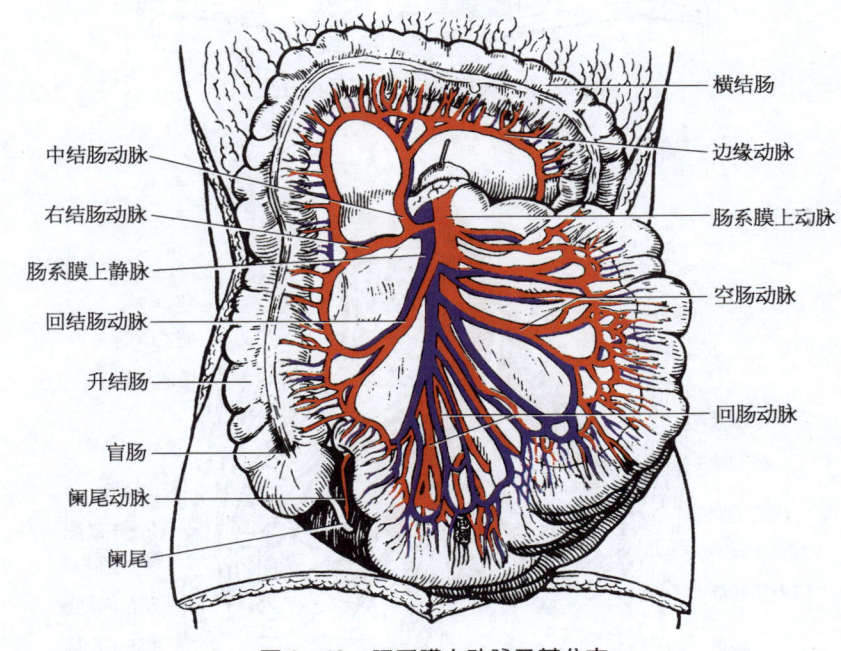

图 6-19 肠系膜上动脉及其分支

2) **腘动脉**：在腘窝深部下行，行至腘窝下部分为胫前动脉和胫后动脉。腘动脉的分支分布于膝关节及其周围的肌（图 6-23）。

3) **胫前动脉**：于小腿前群肌之间下行，经踝关节前方至足背，改称**足背动脉**。胫前动脉和足背动脉的分支分布于小腿前部、足背和足趾等（图 6-24）。

4) **胫后动脉**：在小腿后群浅、深两层肌之间下行，经内踝后方到足底分为**足底内、外侧动脉**（图 6-23、图 6-25）。胫后动脉的分支营养小腿后部、足底和足趾等。

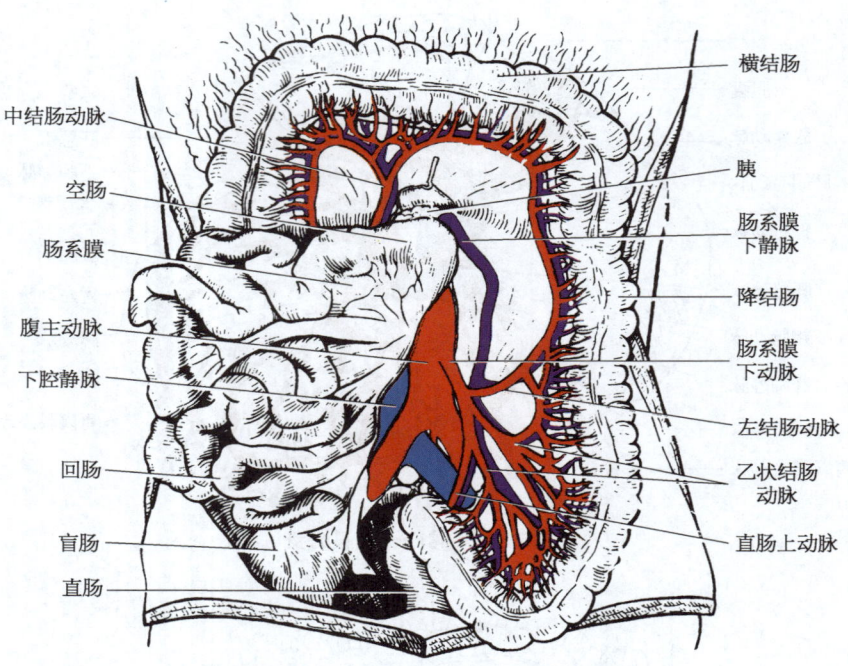

图 6-20 肠系膜下动脉及其分支

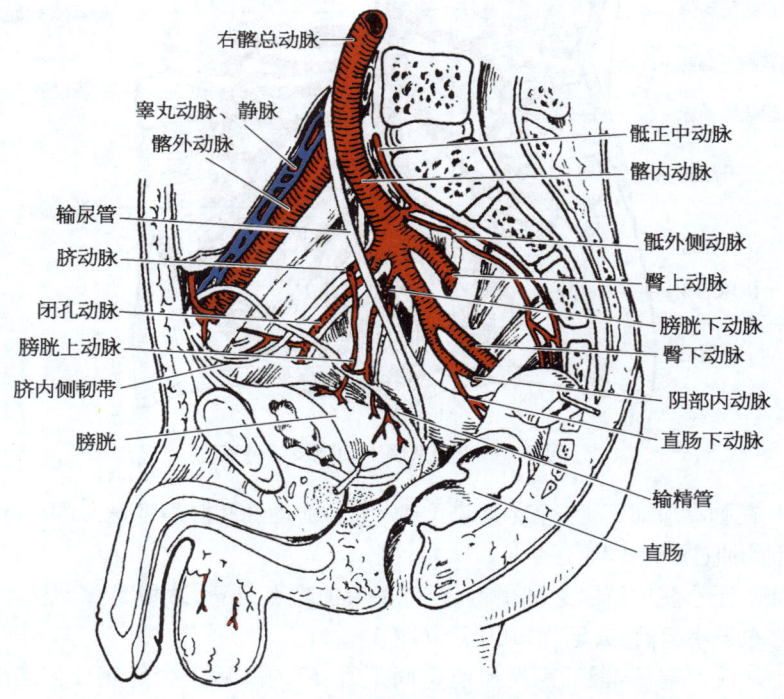

图 6-21 盆腔的动脉（男性）

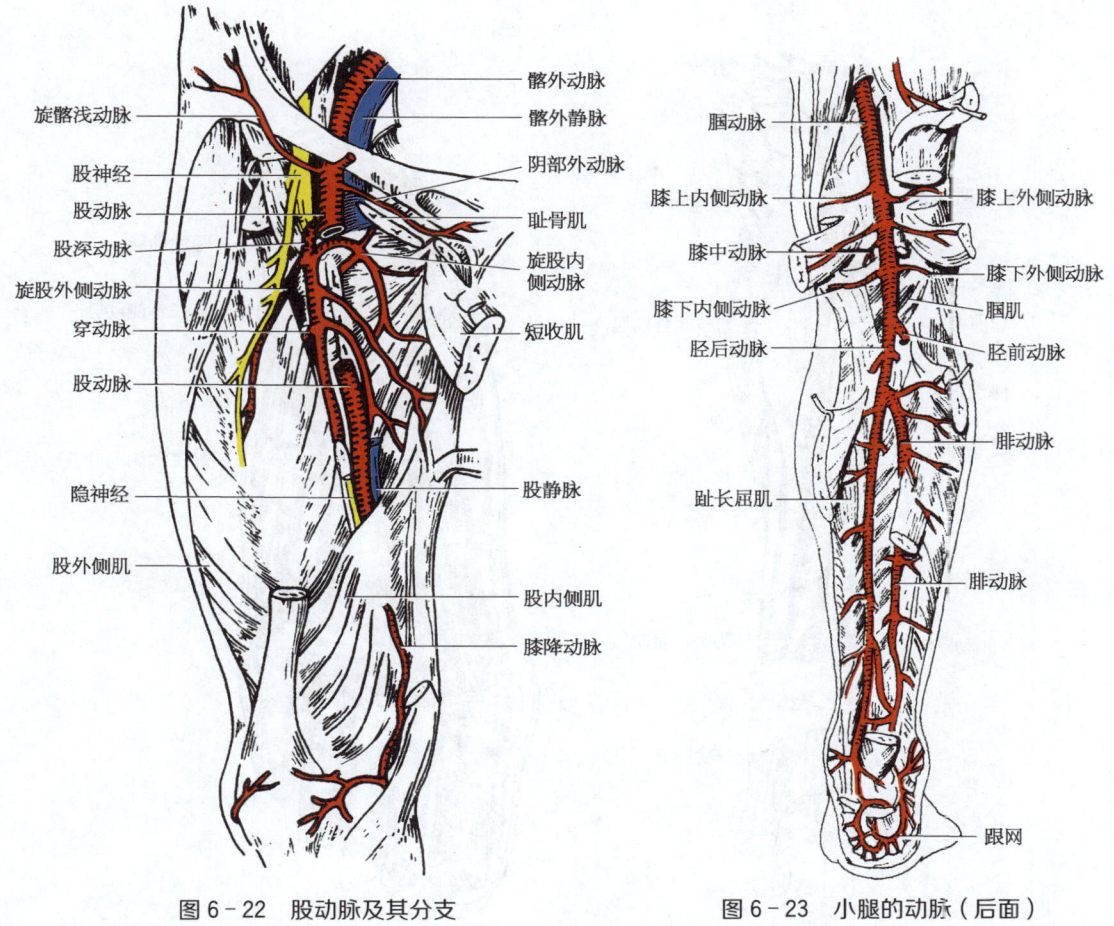

图 6-22　股动脉及其分支　　　　图 6-23　小腿的动脉（后面）

**2. 体循环的静脉**　体循环的静脉包括心静脉系（见心的血管）、上腔静脉系和下腔静脉系（图 6-26）。

（1）**上腔静脉系**：由上腔静脉及其属支组成，收集头颈部、上肢和胸部（心除外）的静脉血。

**上腔静脉**由左、右头臂静脉汇合而成，沿升主动脉右侧下降，注入右心房，注入前有奇静脉汇入（图 6-26）。

**头臂静脉**由同侧的颈内静脉和锁骨下静脉在胸锁关节后方汇合而成；汇合处形成的夹角称**静脉角**（图 6-26），左、右静脉角分别有胸导管和右淋巴导管汇入。

1) **头颈部的静脉**：有 2 对静脉主干，即颈内静脉和锁骨下静脉（图 6-27）。

**颈内静脉**是颈部的深静脉，行于颈内动脉、颈总动脉的外侧，向下汇入头臂静脉。颈内静脉收集颅内和大部分颅外的静脉血。

**锁骨下静脉**在第 1 肋外缘续于腋静脉，向内侧走行，汇入头臂静脉。主要属支是腋静脉和颈外静脉。**颈外静脉**位于颈部皮下，是颈部最大的浅静脉，它收集枕部和颈浅部的静脉血，沿胸锁乳突肌表面下行，注入锁骨下静脉。

2) **上肢的静脉**：分浅静脉和深静脉两种。上肢的深静脉与同名动脉伴行，上肢的浅静脉主要有头静脉、肘正中静脉和贵要静脉（图 6-28）。

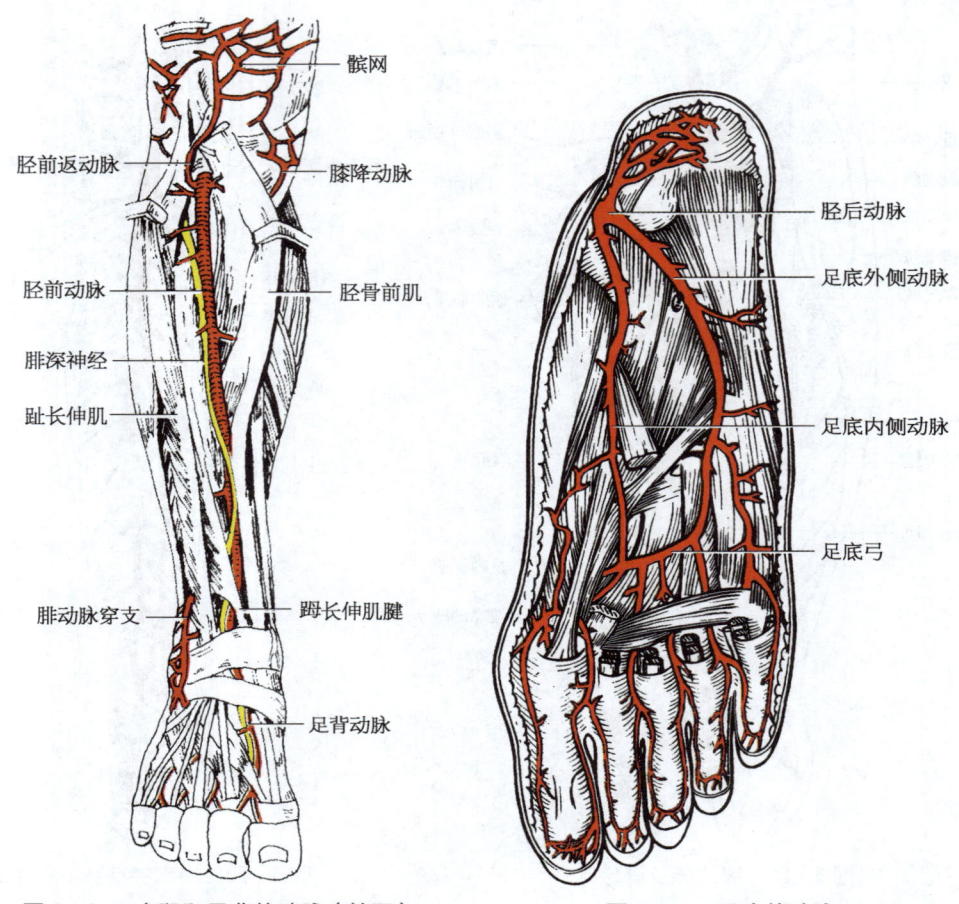

图 6-24 小腿和足背的动脉（前面）　　图 6-25 足底的动脉

**头静脉**起于手背静脉网的桡侧，沿前臂和臂部的外侧上行，至三角肌和胸大肌之间穿深筋膜注入腋静脉或锁骨下静脉。

**贵要静脉**起自于手背静脉网的尺侧，沿前臂及臂部内侧上行，到臂部的中部穿深筋膜注入肱静脉或腋静脉。

**肘正中静脉**在肘部，连于头静脉和贵要静脉之间；临床上常在此穿刺采血或输液。

3) **胸部的静脉**：胸部的静脉主干是奇静脉（图 6-29）。

**奇静脉**收集胸壁、食管和支气管等脏器的静脉血，汇入上腔静脉。

**肋间后静脉**收集胸壁、腹壁的静脉血，最后注入奇静脉。

(2) **下腔静脉系**：由下腔静脉及其属支组成，收集下肢、盆部和腹部的静脉血。

**下腔静脉**是人体最粗大的静脉，在第 5 腰椎平面由左、右髂总静脉汇合而成，沿腹主动脉的右侧上行，穿膈的腔静脉孔入胸腔，注入右心房（图 6-29）。

**髂总静脉**由**髂内静脉**和**髂外静脉**在骶髂关节前方汇合而成（图 6-29）。

1) **下肢的静脉**：分浅静脉和深静脉两种。下肢的深静脉与同名动脉伴行，下肢的浅静脉有大隐静脉和小隐静脉（图 6-30）。

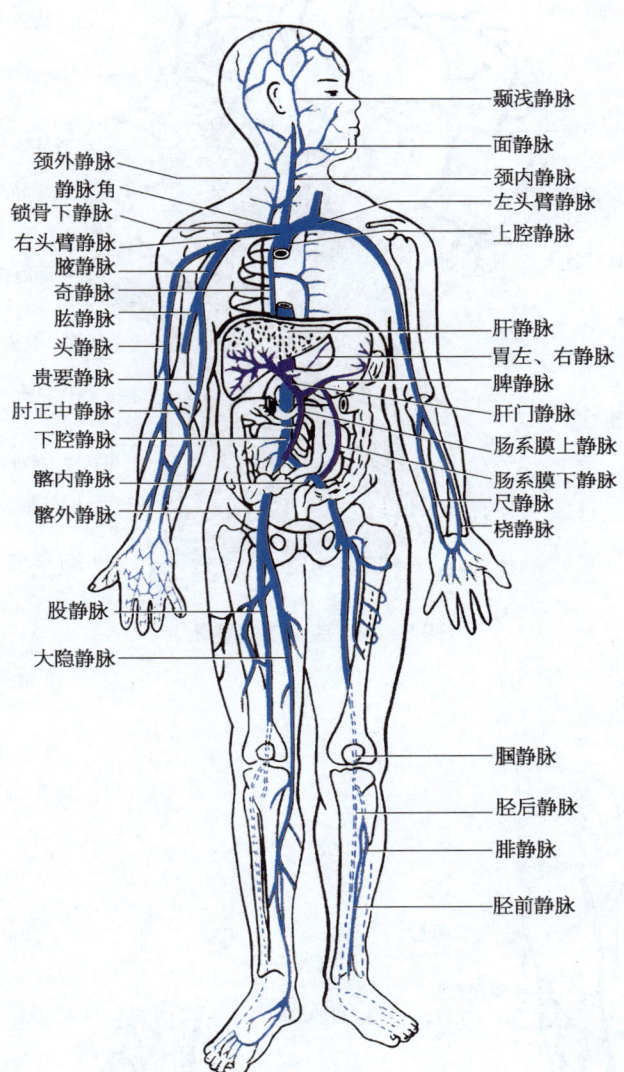

图 6-26　全身静脉模式图

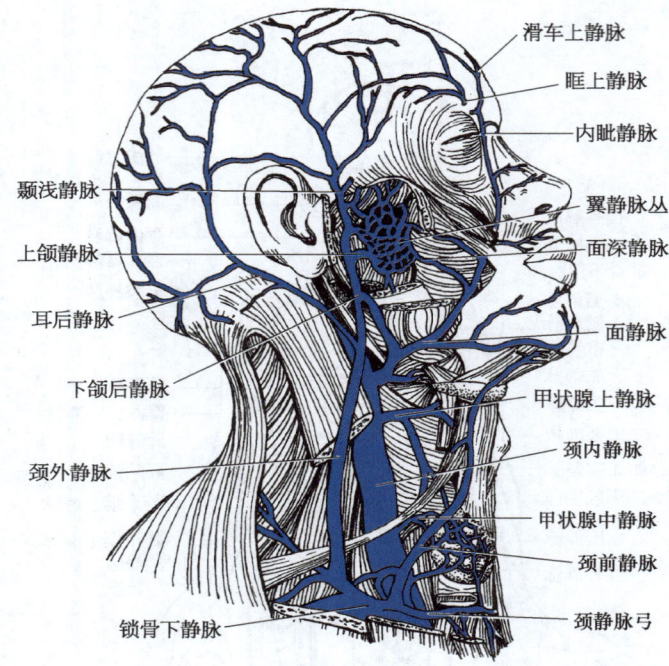

图 6-27 头颈部的静脉

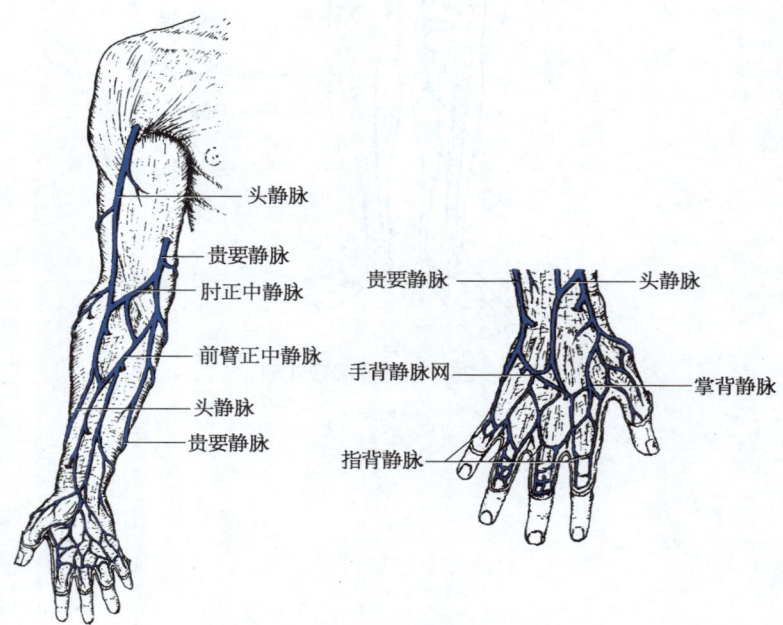

图 6-28 上肢的浅静脉

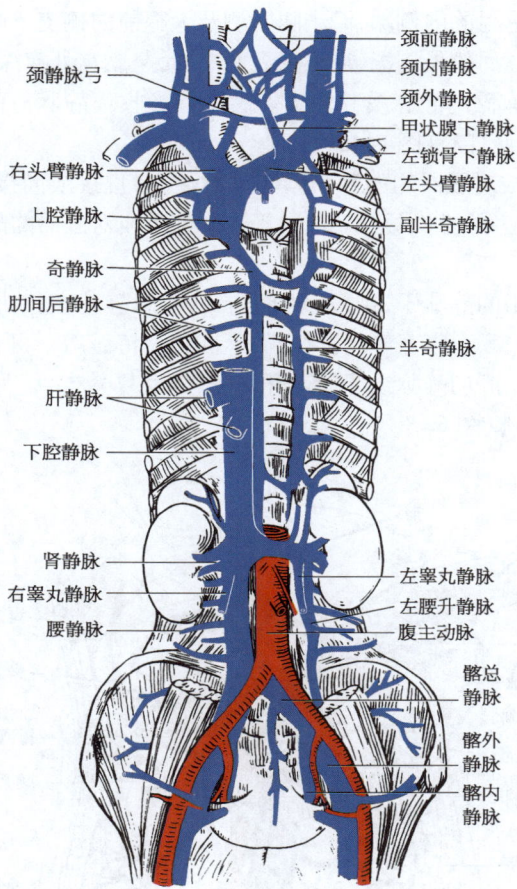

图 6-29 体腔后壁的静脉

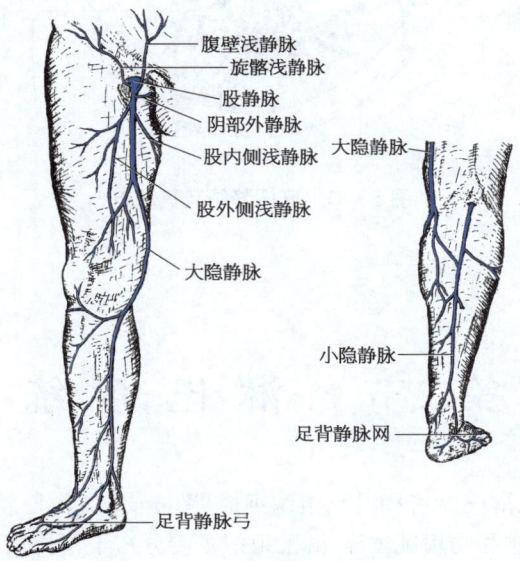

图 6-30 下肢的浅静脉

**大隐静脉**起自足背静脉弓的内侧端,沿小腿内侧及大腿前内侧皮下向上行,注入股静脉。

**小隐静脉**起自足背静脉弓的外侧端,沿小腿后面上行,至腘窝处穿深筋膜,注入腘静脉。

2) 盆部的静脉:主要有髂内静脉及其属支。**髂内静脉**收集静脉血的范围与髂内动脉的分布区域相同,其属支与同名动脉伴行(图6-29)。

3) 腹部的静脉:腹部成对脏器的静脉与同名动脉伴行,直接或间接地注入下腔静脉,主要的有**肾静脉**、**肾上腺静脉**和**睾丸静脉**(或**卵巢静脉**)等。腹部不成对脏器的静脉与同名动脉伴行,最后汇入肝门静脉入肝。

**肝门静脉**是一条短而粗的静脉干,由肠系膜上静脉和脾静脉在胰头后方汇合而成;其属支主要有**肠系膜上静脉**、**脾静脉**、**肠系膜下静脉**、**胃左静脉**和**附脐静脉**等。肝门静脉收集腹腔内除肝以外的不成对脏器的静脉血。肝门静脉经肝门入肝,在肝内反复分支,续为肝血窦;肝血窦再汇合成2~3条**肝静脉**注入下腔静脉(图6-31)。

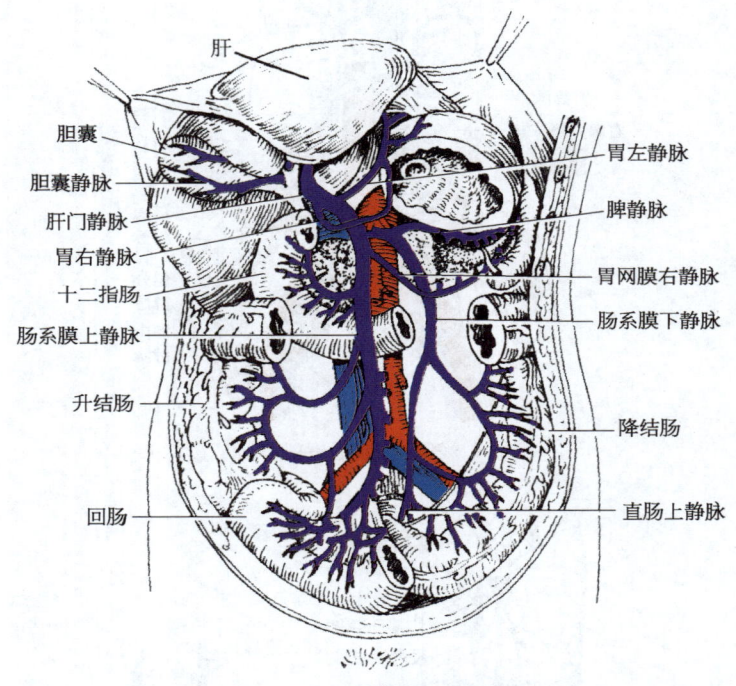

图6-31 肝门静脉及其属支

## 第二节 淋巴系统

**淋巴系统**由淋巴管道、淋巴器官和淋巴组织组成(图6-32),淋巴管道内有淋巴(液)流动,淋巴器官包括淋巴结、脾、胸腺和腭扁桃体等,淋巴组织主要分布于消化道和呼吸道的管壁内。淋巴系统的主要功能是产生淋巴细胞、过滤淋巴和参与机体的免疫反应。

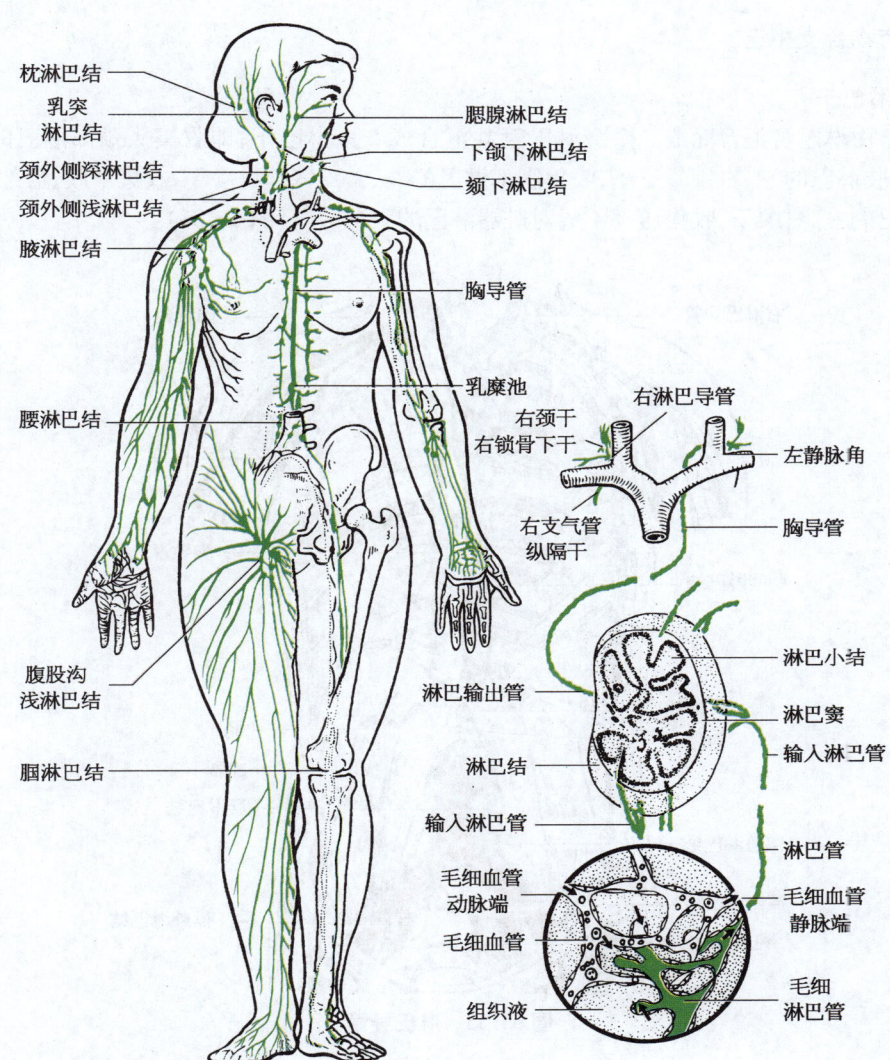

图 6-32 全身淋巴管和淋巴结示意图

## 一、淋巴管道

淋巴管道可分为毛细淋巴管、淋巴管、淋巴干和淋巴导管 4 种。

### (一) 毛细淋巴管

毛细淋巴管为淋巴管道的起始部,以膨大的盲端起始于组织间隙,分布广泛(图 6-32)。

毛细淋巴管管壁由单层内皮细胞构成,其管壁有较大的通透性,一些不易透过毛细血管的大分子物质,如蛋白质、异物、细菌和癌细胞等,均较易进入毛细淋巴管。

### (二) 淋巴管

淋巴管由毛细淋巴管汇合而成,管壁内有丰富的瓣膜,可防止淋巴倒流,保证淋巴向心流动。根据淋巴管的位置不同分为浅、深两种。浅淋巴管位于皮下,深淋巴管与深部血管伴行。浅、深淋巴管之间有吻合支相连。

**(三) 淋巴干**

淋巴干由淋巴管汇合而成。全身淋巴管共汇合成 9 条淋巴干,即收集头颈部淋巴的左、右颈干,收集上肢淋巴的左、右锁骨下干,收集胸部淋巴的左、右支气管纵隔干,收集下肢、盆部和腹部成对脏器淋巴的左、右腰干,收集腹部不成对脏器淋巴的一条肠干(图 6-33)。

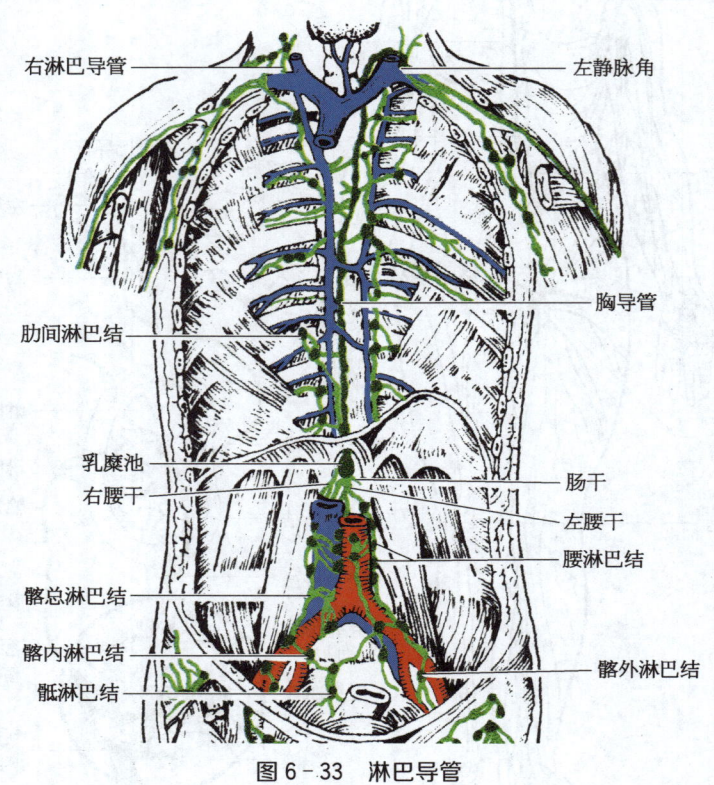

图 6-33 淋巴导管

**(四) 淋巴导管**

9 条淋巴干汇集成 2 条淋巴导管,即胸导管和右淋巴导管,分别注入左、右静脉角。

1. **胸导管** 为全身最粗大的淋巴管道,长 30~40 cm。其起始部稍膨大、呈梭形,称乳糜池,位于第 1 腰椎体前面,有左、右腰干和肠干汇入。胸导管自乳糜池起始后上行,穿膈的主动脉裂孔入胸腔,沿脊柱上行,出胸廓上口至颈根部,最后注入左静脉角;注入前有左颈干、左锁骨下干和左支气管纵隔干汇入(图 6-32、图 6-33)。胸导管收集人体上半身左侧半和下半身的淋巴,即全身约 3/4 的淋巴回流。

2. **右淋巴导管** 为一短干,长约 1.5 cm,由右颈干、右锁骨下干和右支气管纵隔干汇合而成,注入右静脉角(图 6-32、图 6-33)。右淋巴导管收集人体右侧上半身的淋巴,即全身约 1/4 的淋巴回流。

## 二、淋巴器官

**(一) 淋巴结**

淋巴结为灰红色圆形或椭圆形小体,一般成群分布;在肢体多分布于较隐蔽的部位,如腋窝、腹股沟等处；在胸、腹、盆腔，多分布于大血管周围或实质器官的门附近。

淋巴结一侧隆凸，另一侧凹陷。淋巴结上有淋巴管相连，自凸侧进入淋巴结的称 输入淋巴管，自凹侧穿出淋巴结的称 输出淋巴管；前一淋巴结的输出管又为后一淋巴结的输入管(图6-32)。

淋巴结的主要功能是过滤淋巴和参与免疫反应。

### (二) 脾

1. **位置** 脾位于左季肋区，平对第9～11肋，其长轴与第10肋一致，在左肋弓下缘不能触及(图6-34)。

2. **形态** 脾略呈扁椭圆形，可分为两面、两端和两缘。两面即膈面和脏面，膈面稍凸，贴膈；脏面凹陷，中央有脾动脉、静脉和神经、淋巴管出入，称 脾门。两端即前端和后端。两缘即上缘和下缘，上缘较锐利，有2～3个切迹，称 脾切迹，可作为脾肿大时触诊脾的标志；下缘较钝圆。

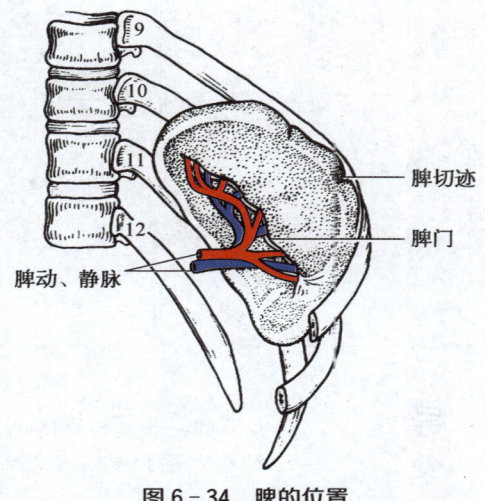

图6-34 脾的位置

# 第七章 内分泌系统

**导学**

1. 掌握 甲状腺、垂体、肾上腺的位置和形态。
2. 熟悉 内分泌系统的组成。

内分泌系统是神经系统以外的另一个重要调节系统,其功能是通过其分泌物(激素)对特定的靶细胞或靶器官发挥作用,参与调节机体的新陈代谢、生长发育和生殖等活动,维持机体内环境的平衡和稳定。

内分泌系统依其存在形式,可分为内分泌器官和内分泌组织。内分泌器官独立存在,肉眼可见,包括甲状腺、甲状旁腺、肾上腺、垂体、松果体、胸腺等。内分泌组织是散在于其他组织器官中的内分泌细胞群,如胰腺内的胰岛、睾丸内的间质细胞、卵巢内的卵泡细胞和黄体细胞等(图7-1)。

## 一、甲状腺

甲状腺呈"H"形,分左、右叶和连接两叶的甲状腺峡(图7-2);有时从甲状腺峡向上伸出一突起称为锥状叶。甲状腺左、右叶位于喉下部和气管上部的两侧,甲状腺峡位于第2～4气管软骨环前方。甲状腺借结缔组织连于喉和气管,故吞咽时,甲状腺可随喉上下移动。

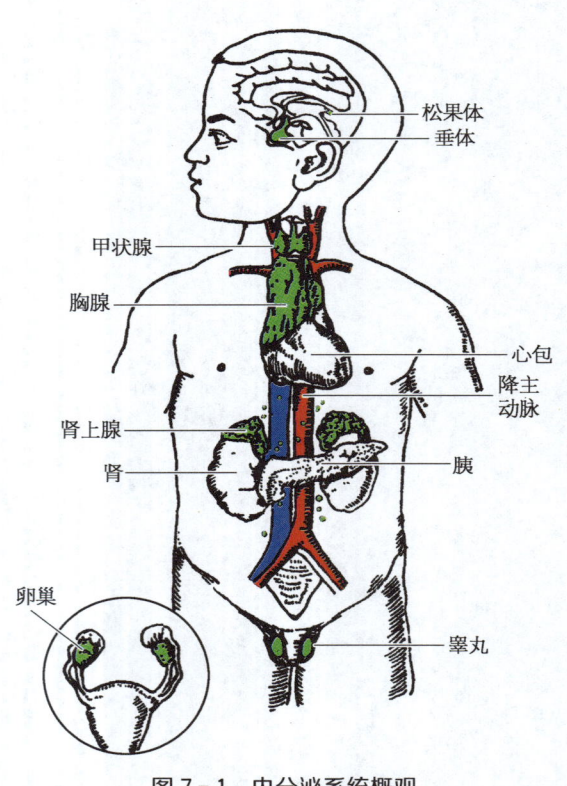

图7-1 内分泌系统概观

甲状腺主要分泌含碘的甲状腺激素,其主要作用是促进机体的新陈代谢,并影响机体的生长发育等。

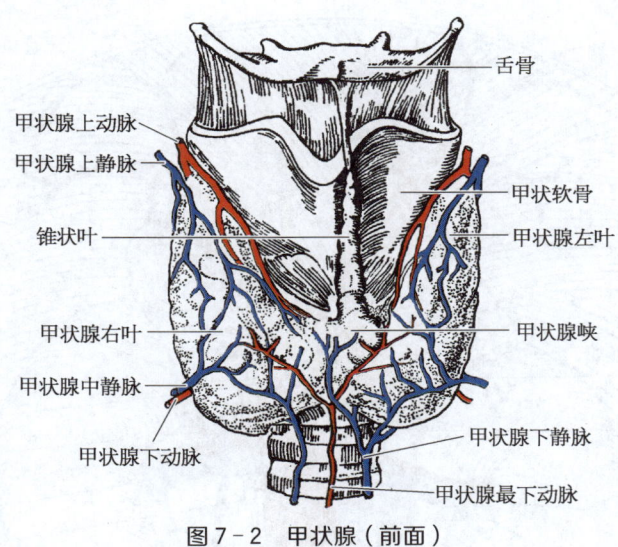

图 7-2 甲状腺（前面）

## 二、甲状旁腺

**甲状旁腺**为如绿豆大小的扁椭圆形小体，有上、下两对，贴于甲状腺左、右叶的后缘（图 7-3）。

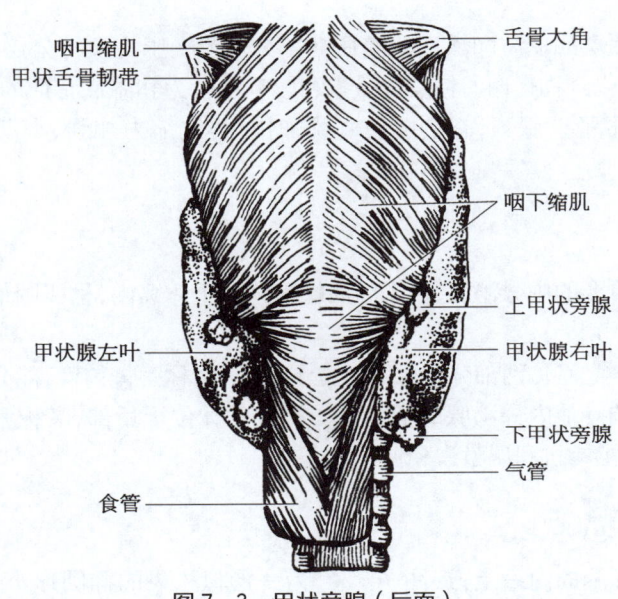

图 7-3 甲状旁腺（后面）

甲状旁腺分泌甲状旁腺激素，其主要作用是参与调节机体钙、磷的代谢，维持血钙平衡。

## 三、肾上腺

**肾上腺**左右各一，分别位于左、右肾上端的上方。左肾上腺近似半月形，右肾上腺呈三角形（图 7-4）。

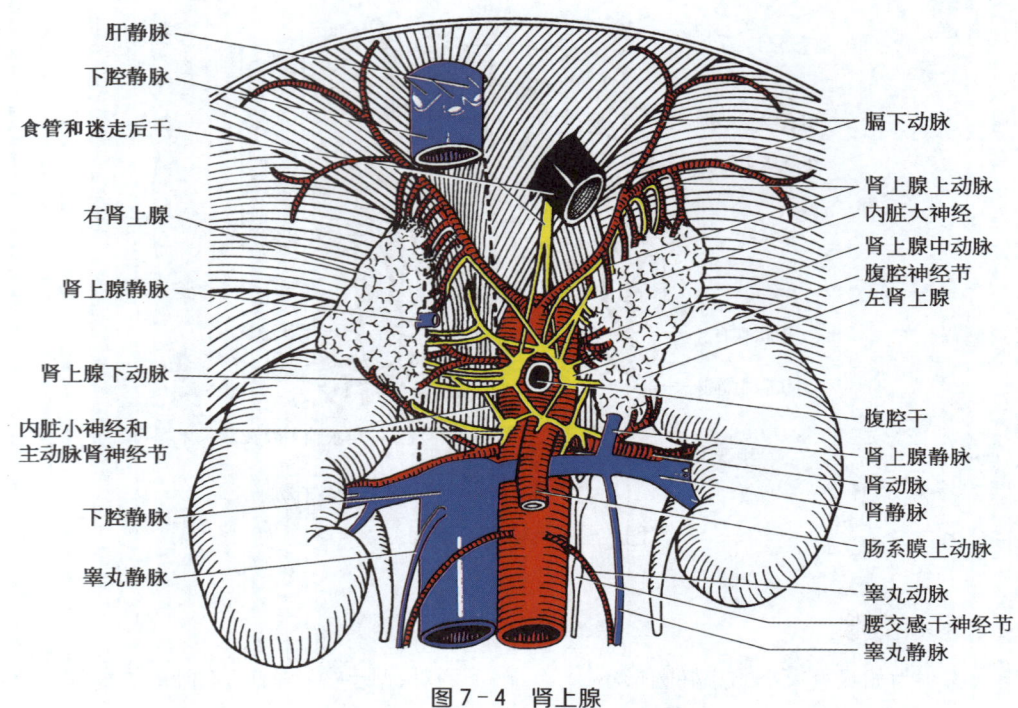

图 7-4 肾上腺

肾上腺实质分为浅层的皮质和深层的髓质两部分。肾上腺皮质可分泌调节体内水盐代谢的盐皮质激素、调节碳水化合物代谢的糖皮质激素和影响性行为和副性特征的性激素。肾上腺髓质可分泌肾上腺素和去甲肾上腺素；它们能使心跳加快、心收缩力加强、小动脉收缩，从而使血压升高。

### 四、垂体

垂体是人体内最重要的内分泌腺，位于颅底蝶骨体的垂体窝内，呈卵圆形，借漏斗连于下丘脑（图 7-5）。

垂体分腺垂体和神经垂体两部分。腺垂体位于前部，又称垂体前叶，能分泌多种激素，可促进身体的生长发育和影响其他内分泌腺的活动等。神经垂体位于后部，又称垂体后叶，无内分泌功能，但储存由下丘脑分泌的抗利尿激素和催产素。

### 五、松果体

松果体位于背侧丘脑的内后上方（图 7-5），为一形似松果的椭圆形小体。在儿童期比较发达，至 7~8 岁以后逐渐萎缩退化。

松果体分泌的褪黑素有抑制性成熟的作用。

### 六、胸腺

胸腺位于上纵隔的前部，分为大小不等的左、右两叶（图 7-6）。胸腺在出生后 2 年内生长很快，至青春期发育至顶峰，以后逐渐萎缩退化，被脂肪组织代替。

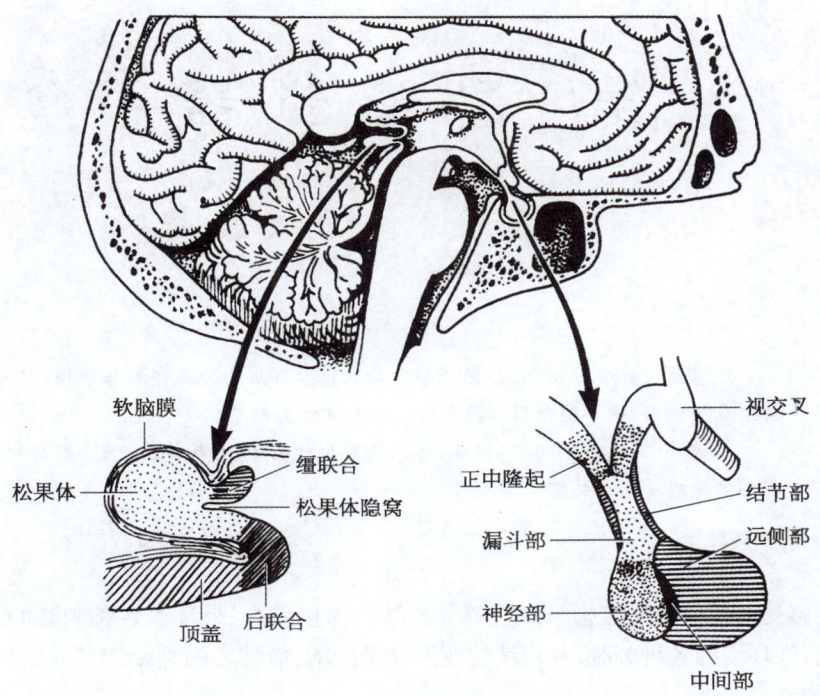

图 7-5 垂体和松果体

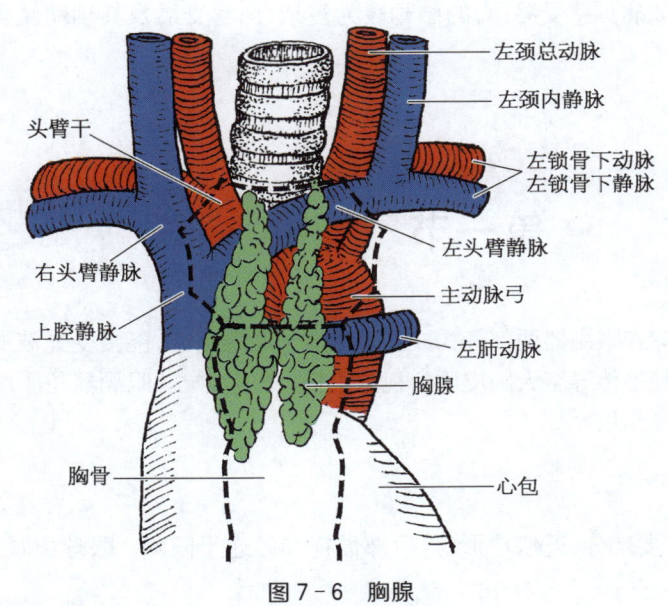

图 7-6 胸腺

胸腺是一个淋巴器官,产生并向周围淋巴器官输送 T 淋巴细胞。胸腺同时又是一个内分泌器官,其分泌的胸腺激素可促进 T 淋巴细胞的成熟和提高免疫力。

# 第八章 感觉器

> **导学**
> 1. 掌握 感觉器的组成；眼球壁的层次以及各层的分部和形态结构；前庭蜗器的组成和分部，内耳的分部以及各部的组成和形态结构。
> 2. 熟悉 眼屈光系统的组成，房水的产生和循环，晶状体的位置、形态和功能；中耳的组成及形态结构。

感觉器由感受器及其附属结构组成。感受器是机体接受内、外环境各种刺激的结构，其功能是接受机体内、外环境的各种刺激，并将其转变为神经冲动，借特定的神经传导通路传入到大脑皮质，产生相应的感觉。

感受器广泛分布于人体全身各部，其结构和功能各不相同。有的结构非常简单，仅由感觉神经的游离末梢形成，如痛觉感受器；有的结构较为复杂，由感受器及其辅助装置共同构成感觉器，如视器、前庭蜗器等。

## 第一节 视 器

视器即眼，由眼球和眼副器两部分构成。眼球位于眼眶前部，能接受光波的刺激，并将其转变为神经冲动，经视神经等传导至大脑皮质的视觉中枢，产生视觉。眼副器位于眼球的周围，对眼球起支持、保护和运动等作用。

### 一、眼球

眼球为视器的主要部分，近似球形，其后部借视神经连于间脑。眼球由眼球壁及眼球内容物组成(图8-1)。

#### (一) 眼球壁

眼球壁从外向内依次分为眼球纤维膜、眼球血管膜和视网膜3层。

1. **眼球纤维膜** 由坚韧的纤维结缔组织构成，具有支持和保护作用；分为角膜和巩膜。

(1) 角膜：约占眼球纤维膜的前1/6，无色透明，曲度较大，有屈光作用。角膜内无血管，但富

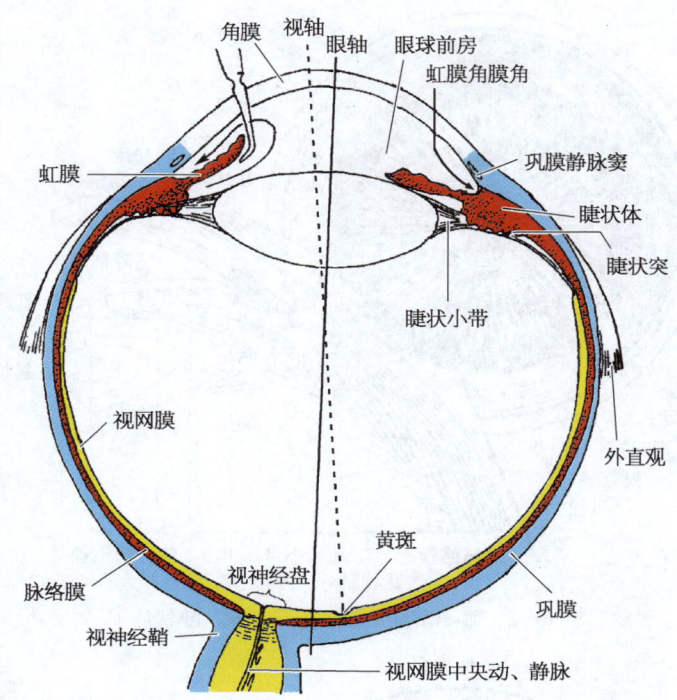

图 8-1　右眼球水平切面（上面观）

有感觉神经末梢，感觉敏锐。

（2）**巩膜**：约占眼球纤维膜的后 5/6，呈乳白色，不透明，质地厚而坚韧，有保护眼球内容物的作用。巩膜与角膜相接处有一环形的**巩膜静脉窦**，是房水回流的通道。

**2. 眼球血管膜**　由前向后分为**虹膜**、**睫状体**和**脉络膜** 3 部分，富有血管和色素细胞。

（1）**虹膜**：位于眼球血管膜的最前部，为圆盘状的薄膜；其中央有圆形的**瞳孔**。虹膜内有两种平滑肌，环绕瞳孔周缘排列的称**瞳孔括约肌**，受副交感神经支配，可缩小瞳孔；以瞳孔为中心、呈放射状排列的称**瞳孔开大肌**，由交感神经支配，可开大瞳孔（图 8-1、图 8-2）。

（2）**睫状体**：是眼球血管膜的环形增厚部分，位于巩膜前部的内面。睫状体内的平滑肌，称为**睫状肌**，由副交感神经支配。睫状体发出**睫状小带**与晶状体相连，调节晶状体的曲度（图 8-1、图 8-2）。睫状体还有产生房水的作用。

（3）**脉络膜**：占眼球血管膜的后 2/3，贴于巩膜的内面，后部有视神经穿过；有营养眼球内组织和吸收眼内分散光线的作用（图 8-1）。

**3. 视网膜**　由前向后分为**虹膜部**、**睫状体部**和**视网膜视部** 3 部分（图 8-1）。睫状体部和虹膜部贴附于睫状体和虹膜的内面，无感光作用，故合称**视网膜盲部**。视网膜视部贴附于脉络膜内面，内含感光细胞，有感光作用。

在视网膜视部的后方（即**眼底**），视神经起始处有圆形的隆起，称**视神经盘**（图 3-3），其中央有视网膜中央动、静脉穿过，视神经盘处无感光细胞，称**生理性盲点**。在视神经盘的外侧约 3.5 mm 处，有一小块黄色区域，称为**黄斑**，其中央凹陷称**中央凹**，是感光最敏锐处。

视网膜的组织结构可分为两层：外层为色素上皮层；内层为神经细胞层，该层主要由 3 层神经

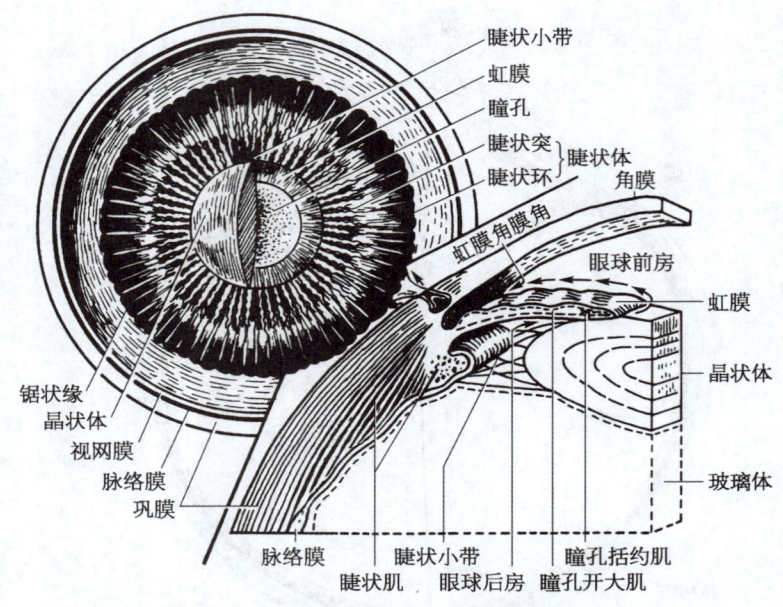

图 8-2 眼球前部后面观（示虹膜、睫状体）

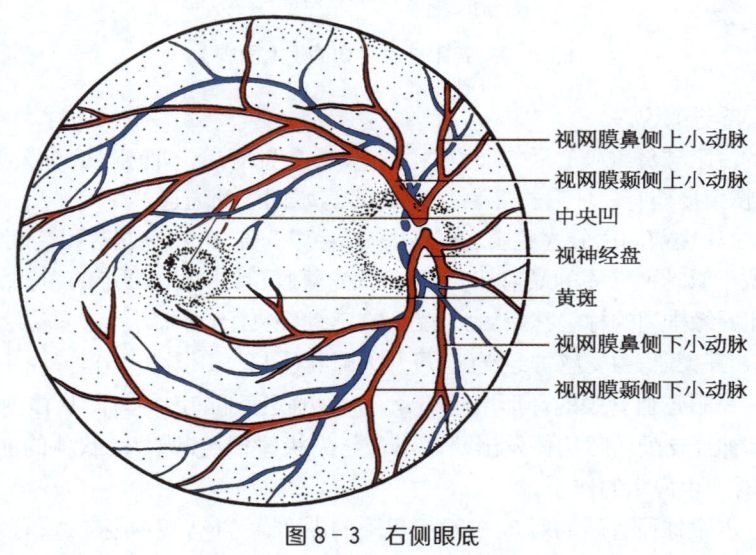

图 8-3 右侧眼底

细胞组成（图 8-4），外层为视锥细胞和视杆细胞，它们是感光细胞；中层为双极细胞，将感光细胞的神经冲动传导至神经节细胞；内层为神经节细胞，其轴突向视神经盘汇集穿过脉络膜和巩膜，构成视神经。

### （二）眼球内容物

眼球内容物包括房水、晶状体和玻璃体（图 8-1、图 8-2）。这些结构和角膜一样都是无色透明的，具有屈光作用，共同构成眼的屈光系统，使物象投射在视网膜上。

**1. 房水** 为无色透明的液体，充满在眼球房内。眼球房是位于角膜和晶状体、睫状体之间的

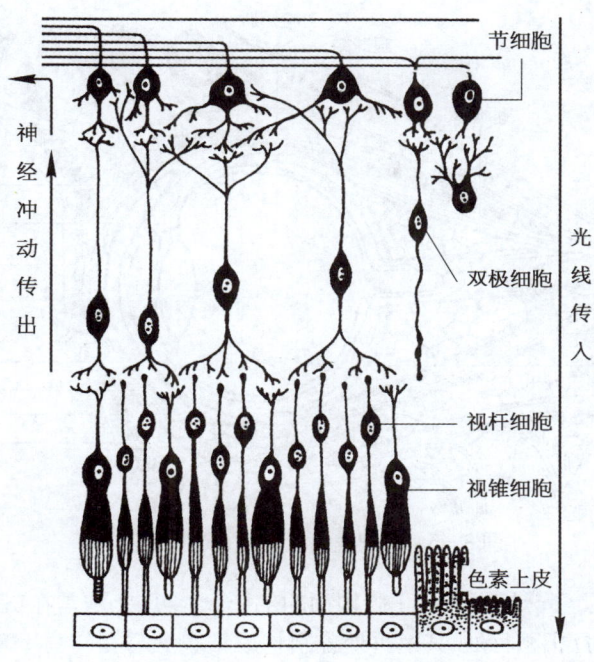

图 8-4 视网膜视部的组织结构示意图

间隙,被虹膜分隔为眼球前房和眼球后房,两者借瞳孔相互交通。房水由睫状体产生,先进入眼球后房,再经瞳孔至眼球前房,最后进入巩膜静脉窦,汇入眼静脉。房水除有屈光作用外,还可为角膜和晶状体提供营养,维持正常的眼内压。

2. **晶状体** 位于虹膜和玻璃体之间,呈双凸透镜状。晶状体无色透明,富有弹性,不含血管和神经。晶状体借睫状小带连于睫状体。晶状体的厚度随所视物体的远近不同而改变,是眼的屈光系统的主要调节结构;当视近物时,睫状肌收缩,睫状小带松弛,晶状体则由于本身的弹性而变凸,屈光力度加强,使进入眼球的光线恰能聚焦于视网膜上;当视远物时,则与此相反。

3. **玻璃体** 是无色透明的胶状物质,填充于晶状体和视网膜之间,除有屈光作用外,对视网膜还起支撑作用。

## 二、眼副器

眼副器包括眼睑、结膜、泪器、眼球外肌等结构。

### (一)眼睑

眼睑分上睑和下睑(图 8-5),位于眼球的前方,是保护眼球的屏障。上、下睑之间的裂隙称睑裂,睑裂两端成锐角分别称内眦和外眦,睑的游离缘称睑缘。睑前缘长有睫毛,睫毛根部有睫毛腺。

### (二)结膜

结膜是一层薄而光滑透明的黏膜,覆盖在眼睑的内面和巩膜前部的表面,富含血管。按所在

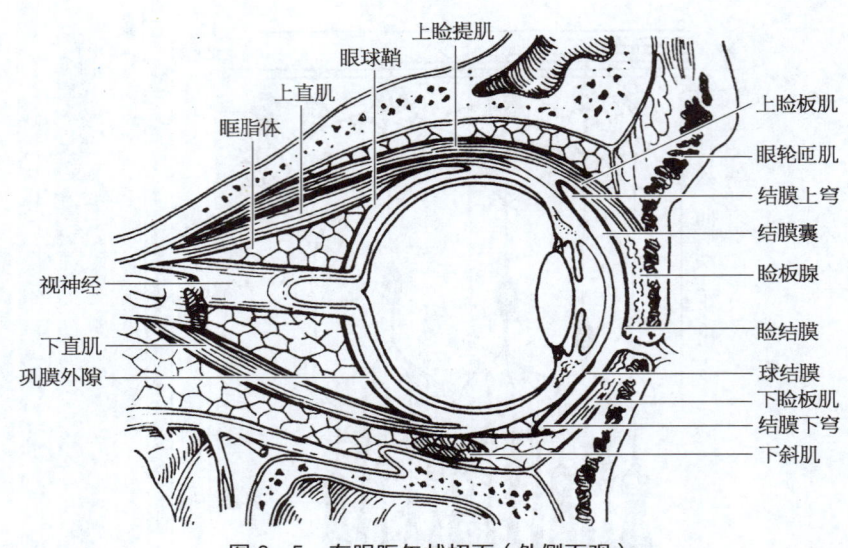

图 8-5 右眼眶矢状切面（外侧面观）

部位,可分为 3 部分：睑结膜是覆于上、下睑内面的部分；球结膜为覆盖在巩膜前部的部分；结膜穹隆位于睑结膜与球结膜互相移行处,其返折处分别构成结膜上穹和结膜下穹。当上、下睑闭合时,整个结膜形成囊状腔隙,称结膜囊,此囊通过睑裂与外界相通（图 8-5）。

### （三）泪器

泪器由泪腺和泪道两部分组成（图 8-6）。

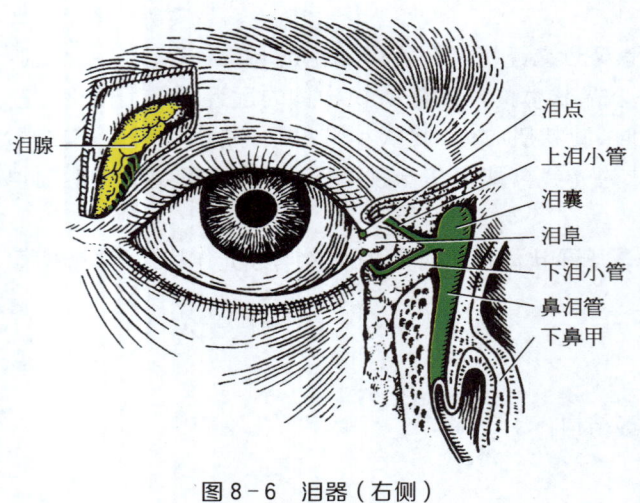

图 8-6 泪器（右侧）

1. **泪腺** 位于眶上壁前外侧部的泪腺窝内,分泌泪液,其排泄管开口于结膜上穹外侧部。

2. **泪道** 包括泪点、泪小管、泪囊和鼻泪管。

（1）泪点：为位于上、下睑缘内侧端处的小孔,是泪小管的开口、泪道的起始部。

（2）泪小管：为连结泪点与泪囊的小管,分上、下泪小管。

（3）泪囊：位于眶内侧壁前部的泪囊窝中,为一膜性的盲囊。上端为盲端,下部移行为鼻泪管。

（4）鼻泪管：为一续于泪囊的膜性管道,下端开口于下鼻道。

### （四）眼球外肌

眼球外肌包括 6 块运动眼球的肌和 1 块运动上睑的上睑提肌,均属骨骼肌（图 8-7）。运动眼球的肌包括上直肌、下直肌、内直肌、外直肌、上斜肌和下斜肌,分别使瞳孔转向上内、下内、内侧、外侧、下外和上外方向。上睑提肌收缩可上提上睑、开大眼裂。

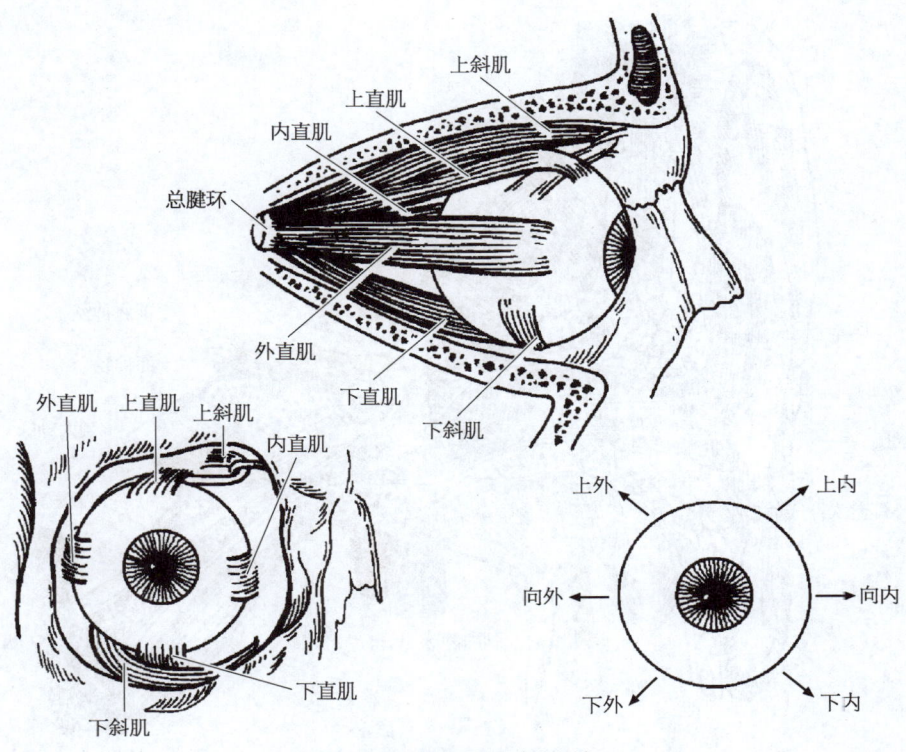

图 8-7 眼球外肌（右侧）

## 第二节 前庭蜗器

前庭蜗器又称为耳，可分为外耳、中耳和内耳 3 部分（图 8-8）。外耳及中耳是声波的收集、传导装置；内耳具有感受声波刺激的感受器（蜗器）和感受位置觉刺激的感受器（前庭器），两者在功能上虽不同，但在结构上关系密切。

### 一、外耳

外耳包括耳郭、外耳道和鼓膜 3 部分（图 8-8）。

#### （一）耳郭

耳郭位于头部两侧，由弹性软骨、结缔组织和皮肤构成。耳郭下部为耳垂，其内无软骨，仅含结缔组织和脂肪（图 8-8）。

#### （二）外耳道

外耳道是从外耳门至鼓膜之间的弯曲管道，成人长约 2.5 cm。外耳道外侧 1/3 为软骨部，内侧

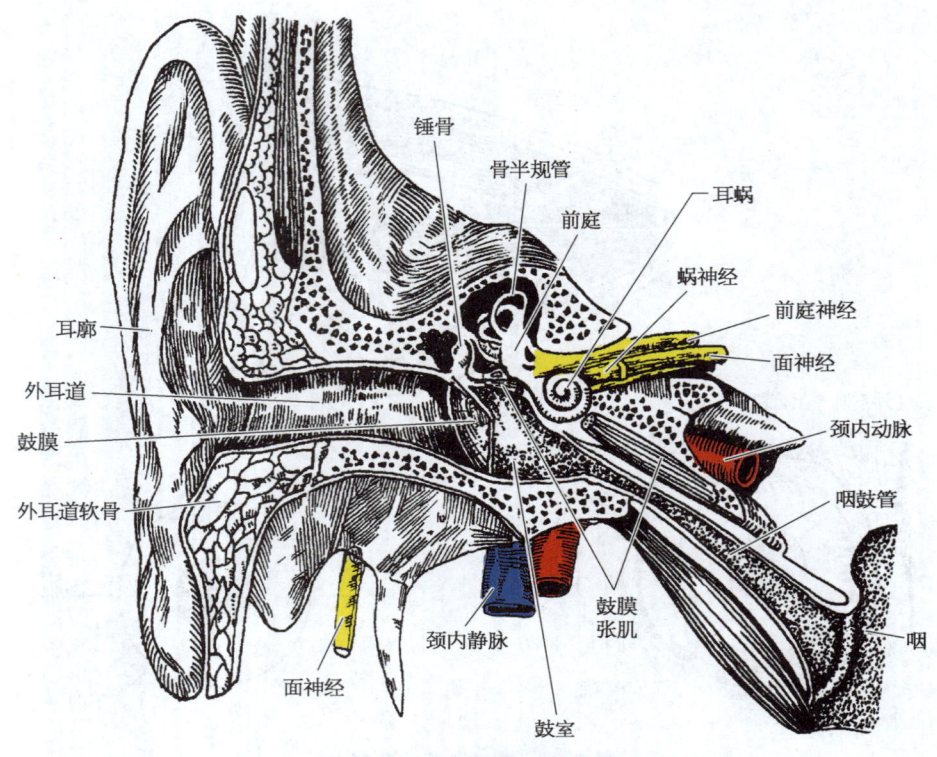

图 8-8 前庭蜗器全貌模式图

2/3 为骨性部。外耳道皮肤较薄,与骨膜和软骨膜结合紧密;皮肤内感觉神经末梢丰富,故当外耳道发生疖肿时疼痛剧烈(图 8-8)。

### (三) 鼓膜

鼓膜位于外耳道底和鼓室之间,为呈椭圆形半透明的薄膜(图 8-8)。鼓膜随声波震动,是传导声波的重要结构。

## 二、中耳

中耳由鼓室、咽鼓管、乳突窦和乳突小房组成(图 8-8)。

### (一) 鼓室

鼓室是颞骨岩部内的不规则含气小腔,位于鼓膜和内耳外侧壁之间,向前经咽鼓管通鼻咽,向后经乳突窦与乳突小房相通(图 8-9、图 8-10)。鼓室内有 3 块听小骨(图 8-11),由外侧至内侧依次为锤骨、砧骨和镫骨,它们借关节和韧带连结成听骨链。听骨链借锤骨柄连于鼓膜,镫骨底封闭前庭窗,组成杠杆系统;当声波冲击鼓膜时,听骨链相继运动,使镫骨底在前庭窗做向内或向外的运动,将声波传入内耳。

### (二) 咽鼓管

咽鼓管是连通鼻咽与鼓室之间的管道,其作用是使鼓室的气压与外界的大气压相等,以保持鼓膜内、外压力的平衡。

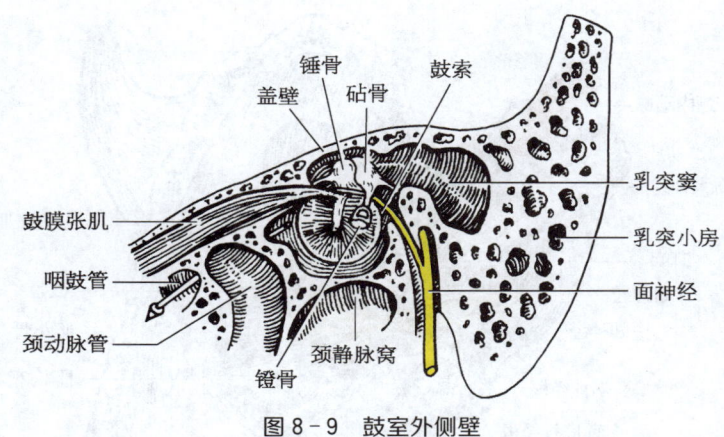

图 8-9 鼓室外侧壁

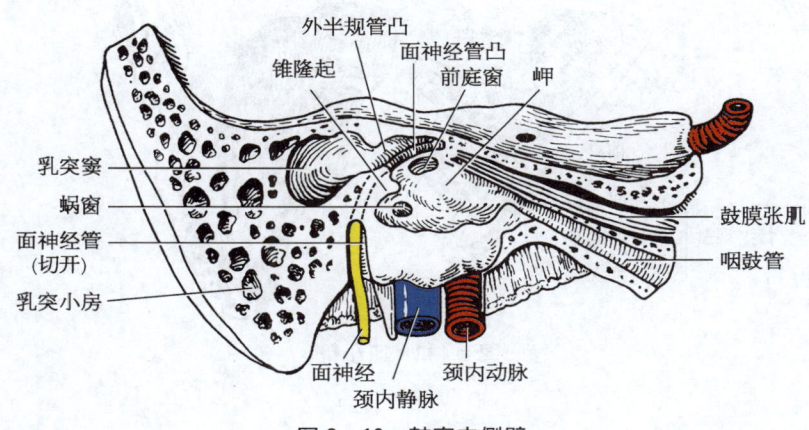

图 8-10 鼓室内侧壁

### (三) 乳突窦和乳突小房

**乳突窦**为鼓室后方的较大腔隙,向前开口于鼓室,向后与乳突小房相通。**乳突小房**为颞骨乳突内的许多大小、形态不一的含气小腔隙,互相连通(图 8-9、图 8-10)。

## 三、内耳

**内耳**位于颞骨内,由一系列形态不规则、构造复杂的管腔构成,故又称迷路,内有听觉和位置觉感受器。内耳可分为骨迷路和膜迷路两部分,骨迷路是颞骨内的骨性隧道,膜迷路是套在骨迷路内的膜性小管和囊。膜迷路内充满内淋巴,膜迷路与骨迷路之间充满外淋巴,内、外淋巴互不相通(图 8-12)。

### (一) 骨迷路

骨迷路可分为前庭、骨半规管和耳蜗 3 部分。它们形状各异,彼此相通(图 8-12、图 8-13)。

**1. 前庭** 是骨迷路的中间部分,为略呈椭圆形的腔隙,前部通耳蜗,后部与 3 个骨半规管相通。前庭的外侧壁即鼓室内侧壁有前庭窗和蜗窗,前庭窗由镫骨底封闭,蜗窗由第二鼓膜封闭;内侧壁即内耳道底,有前庭蜗神经穿过。

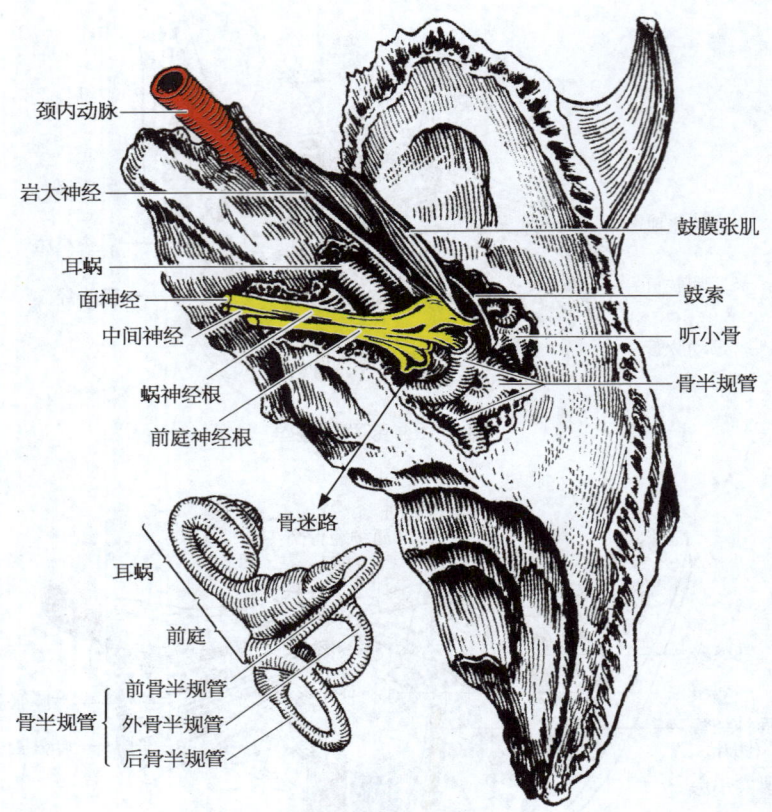

图 8-11 听小骨

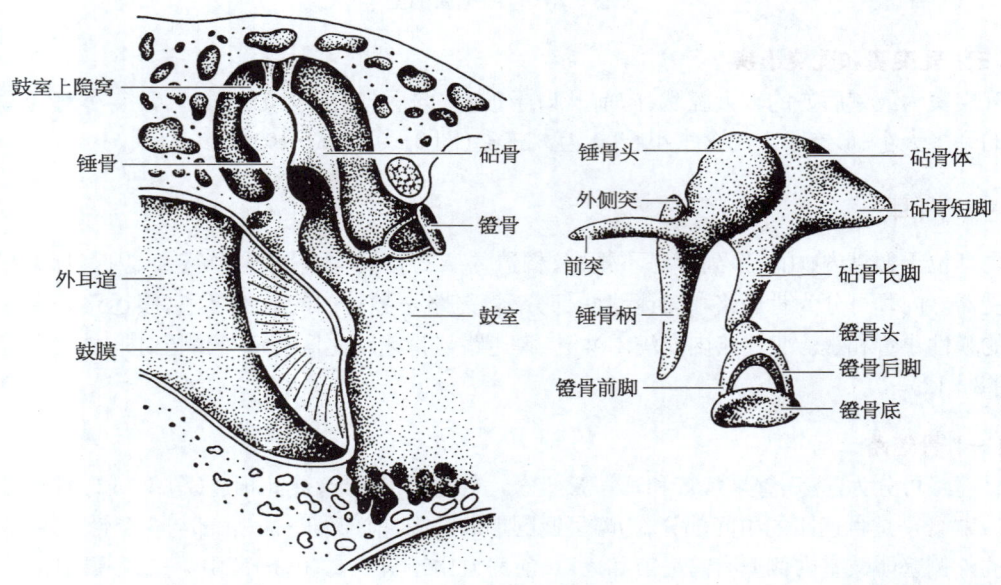

图 8-12 内耳

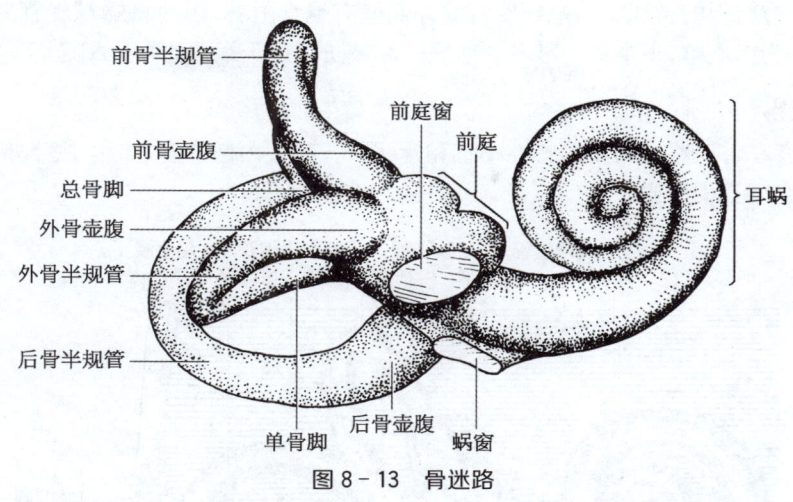

图 8-13 骨迷路

**2. 骨半规管** 位于前庭的后外方,为前、后、外 3 个呈"C"形的互成直角排列的骨管,每个骨半规管皆有两个骨脚连于前庭,其中 1 个骨脚上有膨大部称骨壶腹。

**3. 耳蜗** 位于前庭的前内方,形如蜗牛壳,由蜗螺旋管围绕蜗轴旋转两圈半构成(图 8-12~图 8-14)。蜗顶朝向前外下方,蜗底朝向后内上方。在蜗螺旋管内,自蜗轴伸出一螺旋形的骨板,

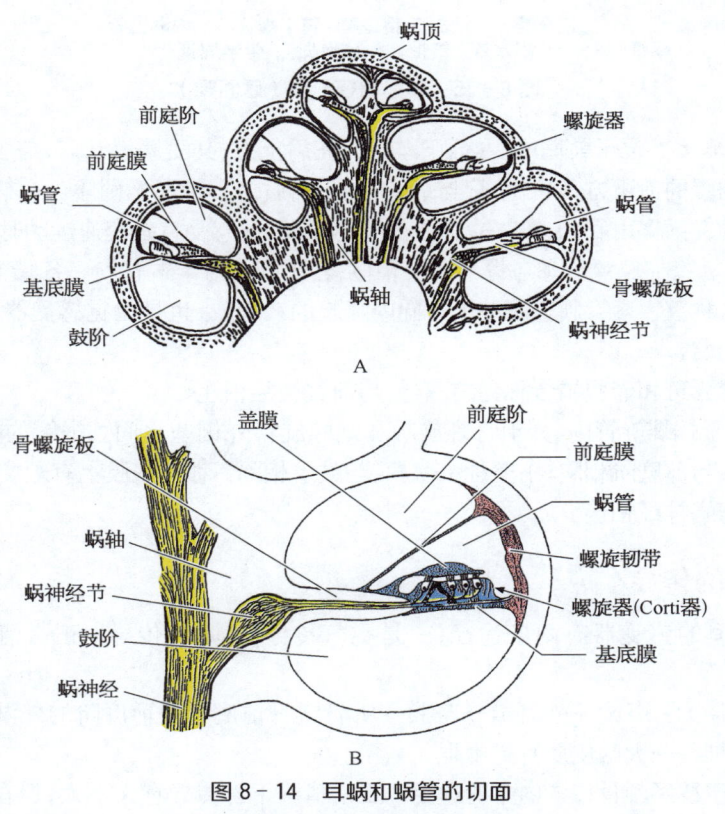

图 8-14 耳蜗和蜗管的切面
A. 耳蜗的切面;B. 蜗管的切面

称骨螺旋板,骨螺旋板的游离缘至蜗螺旋管的外侧壁有蜗管附着,因而将蜗螺旋管完全分隔成上、下两半,上半称为前庭阶,下半称为鼓阶。前庭阶和鼓阶经位于蜗顶的蜗孔相通。

### (二) 膜迷路

膜迷路是套在骨迷路内封闭的膜性小管和囊(图8-15),由椭圆囊、球囊、膜半规管和蜗管4部分组成。它们之间互相连通。

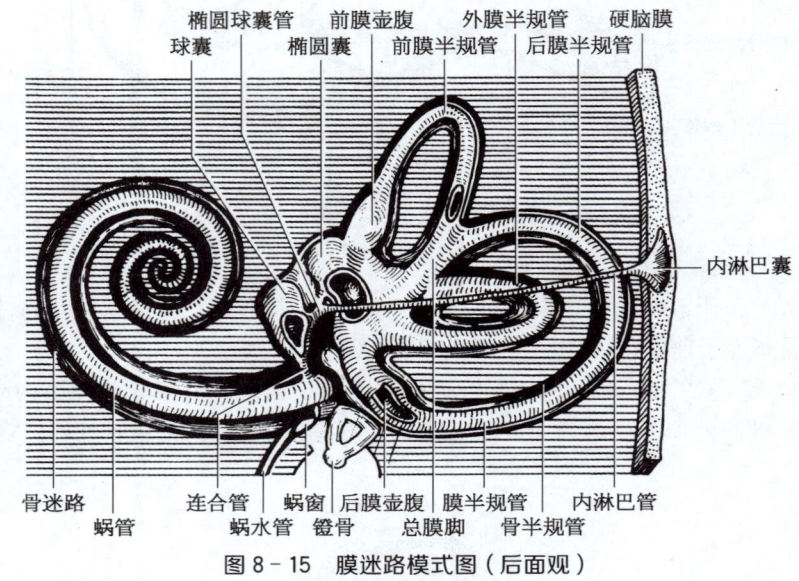

图 8-15 膜迷路模式图(后面观)

**1. 椭圆囊和球囊** 位于前庭内。椭圆囊较大,在后上方,其后壁有开口,与膜半规管相通。球囊较小,位于椭圆囊的前下方,以一小管与蜗管相连,向后借小管通椭圆囊。在椭圆囊和球囊壁上均有囊斑,分别称椭圆囊斑和球囊斑,它们是位觉感受器,能感受直线变速运动时引起的刺激。

**2. 膜半规管** 膜半规管形态与骨半规管相似,套于同名骨半规管内。各膜半规管亦有相应呈球形的膨大部分,称膜壶腹。膜壶腹壁上有向内隆起的壶腹嵴,也是位觉感受器,能感受头部旋转变速运动时的刺激。

椭圆囊斑、球囊斑和壶腹嵴合称为前庭器,与前庭神经相连。

**3. 蜗管** 位于蜗螺旋管内,介于骨螺旋板和蜗螺旋管外侧壁之间。蜗管的横切面呈三角形,其上壁称前庭膜,与前庭阶相隔;下壁称基底膜,与鼓阶相隔。在基底膜上有螺旋器,又称Corti器,是听觉感受器,与蜗神经相连。

### 【附】声音的传导

声波传入内耳的感受器有两条途径,一是空气传导,二是骨传导。正常情况下以空气传导为主。

空气传导途径为:声波→外耳道→鼓膜→听骨链→前庭窗→前庭阶的外淋巴→蜗管的内淋巴→螺旋器→蜗神经→大脑皮质听觉中枢。

骨传导是指声波经颅骨传入内耳的途径。正常情况下骨传导意义不大,但在听力检查时可用以鉴别传导性耳聋和神经性耳聋。

# 第九章 神经系统

**导学**

1. 掌握　神经系统的区分,神经系统的常用术语;脊髓的位置、外形和主要内部结构,脊神经的数目和纤维成分,脊神经前支各丛的组成、位置及其主要分支的行程和分布;脑的位置和分部,脑干和小脑的位置和外形,大脑半球的分叶和主要沟回,内囊的位置、形态及通过的主要纤维束,脑神经的名称和性质;躯干四肢的意识性本体觉和浅感觉的传导通路,锥体系;交感神经和副交感神经的低级中枢的位置;脑和脊髓的被膜。

2. 熟悉　神经元的构造、分类,反射和反射弧的概念;大脑皮质功能定位,基底核的位置、形态结构,第Ⅲ、Ⅴ、Ⅶ、Ⅸ、Ⅹ对脑神经的行程和分布范围;头面部浅感觉传导通路;各脑室的位置和形态,脑脊液的产生和循环途径,脑的动脉。

## 第一节　概　述

### 一、神经系统的基本功能

神经系统由脑、脊髓及与之相连的脑神经、脊神经组成。神经系统在人体生命活动过程中处于主导地位,其基本功能为协调机体内各系统、器官的功能活动,使其成为一个完整的统一体;同时,使机体活动随时适应外界环境的变化,保证机体与外界环境保持平衡。在长期进化中,人类的神经系统高度发达,特别是大脑皮质,不仅是各种感觉和运动的最高中枢,也是思维活动的物质基础。因此,人类不仅能被动地适应客观世界,而且能主动地认识和改造客观世界,这也是人类神经系统最主要的特点。

### 二、神经系统的区分

神经系统是一个完整的统一体,不可分割,但为了学习方便,可从不同角度将其区分。

**(一)按位置和功能区分**

1. **中枢神经系统**　包括脑和脊髓,分别位于颅腔和椎管内,两者在枕骨大孔处相延续。脑和

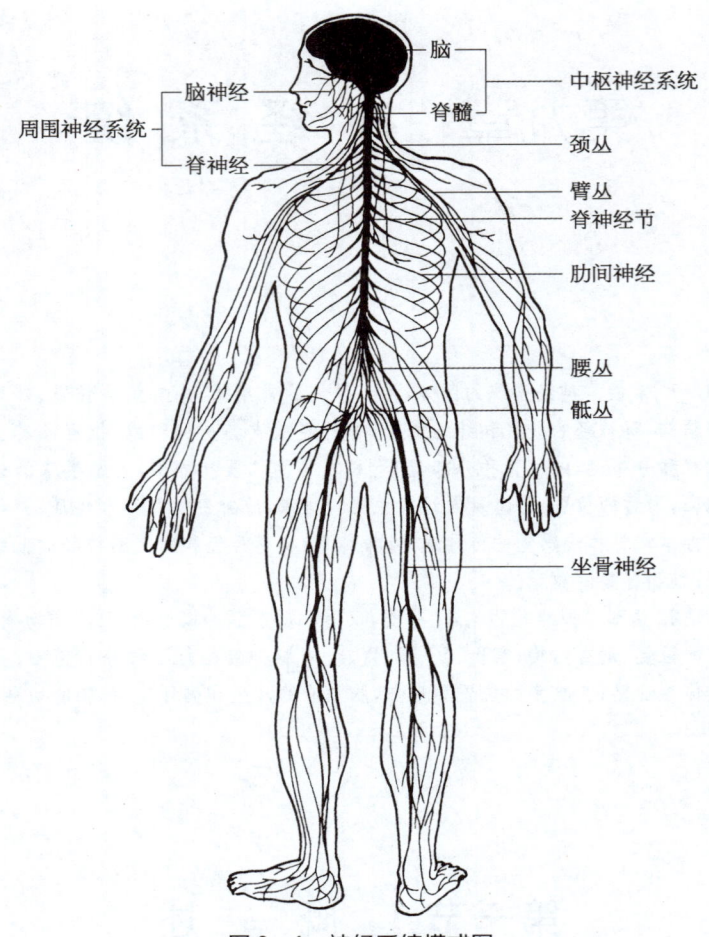

图 9-1 神经系统模式图

脊髓内含有各级各类神经中枢,在神经系统的调节功能中起主导作用(图 9-1)。

2. **周围神经系统** 包括与脑相连的 12 对脑神经和与脊髓相连的 31 对脊神经。脑神经和脊神经在中枢神经系统与感受器或效应器之间起传导神经冲动的作用(图 9-1)。

### (二) 按分布对象区分

1. **躯体神经系统** 主要分布于皮肤和运动系统,管理皮肤的感觉以及运动系统的感觉和运动。躯体神经系统分中枢部和周围部,中枢部位于脑和脊髓内;周围部位于脑神经和脊神经内,称躯体神经,可分为躯体感觉(传入)神经和躯体运动(传出)神经。

2. **内脏神经系统** 主要分布于内脏、心血管和腺体,管理它们的感觉和运动。内脏神经系统也分为中枢部和周围部,中枢部位于脑和脊髓内;周围部位于脑神经和脊神经内,称内脏神经,可分为内脏感觉(传入)神经和内脏运动(传出)神经。内脏运动神经根据功能不同,又可分为交感神经和副交感神经。

## 三、神经元的构造和分类

神经系统主要由神经组织构成,神经组织包括神经细胞和神经胶质细胞。神经细胞又称神经元,具有感受刺激和传导冲动的功能,是神经系统结构和功能的基本单位。

### (一)神经元的构造

神经元包括胞体和突起两部分(图9-2)。

1. **胞体** 大小不一,形态各异,由细胞膜、细胞质和细胞核组成,细胞质内各种细胞器较丰富。胞体是神经元的营养代谢和功能中心。

2. **突起** 分为树突和轴突两种。

(1) **树突**:一个或多个,形如树枝状,具有接受刺激和将冲动传入胞体的功能。

(2) **轴突**:只有一条,其功能是将冲动自胞体传出到其他神经元或效应器。

神经元的长突起(轴突或长树突)由神经胶质细胞形成的髓鞘和(或)神经膜所包裹,则称为神经纤维。

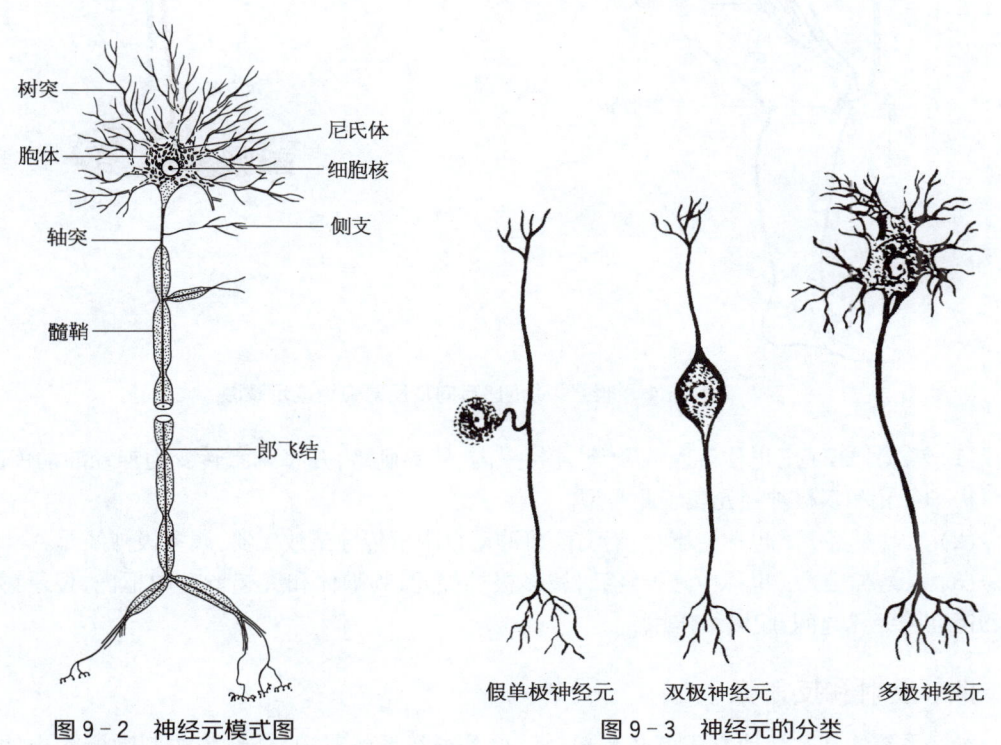

图9-2 神经元模式图  图9-3 神经元的分类

### (二)神经元的分类

1. **按神经元突起的数目** 可分为假单极神经元、双极神经元和多极神经元(图9-3)。

(1) **假单极神经元**:胞体在脑神经节或脊神经节内。由胞体发出一个突起,在离胞体不远处呈"T"形分为两支,一支伸至皮肤、运动系统或内脏等处的感受器,称为周围突(相当于树突);另一支进入脑或脊髓,称为中枢突(相当于轴突)。

(2) **双极神经元**:从胞体两端各发出一个突起,其中一个是周围突(相当于树突),另一个是中枢突(相当于轴突)。此类神经元存在于视网膜、鼻黏膜嗅区和前庭蜗器神经节内。

(3) **多极神经元**:有多个树突和一个轴突,是人体中数量最多的一种神经元。其胞体主要位于脑和脊髓内,部分存在于内脏神经节内。

**2. 按神经元的功能** 可分为感觉神经元、运动神经元和联络神经元(图9-4)。

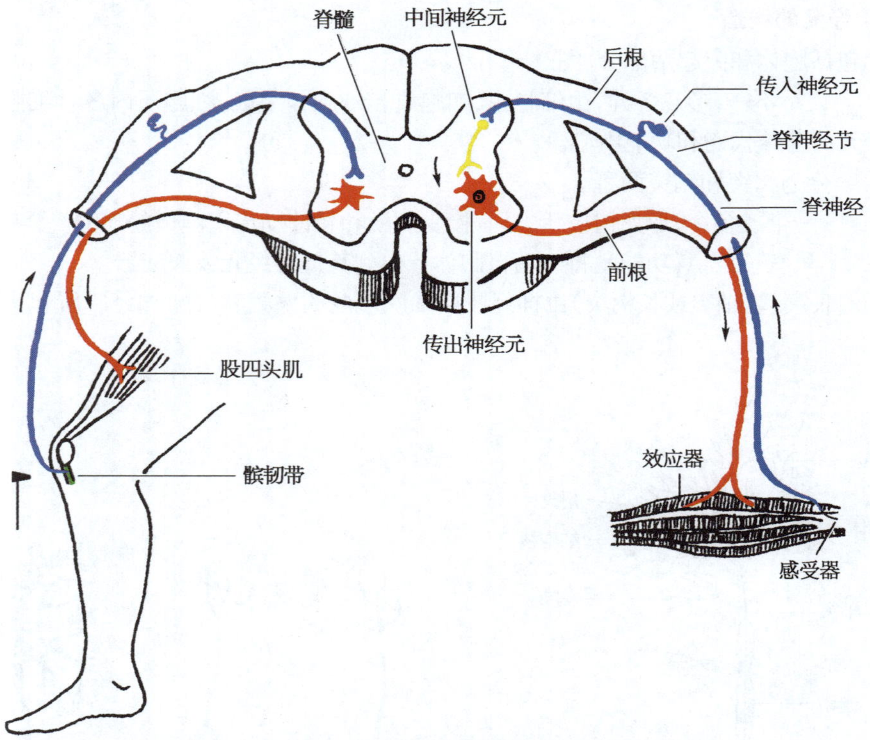

图9-4 神经冲动传递方向及反射弧组成示意图

(1) 感觉神经元：也称传入神经元，能接受内、外界刺激，并将刺激转变为神经冲动传向中枢。假单极神经元和双极神经元属于此类型。

(2) 运动神经元：也称传出神经元，能将冲动自中枢传导至效应器，属多极神经元。

(3) 联络神经元：也称中间神经元，属多极神经元，其胞体和突起皆在中枢内，位于感觉神经元和运动神经元之间，起联络作用。

## 四、反射和反射弧

神经系统的基本活动方式就是反射。反射是神经系统对内、外环境的刺激所作出的适宜反应。反射活动的形态基础是反射弧，包括感受器、传入神经、反射中枢、传出神经和效应器等5部分(图9-4)。反射弧中任何一个环节发生障碍，反射即减弱或消失。

## 五、神经系统的常用术语

**1. 灰质和白质** 在中枢神经系统内，神经元胞体和树突集中的部位，色泽灰暗，称灰质；分布在大、小脑表层的灰质，分别称大脑皮质和小脑皮质。在中枢神经系统内，神经元轴突集中的部位，色泽苍白，称白质；大脑和小脑的白质位于其深部，分别称大脑髓质和小脑髓质。

**2. 神经核和神经节** 在中枢神经系统内，包埋在白质中的灰质团块，内有形态和功能相同的神经元细胞体，称神经核。在周围神经系统内，神经元细胞体聚集的地方，其形状稍显膨大，称神经节。

3. **纤维束和神经**　在中枢神经系统的白质内,功能相同的神经纤维聚集在一个区域内走行,称纤维束(又称传导束)。在周围神经系统内,神经纤维聚合成束,外包结缔组织膜,称神经。

## 第二节　脊髓和脊神经

### 一、脊髓

**(一) 脊髓的位置和外形**

1. **位置**　脊髓位于椎管内,上端平枕骨大孔处与延髓相连;下端在成人平第1腰椎体下缘,新生儿平第3腰椎。

2. **外形**　脊髓呈前后略扁的圆柱形(图9-5)。脊髓下端缩细呈圆锥状,称脊髓圆锥,圆锥向下延为一条无神经组织的细丝,附于尾骨后面的骨膜,称终丝,有固定脊髓的作用。围绕终丝的神经根丝,称马尾(图9-6)。

脊髓表面有6条纵沟,前面正中的沟较深称前正中裂,后面正中的沟较浅称后正中沟。在前正中裂和后正中沟的两侧,分别有成对的前外侧沟和后外侧沟。在前、外侧沟内有成排的脊神经根丝出入。出前外侧沟的根丝形成31对前根,入后外侧沟的根丝形成31对后根。在后根上有膨大的脊神经节。前、后根在椎间孔处合成31对脊神经(图9-5、图9-7)。

每对脊神经前、后根所连的一段脊髓,称为一个脊髓节段。脊髓两侧连有31对脊神经根,因此,脊髓相应地分为31个节段,即颈段8节、胸段12节、腰段5节、骶段5节、尾段1节(图9-6、图9-7)。

脊髓全长粗细不等,有两处膨大。上方的称颈膨大,自脊髓第4颈段至第1胸段,此处发出支配上肢的神经;下方的称腰骶膨大,自脊髓第2腰段至第3骶段,此处发出支配下肢的神经(图9-5)。

**(二) 脊髓的内部结构**

脊髓主要由白质和灰质构成,其灰质位于内部,白质位于外部(图9-7、图9-8)。

1. **灰质**　在横切面上呈"H"形,其中间的横行部,称灰质连合,其中央有纵贯脊髓全长的中央管。每侧灰质前端膨大称前角,后端窄细称后角,前、后角之间的灰质称中间带。在脊髓第1胸段至第3腰段,中间带外侧部向外侧突出称侧角。前角、后角和侧角上下连续成柱状,分别称前柱、后柱和侧柱(图9-7、图9-8)。

(1) 前角:主要含躯体运动神经元的胞体,称前角细胞,其轴突构成脊神经前根的纤维,直接支配躯干和四肢的骨骼肌。

(2) 后角:主要含中间神经元胞体,统称后角细胞,接受后根传入的感觉冲动,其轴突主要进入对侧或同侧白质形成长距离的上行纤维束,将后根传入的神经冲动上传到脑;另有部分后角细胞的轴突在脊髓各节段内或节段间起联络作用。

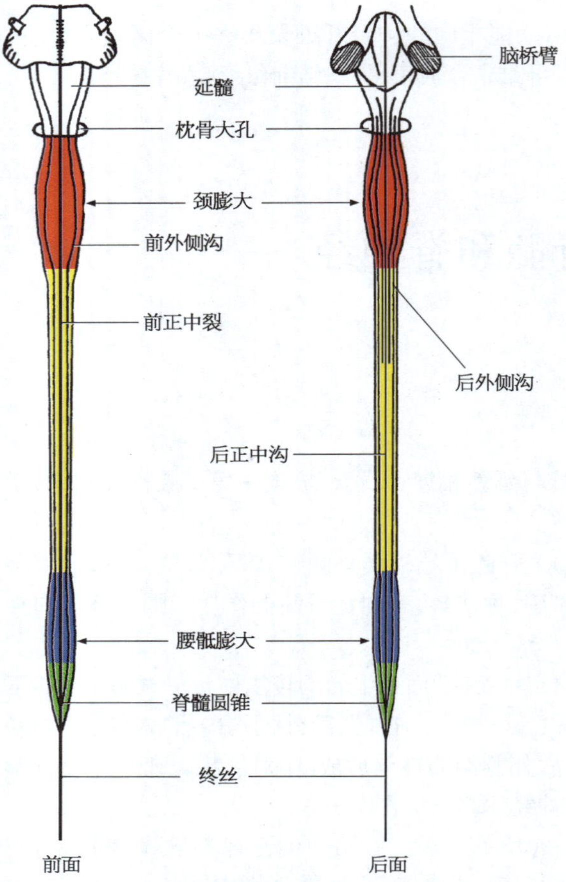

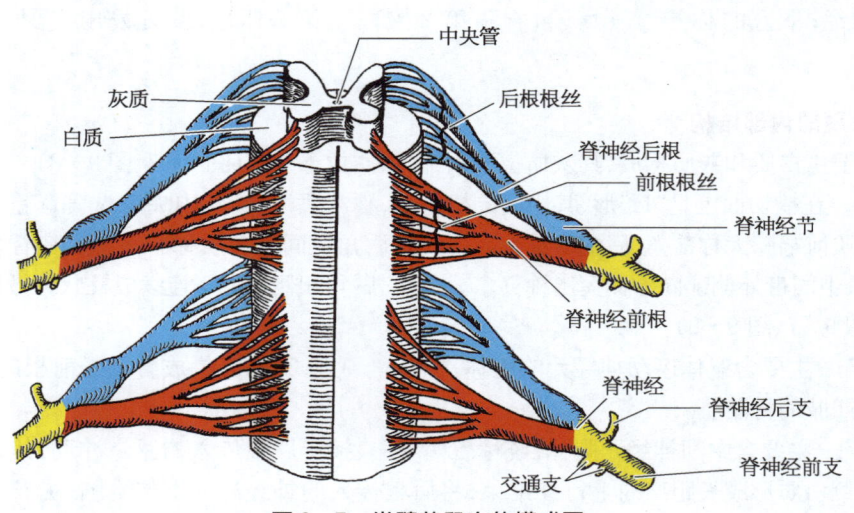

图 9-5 脊髓的外形

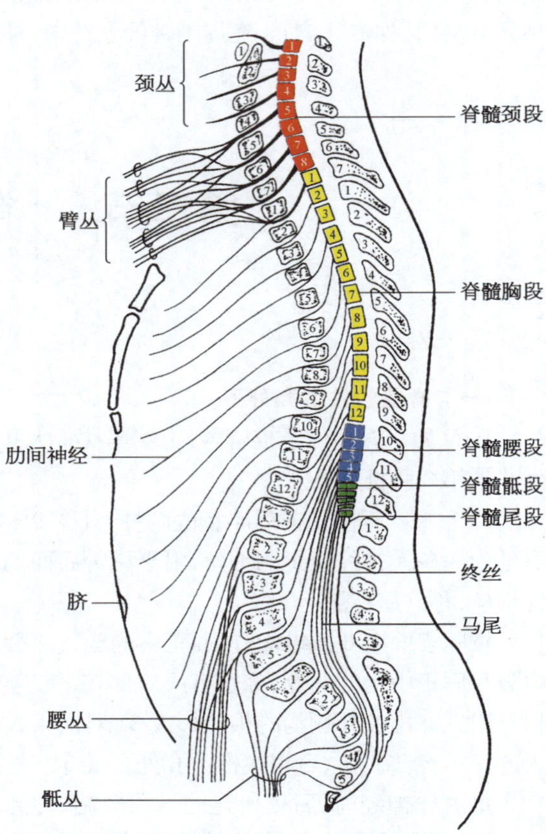

图 9-6 脊髓节段与椎骨序数的关系

图 9-7 脊髓节段立体模式图

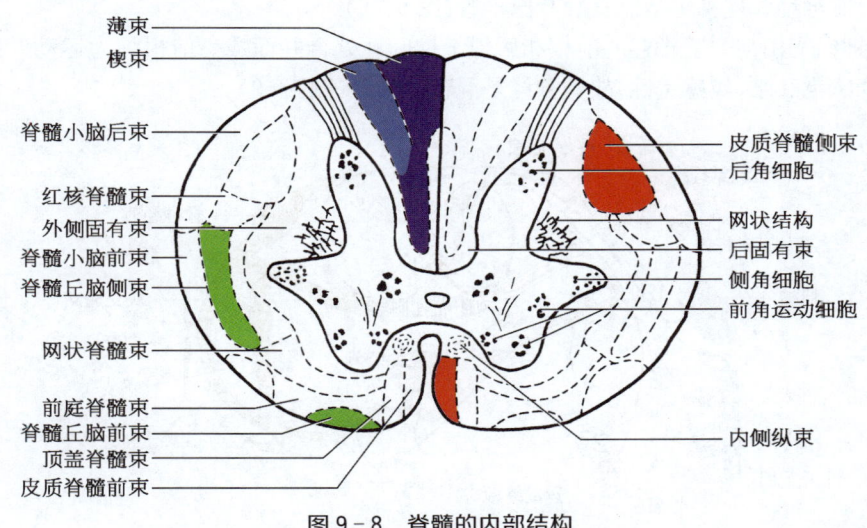

图 9-8 脊髓的内部结构

(3) 侧角：为多极神经元，属于交感神经元(交感神经的低级中枢)，称侧角细胞。骶髓无侧角，但在脊髓第2～4骶段的中间带外侧部内有副交感神经元(副交感神经低级中枢)，称骶副交感核。

2. 白质 位于灰质的周围，每侧借脊髓表面的纵沟分成3个索：前索位于前正中裂和前外侧沟之间，外侧索位于前、后外侧沟之间，后索位于后正中沟和后外侧沟之间。灰质连合和前正中裂之间的白质，称白质前连合，由左、右交叉纤维构成。各索主要由上、下行的纤维束构成(图9-8)。

(1) 上行纤维束：主要有薄束、楔束和脊髓丘脑束。

1) 薄束和楔束：位于脊髓后索内，薄束居内侧，在后正中沟两旁，纵贯脊髓全长；楔束在薄束的外侧，仅见于脊髓第4胸段以上(图9-8)。此两束能传导同侧躯干、四肢的意识性本体感觉(即位置觉、运动觉和震动觉)和精细触觉。

2) 脊髓丘脑束：包括脊髓丘脑侧束和脊髓丘脑前束(图9-8)。脊髓丘脑侧束位于外侧索前部，传导对侧躯干、四肢皮肤的痛觉和温度觉；脊髓丘脑前束位于前索外侧部，传导对侧躯干、四肢皮肤的粗触觉。

(2) 下行纤维束：主要为皮质脊髓束。

皮质脊髓束包括皮质脊髓侧束和皮质脊髓前束(图9-8)，传导躯干、四肢的随意运动信息。皮质脊髓侧束位于外侧索后部，由对侧大脑皮质躯体运动中枢的运动神经元的轴突组成，贯穿脊髓全长，沿途陆续分支，终止于前角细胞；皮质脊髓前束位于前索内侧部，由同侧大脑皮质躯体运动中枢的运动神经元的轴突组成，一般仅下行至脊髓上胸段，沿途陆续分支，大部分终止于对侧、小部分终止于同侧脊髓颈段和上胸段的脊髓前角细胞。

## 二、脊神经

脊神经共31对，即颈神经8对、胸神经12对、腰神经5对、骶神经5对、尾神经1对。第1～7对颈神经从同序数颈椎上方的椎间孔出椎管，第8对颈神经从第7颈椎和第1胸椎之间的椎间孔出椎管，胸、腰神经均从同序数椎骨下方的椎间孔出椎管，第1～4对骶神经从相应的骶前、后孔出椎管,第5对骶神经和尾神经从骶管裂孔出椎管(图9-6)。

每对脊神经均由与脊髓相连的前根和后根于椎间孔处合并而成。前根均为运动纤维,属运动性;后根均为感觉纤维,属感觉性,故脊神经是混合性神经(图9-9)。

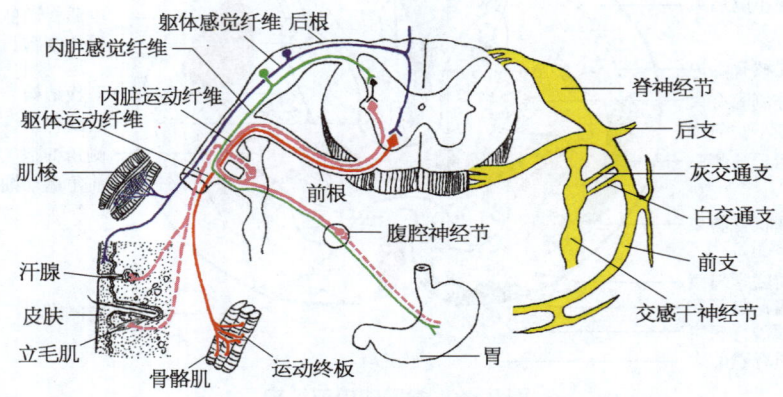

图9-9 脊神经的组成、分支和分布示意图

每对脊神经内均含有4种神经纤维。① 躯体感觉纤维:胞体位于脊神经节内,分布于皮肤和运动系统。② 内脏感觉纤维:胞体位于脊神经节内,分布于内脏、心血管和腺体。③ 躯体运动纤维:胞体在脊髓前角,支配骨骼肌的运动。④ 内脏运动纤维:胞体位于脊髓侧角和骶副交感核内,支配平滑肌、心肌的运动和腺体的分泌(图9-9)。

脊神经出椎间孔后立即分为前、后两支,两者均为混合性(图9-9)。

**(一)后支**

后支较相应的前支细小,经相应横突之间或骶骨的骶后孔后行,呈节段性分布于枕、项、背、腰、骶和臀部的皮肤及脊柱两侧深部肌。

**(二)前支**

前支较相应的后支粗大,分布于躯干前外侧和四肢的肌肉和皮肤等。除胸神经前支仍保持明显的节段性分布外,其余的前支分别交织成神经丛,再分支分布于相应的部位。前支形成的神经丛,从上而下有颈丛、臂丛、腰丛和骶丛。

1. **颈丛** 由第1~4颈神经前支组成,位于胸锁乳突肌上部的深面(图9-10)。其分支有皮支和肌支。皮支主要分布于枕部、耳部、颈前区和肩部等处的皮肤,肌支主要为膈神经。

**膈神经**由颈丛分出,经胸廓上口入胸腔,沿心包两侧下降至膈。其躯体运动纤维支配膈的运动;感觉纤维分布于胸膜、心包和膈。右膈神经的感觉纤维还分布于肝被膜、胆囊和胆总管等处(图9-11)。

2. **臂丛** 由第5~8颈神经前支和第1胸神经前支的大部分组成,位于颈下部,经锁骨后方延伸至腋腔(图9-10)。在腋腔内臂丛的主要分支有尺神经、正中神经、肌皮神经、桡神经和腋神经等。

(1) **尺神经**:走行于臂和前臂的前内侧,下行至手掌(图9-12)。分支支配前臂前群小部分肌和手的大部分肌及分布于手的部分皮肤。

(2) **正中神经**:先走行于臂的前内侧,后走行于前臂前面的中线,至手掌(图9-12)。分支支

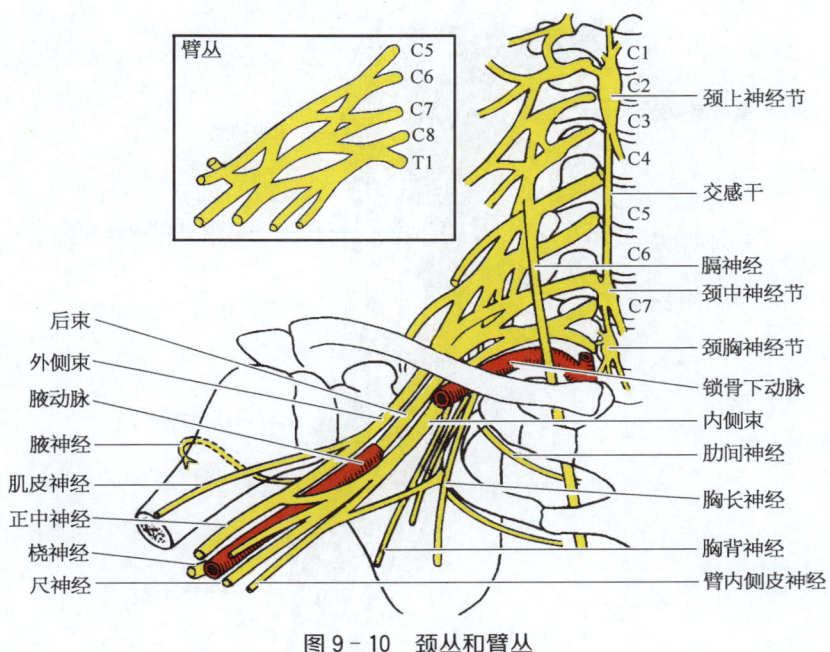

图 9-10 颈丛和臂丛

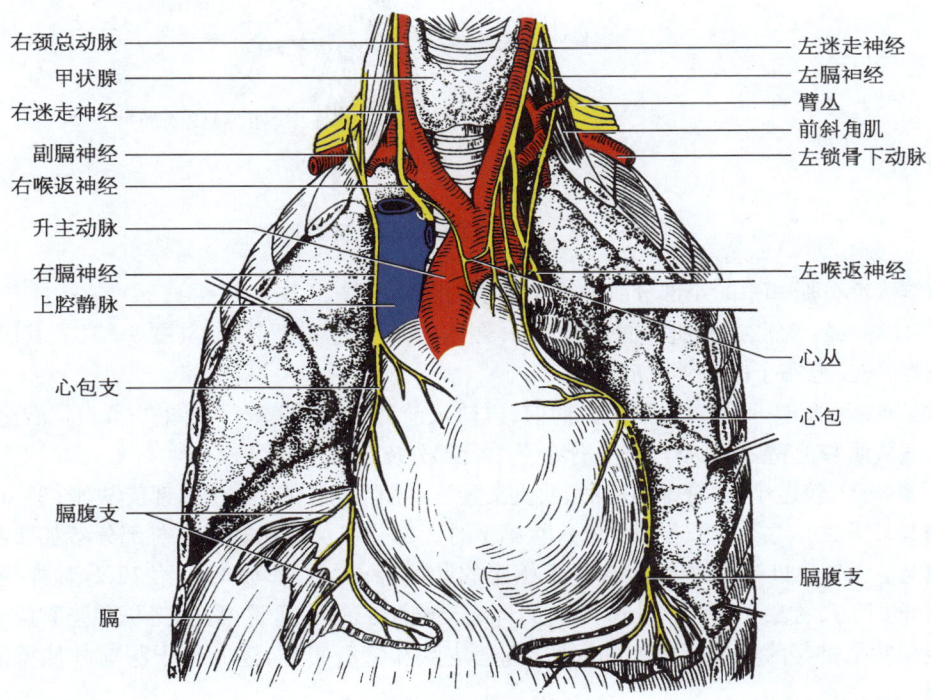

图 9-11 膈神经

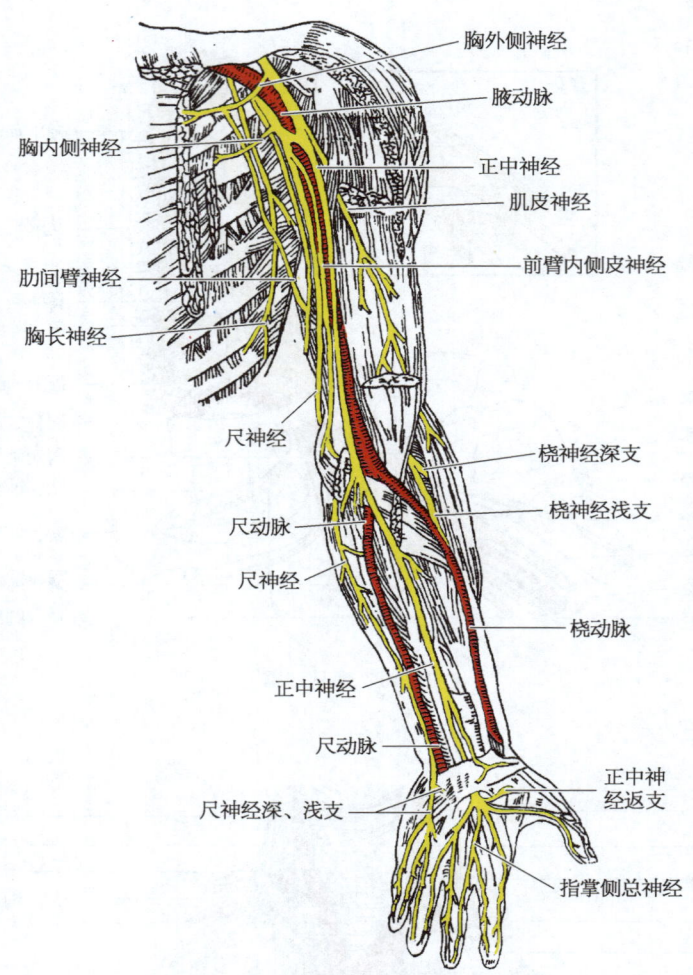

图 9-12 上肢前面的神经（左侧）

配前臂前群大部分肌和手的小部分肌及分布于手的部分皮肤。

(3) **肌皮神经**：经肱二头肌深面，由肘部外侧浅出，走行于前臂外侧部（图 9-12），其肌支支配肱二头肌等，皮支分布于前臂外侧皮肤。

(4) **桡神经**：先走行于臂后，后绕至肘前，再转至前臂后面（图 9-12、图 9-13）。沿途发出肌支支配肱三头肌和前臂后群肌等，皮支分布于手背部分皮肤等。

(5) **腋神经**：较短小，由腋部转向后，肌支支配三角肌等，皮支分布于肩部皮肤（图 9-13）。

3. **胸神经前支** 共 12 对（图 9-14），除第 1 对大部分参加臂丛、第 12 对部分参加腰丛外，其余均不成丛。第 1～11 对胸神经前支行于相应的肋间隙内，称 **肋间神经**，第 12 对胸神经前支行于第 12 肋的下方，称 **肋下神经**。上 6 对肋间神经支配相应的肋间肌、胸壁皮肤和壁胸膜；下 5 对肋间神经和肋下神经除支配相应的肋间肌、胸壁皮肤和壁胸膜外，还分布于腹前外侧壁肌、皮肤和壁腹膜。

4. **腰丛** 由第 12 胸神经前支的一部分、第 1～3 腰神经前支和第 4 腰神经前支的一部分组成，位于腰大肌深面。腰丛主要分支为股神经（图 9-15）。

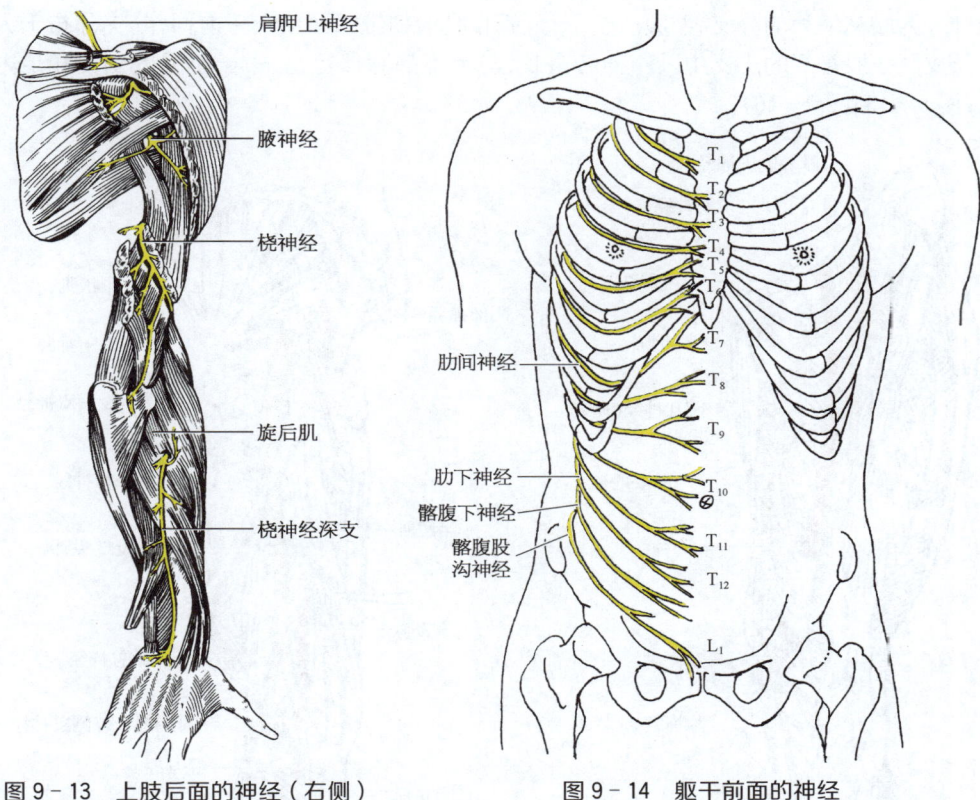

图 9-13　上肢后面的神经（右侧）

图 9-14　躯干前面的神经

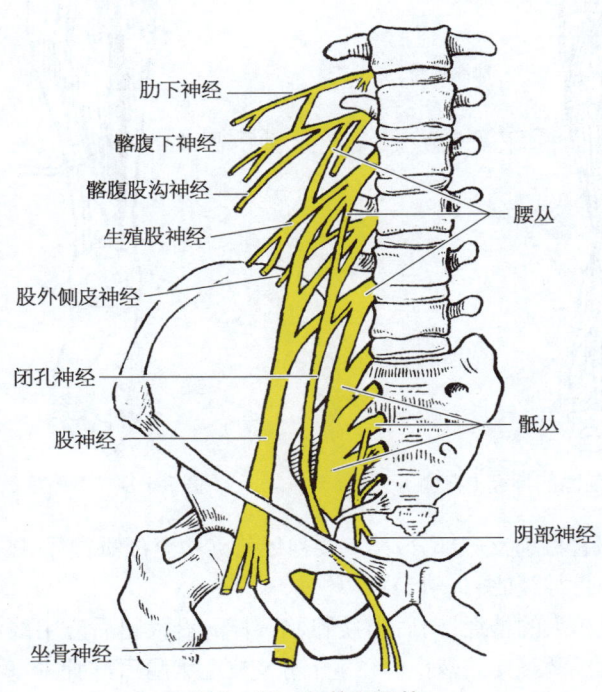

图 9-15　腰丛和骶丛

股神经为腰丛最大的分支,贴腹后壁下行,经腹股沟韧带深面至大腿前面,分支分布于大腿前面的肌及皮肤。股神经的皮支中以隐神经最长,与大隐静脉伴行,分布于小腿内侧面和足内侧缘的皮肤(图9-15、图9-16)。

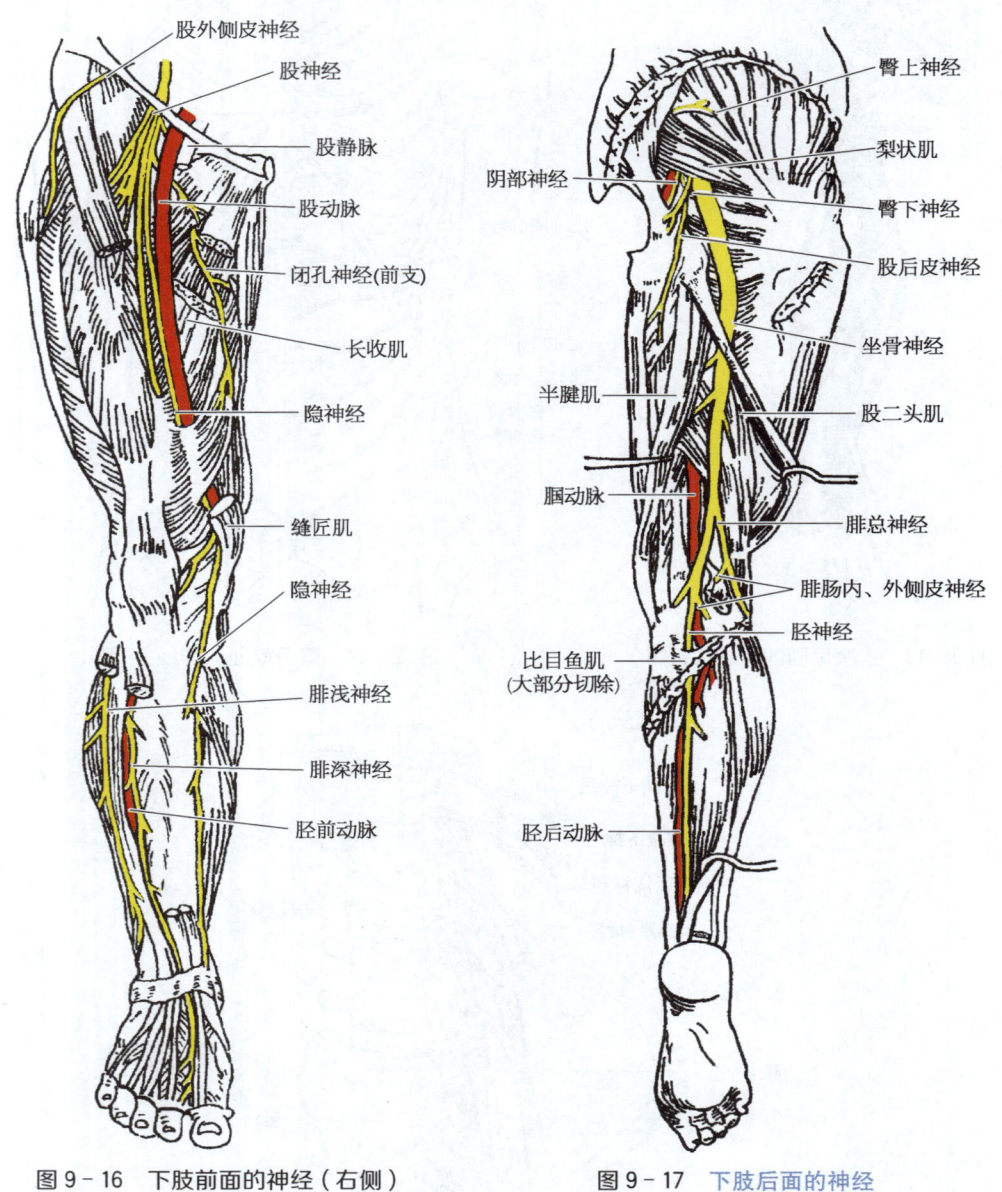

图9-16 下肢前面的神经(右侧)　　　图9-17 下肢后面的神经

**5. 骶丛** 由第4腰神经前支一部分、第5腰神经前支和全部骶神经、尾神经前支组成,位于盆腔后壁。主要分支为坐骨神经(图9-15)。

坐骨神经是全身最粗大的神经,向后出盆腔,至臀部,沿大腿后方中线深面下行,在腘窝上角处分为胫神经和腓总神经两终支。坐骨神经主干分支支配大腿后群肌(图9-17)。

胫神经沿腘窝中线下行,走行于小腿后面浅、深层肌之间,经内踝后下方达足底,分支支配小腿后群肌、足底肌和小腿后面、足底皮肤(图9-17)。

**腓总神经**经腘窝外上缘下行,绕腓骨颈至小腿前面,分出2支,一支称**腓深神经**,走行于小腿前群肌间,经过踝关节前面达足背,分支支配小腿前群肌和足背肌;另一支称**腓浅神经**,走行于小腿外侧群肌间,下行至足背,分支支配小腿外侧群肌和分布于小腿前外侧面、足背的皮肤(图9-16、图9-17)。

## 第三节 脑和脑神经

### 一、脑

**脑**位于颅腔内,可分为**端脑**、**间脑**、**中脑**、**脑桥**、**延髓**和**小脑**6部分(图9-18)。通常将中脑、脑桥和延髓合称为**脑干**。

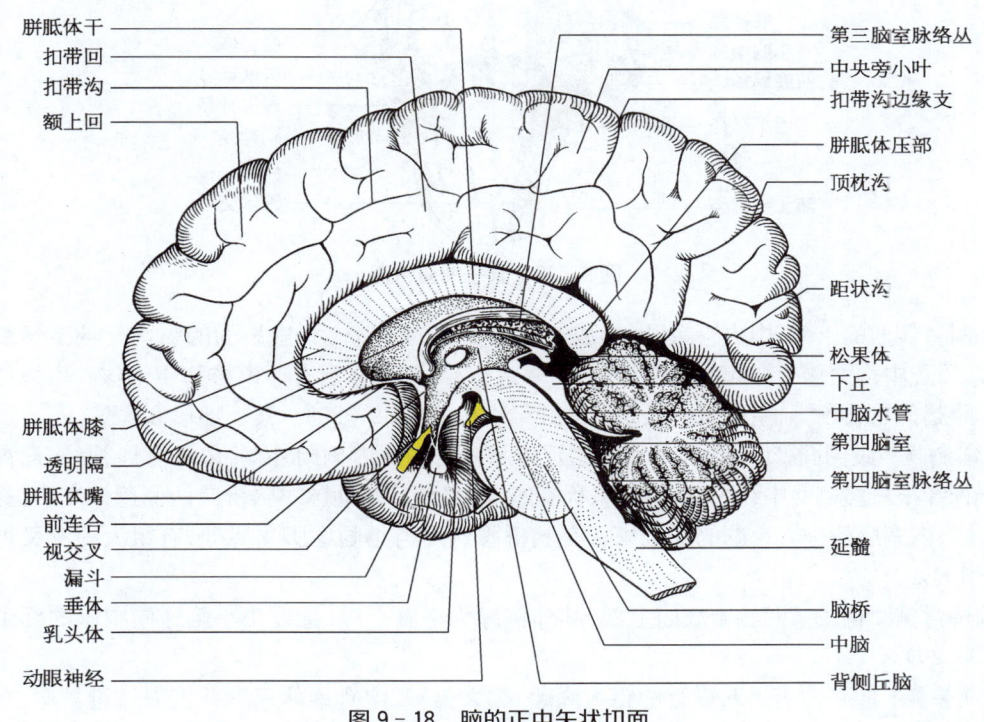

图9-18 脑的正中矢状切面

**(一)脑干**

脑干上接间脑,下续脊髓,背侧连小脑。延髓、脑桥的背面与小脑之间的腔隙为**第四脑室**,第四脑室向上经中脑水管通第三脑室,向下通脊髓中央管。

**1. 脑干的外形**

(1)**延髓**:形似倒置的圆锥体,其上端在腹侧面以延髓脑桥沟与脑桥分界。

延髓腹侧面,脊髓前面的纵沟都延伸至延髓。前正中裂两旁有一对纵行隆起,称锥体,其内有锥体束。在锥体下端,左、右锥体束中的大部分纤维左右交叉形成锥体交叉。锥体后外方的一对卵圆形隆起称橄榄。在锥体和橄榄之间的沟中有舌下神经根出脑。在橄榄后外方的沟内,自上而下有舌咽神经、迷走神经和副神经的根丝附着(图9-19)。

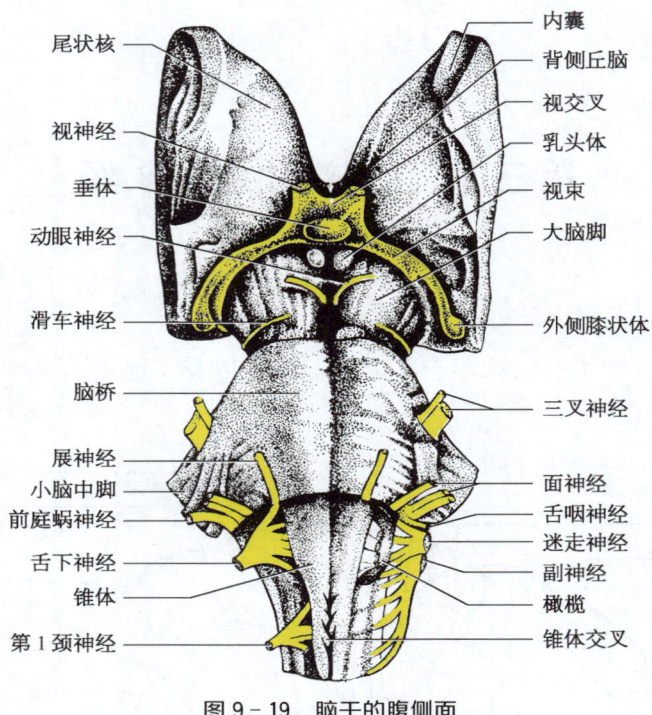

图9-19 脑干的腹侧面

延髓背侧面的上部,中央管敞开,形成第四脑室底的下部。脊髓后面的纵沟延伸至延髓背侧面下部,后正中沟两侧有隆起的薄束结节、楔束结节,其深面分别有薄束核和楔束核。楔束结节外上方的隆起为小脑下脚,主要由进入小脑的纤维束构成(图9-20)。其下部形似脊髓。

(2) 脑桥:腹侧面膨隆宽阔,其下方的延髓脑桥沟内从内侧向外侧,依次有展神经、面神经和前庭蜗神经根。腹侧面中线上有一浅沟,称基底沟,容纳基底动脉。脑桥向两侧逐渐变窄,移行为小脑中脚,内有脑桥进入小脑的纤维束。在脑桥腹侧面与小脑中脚交界处,有粗大的三叉神经根(图9-19)。

脑桥背侧面构成第四脑室底的上部,其外侧缘为小脑上脚,主要由小脑通向中脑的纤维束构成(图9-20)。

(3) 中脑:腹侧面有一对纵行的粗大隆起,称大脑脚,内有锥体束等纤维束通过。左、右大脑脚之间的窝,称脚间窝,窝内有动眼神经根出脑(图9-19)。

中脑背侧面有上、下两对圆形隆起,上方一对称上丘,是视觉皮质下反射中枢;下方一对称下丘,是听觉皮质下反射中枢。在下丘的下方,有滑车神经根出脑(图9-20)。

2. 脑干的内部结构  主要由灰质、白质和网状结构等构成。

(1) 灰质:脑干内的灰质被上、下行和横行的纤维束分割成为许多分散的、大小形态各异的团块,即以神经核形式存在。脑干的神经核分两类,一类是与第Ⅲ~Ⅻ对脑神经相连的脑神经核;另

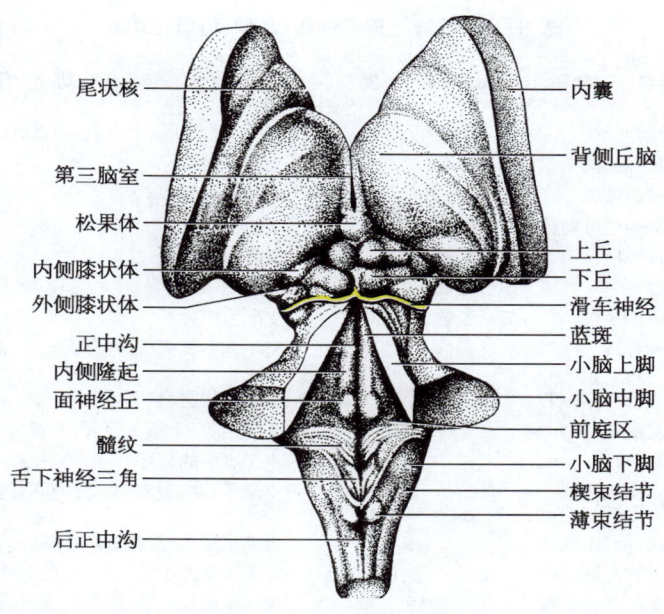

图 9-20 脑干的背侧面

一类是不与脑神经直接相连的非脑神经核。

1) 脑神经核：脑神经核依其功能和性质分为躯体运动核、内脏运动核、躯体感觉核和内脏感觉核(图 9-21，表 9-1)。

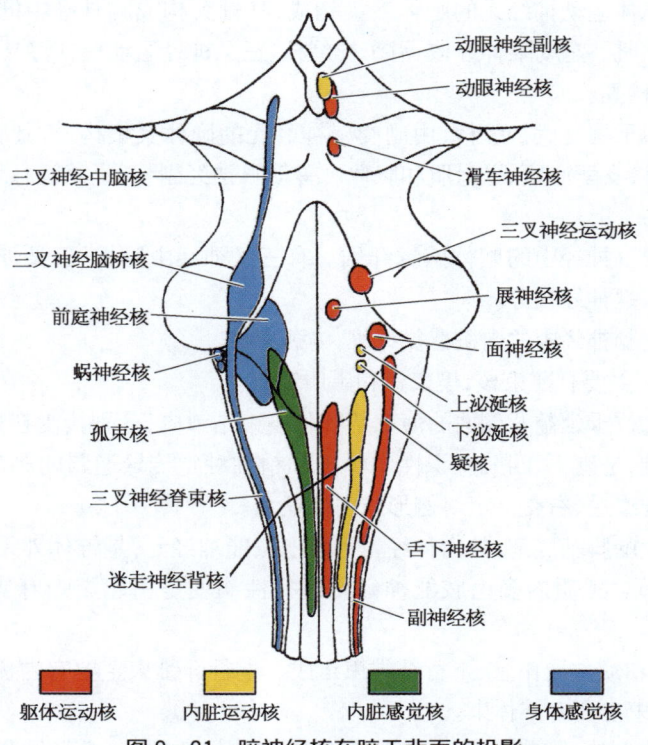

图 9-21 脑神经核在脑干背面的投影

表 9-1　脑神经核的性质、名称、位置和功能

| 性质 | 名称 | 位置 | 功能 |
|---|---|---|---|
| 躯体运动核 | 动眼神经核 | 中脑 | 支配上睑提肌、上直肌、内直肌、下直肌、下斜肌 |
|  | 滑车神经核 | 中脑 | 支配上斜肌 |
|  | 展神经核 | 脑桥 | 支配外直肌 |
|  | 三叉神经运动核 | 脑桥 | 支配咀嚼肌 |
|  | 面神经核 | 脑桥 | 支配面肌 |
|  | 疑核 | 延髓 | 支配咽、喉肌 |
|  | 舌下神经核 | 延髓 | 支配舌肌 |
|  | 副神经核 | 延髓、脊髓颈段 | 支配胸锁乳突肌、斜方肌 |
| 内脏运动核 | 动眼神经副核 | 中脑 | 支配睫状肌、瞳孔括约肌 |
|  | 上泌涎核 | 脑桥 | 支配泪腺、下颌下腺、舌下腺的分泌 |
|  | 下泌涎核 | 延髓 | 支配腮腺的分泌 |
|  | 迷走神经背核 | 延髓 | 支配颈、胸、腹部大部分内脏器官的活动 |
| 躯体感觉核 | 三叉神经中脑核 | 中脑 | 可能接受头面部本体觉冲动 |
|  | 三叉神经脑桥核 | 脑桥 | 接受头面部皮肤、黏膜的触觉冲动 |
|  | 三叉神经脊束核 | 脑桥、延髓 | 接受头面部皮肤、黏膜的痛觉、温度觉冲动 |
|  | 蜗神经核 | 脑桥、延髓 | 接受内耳的听觉冲动 |
|  | 前庭神经核 | 脑桥、延髓 | 接受内耳的平衡觉冲动 |
| 内脏感觉核 | 孤束核 | 延髓 | 上端接受味觉冲动<br>其余大部分接受头、颈、胸、腹部内脏的一般内脏感觉 |

**躯体运动核**由躯体运动神经元的胞体聚集构成，其轴突构成脑神经中的躯体运动纤维，主要分布于头颈部的骨骼肌。有动眼神经核、滑车神经核、三叉神经运动核、展神经核、面神经核、疑核、副神经核、舌下神经核等。

**内脏运动核**均属于副交感神经核，由副交感神经元的胞体聚集构成，其轴突构成脑神经中副交感神经的节前纤维，支配心肌、平滑肌和腺体。有动眼神经副核、上泌涎核、下泌涎核、迷走神经背核等。

**躯体感觉核**接受脑神经中的躯体感觉纤维。有三叉神经中脑核、三叉神经脑桥核、三叉神经脊束核、前庭神经核、蜗神经核等。

**内脏感觉核**接受脑神经中的内脏感觉纤维，为孤束核。

2) **非脑神经核**：主要有薄束核、楔束核和黑质等。

**薄束核**和**楔束核**位于延髓背侧面的薄束结节和楔束结节内，分别接受在脊髓后索内上行而来的薄束和楔束的纤维，是躯干、四肢意识性本体觉和精细触觉传导通路的第二级神经元胞体所在部位。它们发出的纤维左、右交叉至对侧形成内侧丘系。

**黑质**位于中脑大脑脚基底部，其内神经元为多巴胺能神经元，是锥体外系的重要组成部分，参与骨骼肌运动的调节。黑质内多巴胺能神经元退行性病变是引起震颤麻痹（帕金森病）的主要病因。

(2) **白质**：脑干白质主要由上、下行纤维束组成。上行纤维束主要有内侧丘系、脊髓丘系和三叉丘系等，下行纤维束主要有锥体束。

1) **锥体束**：是大脑皮质躯体运动中枢锥体细胞发出的纤维束，支配骨骼肌随意运动，包括两

部分：一部分纤维终止于脑干内的脑神经躯体运动核，即皮质核束（又称皮质脑干束）。另一部分纤维构成皮质脊髓束，皮质脊髓束大部分纤维在锥体下端左、右交叉（锥体交叉）至对侧脊髓外侧索，构成皮质脊髓侧束，小部分纤维不交叉，下行至同侧脊髓前索，构成皮质脊髓前束；两者最后直接或间接止于脊髓前角细胞。

2）内侧丘系：薄束核和楔束核发出纤维在延髓中央管前方左、右交叉，交叉处称内侧丘系交叉，交叉后的上行纤维束，称内侧丘系，向上贯穿脑干，最后终止于背侧丘脑。

3）脊髓丘系：即脊髓丘脑束，是脊髓丘脑前束和脊髓丘脑侧束的合称。两束由脊髓上行至脑干，在延髓合并，经脑桥和中脑，终止于背侧丘脑。

4）三叉丘系：又称三叉丘脑束，是由三叉神经脑桥核和三叉神经脊束核发出纤维，越过中线左、右交叉后组成的上行纤维束，经脑桥和中脑，终止于背侧丘脑。

(3) 脑干网状结构：脑干内除上述神经核和纤维束外，在其中央区域还有一些分散的神经纤维纵横交织成网状，其网眼内散在分布有大、小不等的神经元，此区域称为脑干网状结构。脑干网状结构具有广泛的纤维联系和重要功能。

(二) 小脑

1. 位置与外形　小脑位于颅后窝内，脑桥和延髓的后方，大脑半球枕叶的下方。小脑借小脑上脚、中脚、下脚分别与中脑、脑桥及延髓相连。

小脑上面平坦，下面凸隆。中间部缩细称小脑蚓，两侧部膨大为小脑半球。小脑半球下面靠近小脑蚓的椭圆形隆起部分，称小脑扁桃体（图9-22）。小脑扁桃体紧靠枕骨大孔，当颅内压增高时，小脑扁桃体可被挤入枕骨大孔内，压迫前方的延髓而危及生命，临床上称为小脑扁桃体疝或枕骨大孔疝。

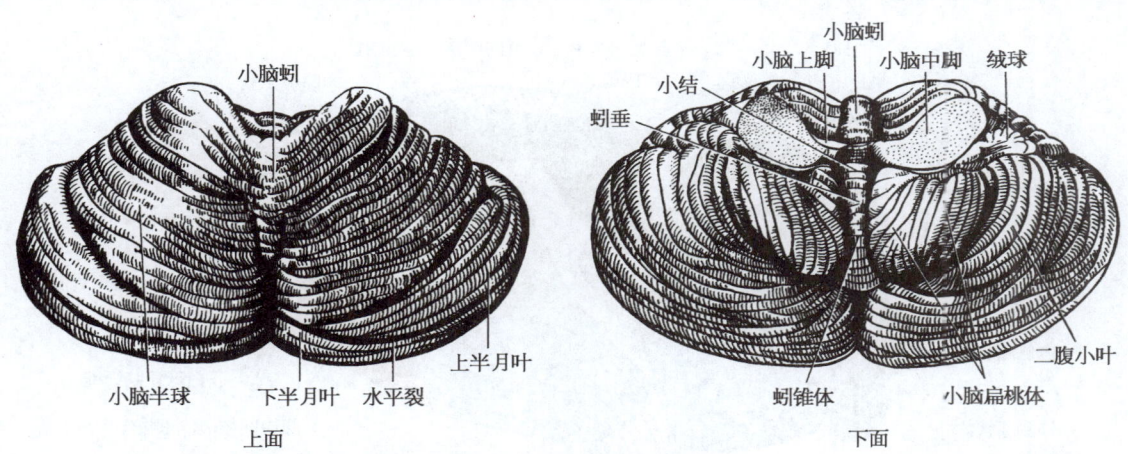

图9-22　小脑的外形

2. 内部结构　小脑的表层为灰质，称为小脑皮质；内部为白质，称为小脑髓质。白质内有4对灰质团块称小脑核，其中最大的为齿状核（图9-23）。

3. 功能　小脑的主要功能是维持身体的平衡、调节肌张力和协调运动。若小脑损伤，则出现平衡障碍、肌张力减退和运动不协调，行走时呈蹒跚步态。

(三) 间脑

间脑位于中脑的前上方，除腹侧一部分露于表面外，其余部分被大脑半球掩盖。两侧间脑之

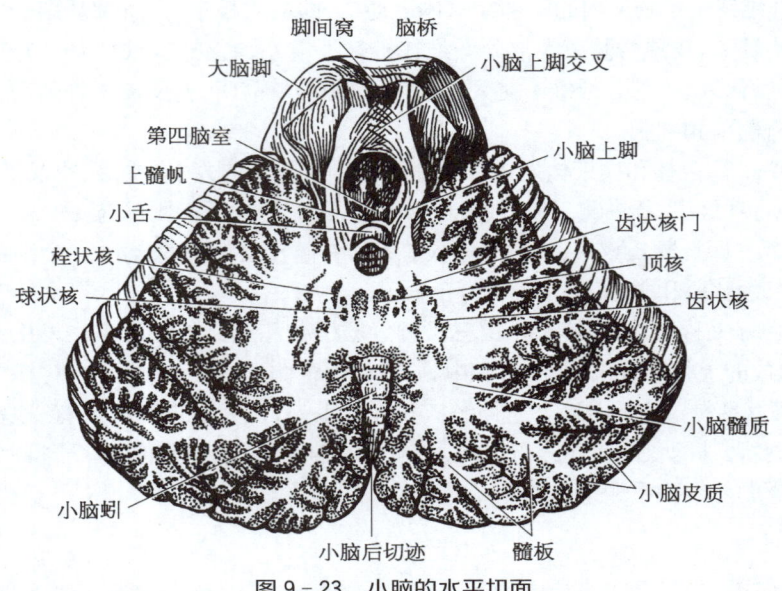

图 9-23 小脑的水平切面

间有一矢状裂隙,称为第三脑室。间脑主要分为背侧丘脑、后丘脑和下丘脑 3 部分。

1. **背侧丘脑** 又称丘脑,为一对卵圆形的灰质团块(图 9-24)。其内侧面为第三脑室,外侧面紧贴内囊;前下方邻接下丘脑,两者以下丘脑沟为界(图 9-18)。背侧丘脑是皮质下高级感觉中枢,全身躯体浅、深感觉都在背侧丘脑中继之后,最后投射到大脑皮质。

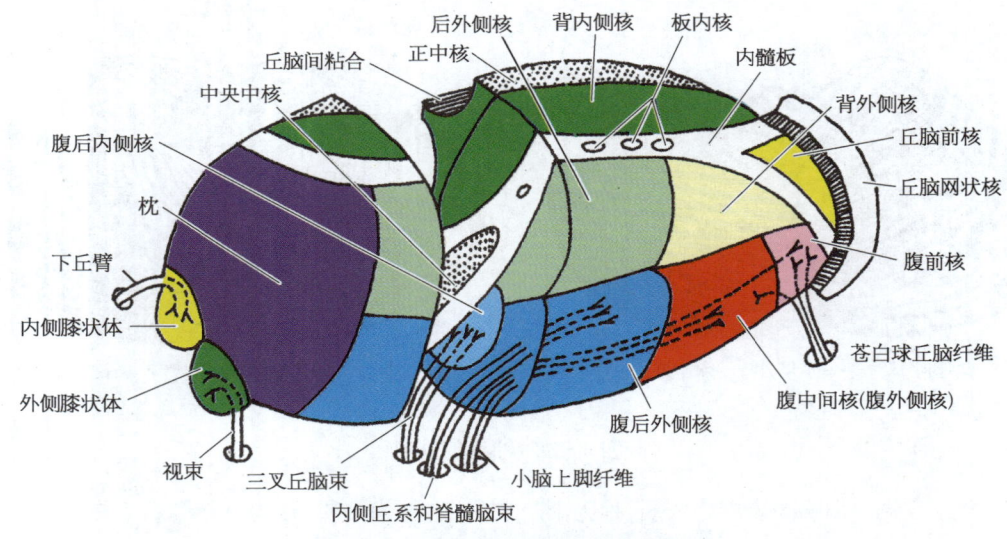

图 9-24 背侧丘脑核团的立体模式图

2. **后丘脑** 位于背侧丘脑后部的外下方,有两对小隆起,分别称为内侧膝状体和外侧膝状体(图 9-20,图 9-24)。内侧膝状体为皮质下听觉中枢,接受听觉纤维,发出纤维构成听辐射,经内囊投射至听觉中枢。外侧膝状体为皮质下视觉中枢,接受视觉纤维,发出纤维构成视辐射,经内囊投射至视觉中枢。

3. **下丘脑** 位于背侧丘脑的前下方,构成第三脑室侧壁和下壁的一部分。其结构从前向后包括视交叉、灰结节和乳头体等。在视交叉后方向前下伸出一细蒂称漏斗,下连垂体(图 9-18)。下丘脑内含有许多核团,如视交叉上方的视上核、第三脑室旁的室旁核(图 9-25)。

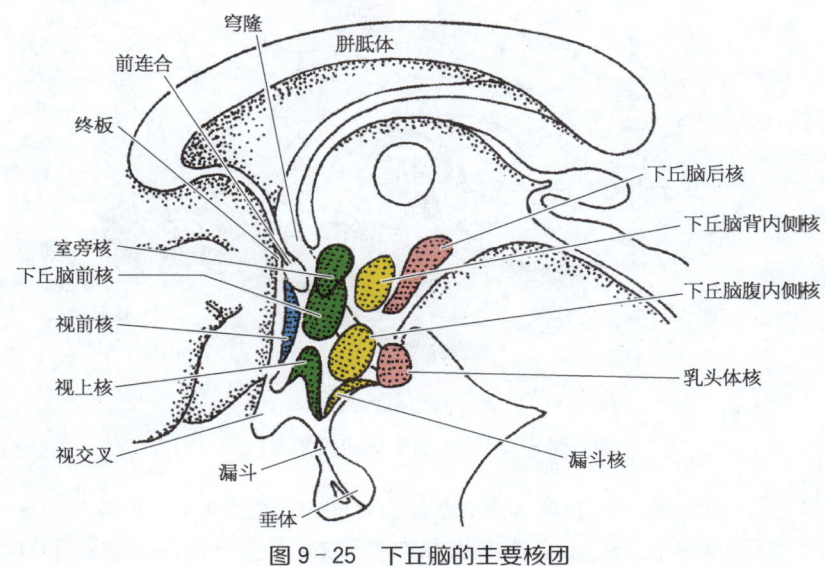

图 9-25 下丘脑的主要核团

下丘脑是重要的皮质下内脏活动中枢,它在大脑皮质的影响下,对内脏的活动起着调节作用。

**(四)端脑**

端脑又称大脑,由左、右大脑半球构成。左、右大脑半球之间的裂隙,称大脑纵裂。大脑纵裂底部是胼胝体,是由连接左、右大脑半球的横行纤维构成。

1. **大脑半球的外形** 大脑半球表面凹凸不平,布满深浅、长短不一的大脑沟。相邻大脑沟之间的隆起部,称大脑回。每侧大脑半球可分为3个面,即上外侧面、内侧面和下面(底面)(图 9-26、图 9-27)。

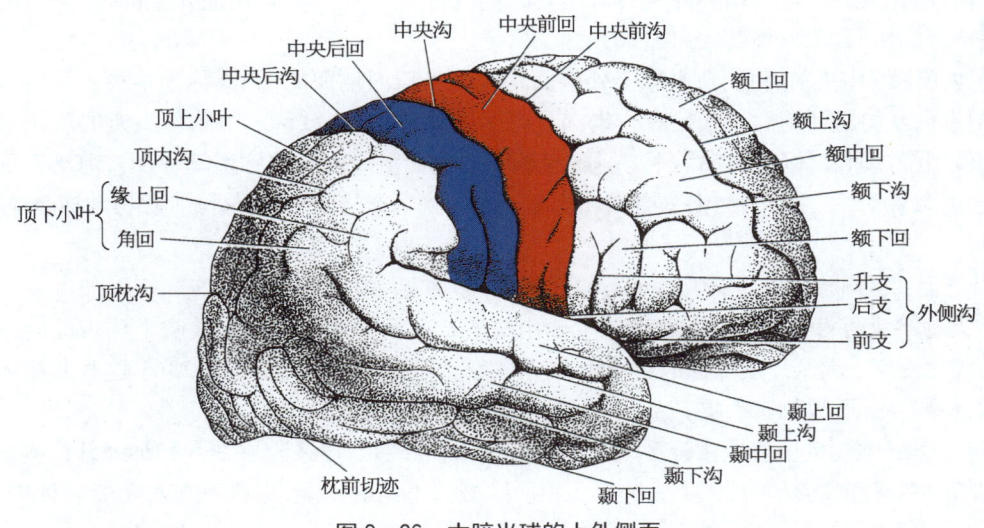

图 9-26 大脑半球的上外侧面

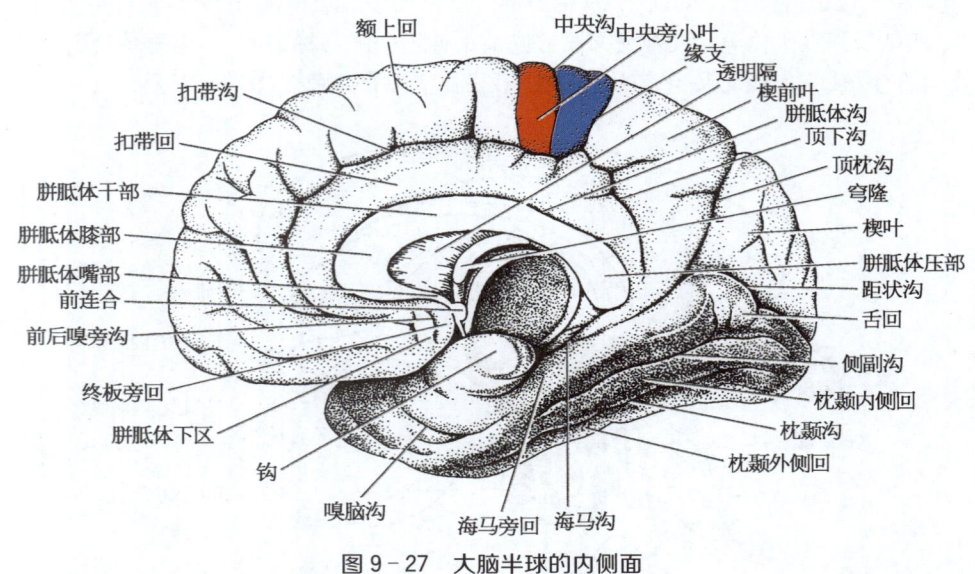

图 9-27 大脑半球的内侧面

(1) **大脑半球的分叶**：每侧大脑半球由 3 条较恒定的沟分为 5 叶(图 9-26、图 9-27)。**中央沟**位于半球上外侧面,起于半球上缘中点稍后方,沿上外侧面斜向前下方,几乎达外侧沟。**外侧沟**位于半球上外侧面,此沟较深,由前下方行向后上方。**顶枕沟**位于半球内侧面后部,由前下向后上,并转至半球的上外侧面。

**额叶**为外侧沟上方和中央沟之前的部分;**顶叶**为外侧沟上方、中央沟与顶枕沟之间的部分;**枕叶**为顶枕沟以后的部分;**颞叶**为外侧沟以下的部分;**岛叶**位于外侧沟的深部,只有拉开外侧沟,才能暴露。

(2) **大脑半球各面的主要沟回**：

1) **上外侧面**：在额叶后部有与中央沟平行的**中央前沟**,两者之间的回为**中央前回**(图 9-26)。在顶叶前部有与中央沟平行的**中央后沟**,两者之间的回为**中央后回**。在颞叶上部、外侧沟的下壁有两条横行的短回,称**颞横回**(图 9-26)。

2) **内侧面**：中央前、后回自半球上外侧面延续到半球内侧面的部分,称为**中央旁小叶**。在枕叶的内侧面,从胼胝体的后方开始有一走向枕叶后端的沟,称**距状沟**。胼胝体上方的脑回为**扣带回**。扣带回绕过胼胝体后端,向前下方延伸至颞叶内侧面上缘的脑回称**海马旁回**。海马旁回的前端弯成钩形,称为**钩**。扣带回、海马旁回和钩围绕在大脑半球与间脑交界处的边缘,合称**边缘叶**(图 9-27)。

3) 下面：在额叶的下面有前后走行的纤维束,称**嗅束**。其前端膨大,称**嗅球**。

**2. 大脑半球的内部结构**　大脑半球主要由灰质和白质构成。覆盖在大脑半球表面的一层灰质称为**大脑皮质**。大脑皮质深面的白质称**大脑髓质**。白质内还有灰质团块,由于这些灰质团块的位置靠近脑的底面,故称**基底核**。左、右大脑半球内的腔隙称左、右侧**脑室**。

(1) **大脑皮质**：大脑皮质由许多大小、形态不一的神经元、神经胶质细胞和神经纤维构成。根据长期临床观察和实验研究,人类大脑皮质不同区域有不同的功能,这些不同的功能区称**中枢**(图 9-28、图 9-29),主要的中枢如下。

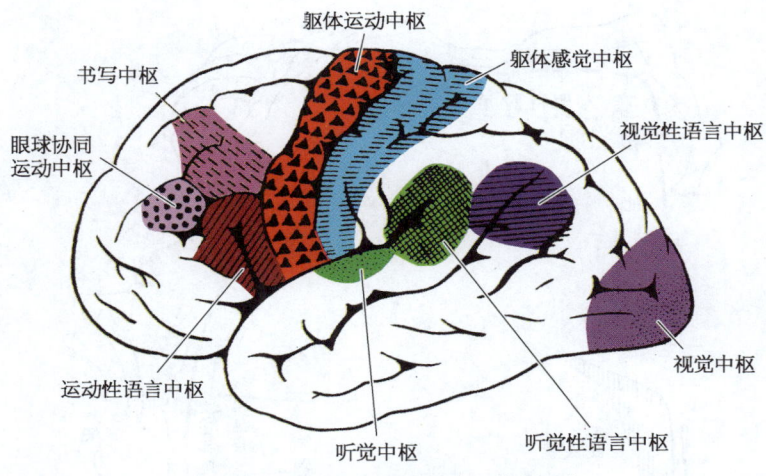

图 9-28　大脑皮质中枢（上外侧面）

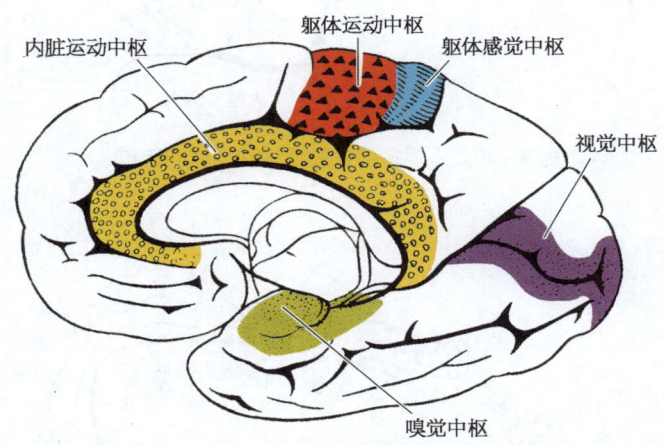

图 9-29　大脑皮质中枢（内侧面）

1) **躯体运动中枢**：位于中央前回和中央旁小叶前部（图 9-28～图 9-30）。此中枢是管理骨骼肌随意运动的最高级中枢，其对骨骼肌运动的管理有以下特点。①对侧支配：一侧躯体运动中枢支配对侧身体的骨骼肌，但眼球外肌、眼裂以上的面肌、咀嚼肌、咽喉肌、部分躯干肌等接受双侧支配。②倒立性：身体各部在躯体运动中枢的代表区形成犹如头下脚上的倒立人形，但头面部是正立的。③身体各部在躯体运动中枢代表区的大小与运动精细复杂程度正相关：运动越精细复杂的部位，其代表区越大。

2) **躯体感觉中枢**：位于中央后回和中央旁小叶后部（图 9-28、图 9-29、图 9-31）。此中枢接受背侧丘脑发出的纤维，管理全身浅、深躯体感觉，其对躯体感觉的管理有以下特点。①对侧管理：一侧躯体感觉中枢接受对侧躯体浅、深感觉冲动。②倒立性：身体各部在躯体感觉中枢的代表区形成犹如头下脚上的倒立人形，但头面部是正立的。③身体各部在躯体感觉中枢代表区的大小与感觉灵敏程度正相关：感觉越灵敏的部位，其代表区越大。

3) **听觉中枢**：位于颞叶的颞横回（图 9-28）。每侧听觉中枢均接受来自双耳的听觉冲动。

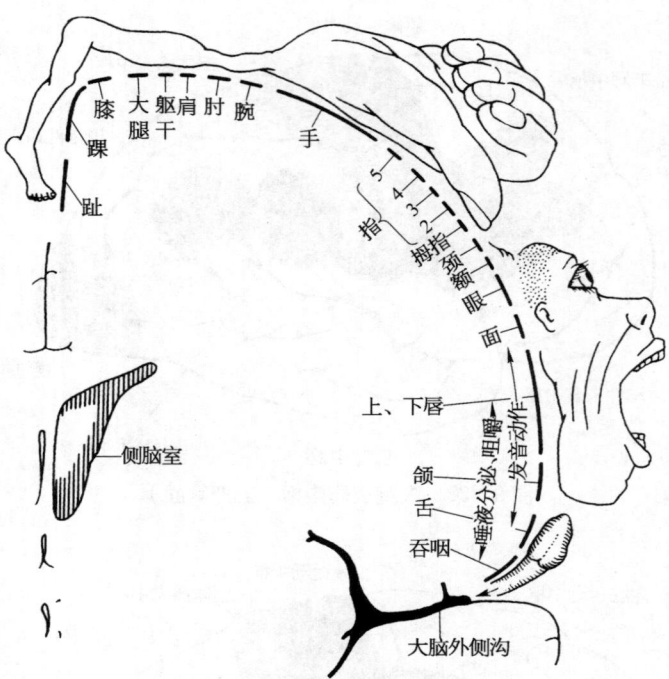

图 9-30 人体各部在躯体运动中枢的定位

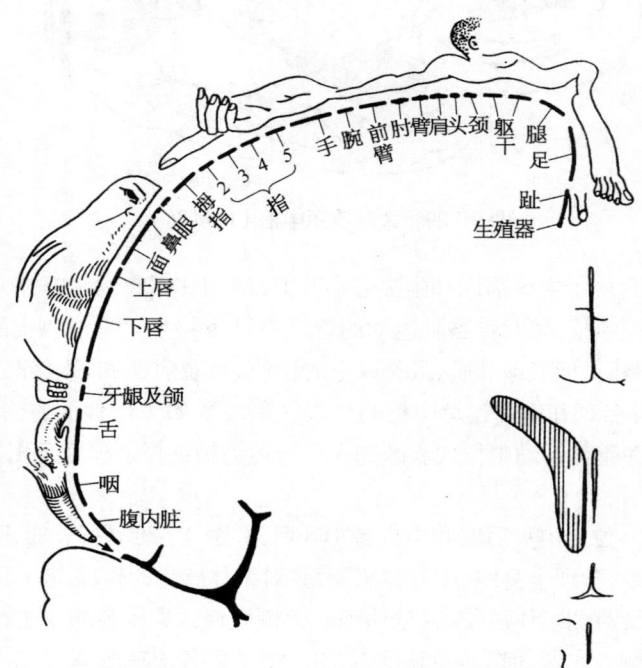

图 9-31 人体各部在躯体感觉中枢的定位

4) **视觉中枢**：位于枕叶内侧面距状沟上、下的皮质(图 9-29)。一侧视觉中枢接受来自同侧眼球视网膜颞侧半和对侧眼球视网膜鼻侧半的视觉冲动。

5) **语言中枢**：是人类大脑皮质所特有的，通常存在于左侧大脑半球，有以下 4 个。

**运动性语言中枢**(说话中枢)：位于额下回后部，紧邻躯体运动中枢管理与发声有关肌的区域。

**书写中枢**：位于额中回后部，紧邻躯体运动中枢管理上肢特别是手肌的区域。

**视觉性语言中枢**(阅读中枢)：位于顶叶的角回。

**听觉性语言中枢**(听话中枢)：位于颞上回后部的缘上回。

(2) **基底核**：为靠近大脑半球底部、包埋在大脑白质内的灰质核团，主要包括**尾状核**和**豆状核**(图 9-32)。尾状核和豆状核合称**纹状体**，有协调肌群运动和调节肌张力等功能。

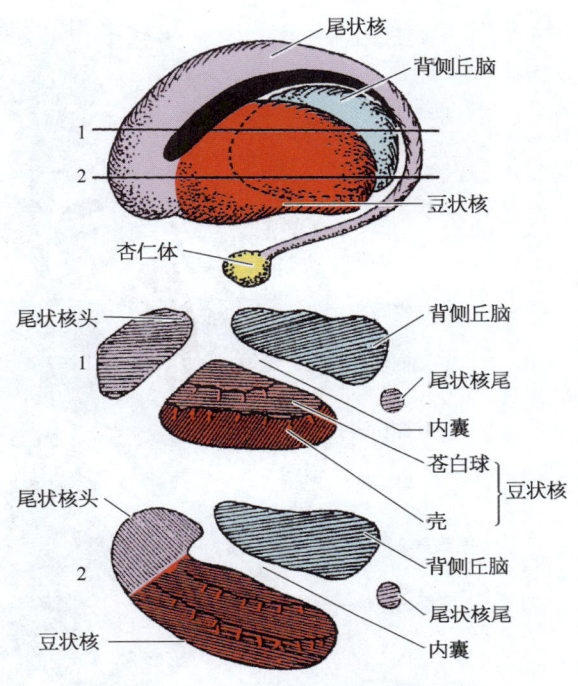

图 9-32 纹状体和背侧丘脑模式图

1) **尾状核**：弯曲如弓状，蹲伏在背侧丘脑的周围，分头、体、尾 3 部分。

2) **豆状核**：位于背侧丘脑外侧，它被白质分成内、外侧两部分，内侧部称**苍白球**，外侧部称**壳**。苍白球是纹状体中最古老的部分，故又称**旧纹状体**；尾状核和壳在进化上较新，故合称**新纹状体**。

(3) **大脑白质**：由大量的神经纤维构成，可分为 3 类(图 9-33)。

1) **连合纤维**：由连接左、右大脑半球皮质的神经纤维构成，其中最主要的是胼胝体。

2) **联络纤维**：为同侧大脑半球各部之间相互联系的纤维。

3) **投射纤维**：为大脑皮质和皮质下中枢之间的上、下行纤维，绝大部分经过内囊。

内囊位于尾状核、背侧丘脑和豆状核之间(图 9-33、图 9-34)，是上、下行投射纤维密集而成的白质区。内囊在水平切面上呈开口向外的"><"形，可分为**内囊前肢**、**内囊膝**和**内囊后肢** 3 部分。内囊前肢位于尾状核和豆状核之间；内囊后肢位于豆状核和背侧丘脑之间；内囊前、后肢相交处，为内囊膝。经内囊前肢的投射纤维主要有额桥束；经内囊膝部的投射纤维有皮质核束；经内囊后肢的投射纤维主要有皮质脊髓束、丘脑皮质束、视辐射和听辐射等。

## 二、脑神经

**脑神经**共有 12 对，排列顺序常用罗马数字表示，即：Ⅰ嗅神经、Ⅱ视神经、Ⅲ动眼神经、Ⅳ滑车神经、Ⅴ三叉神经、Ⅵ展神经、Ⅶ面神经、Ⅷ前庭蜗神经、Ⅸ舌咽神经、Ⅹ迷走神经、Ⅺ副神经、Ⅻ舌下神经(图 9-35)。

脑神经的纤维成分有躯体感觉纤维、内脏感觉纤维、躯体运动纤维和内脏运动纤维 4 种。

① **躯体感觉纤维**：传导来自头面部皮肤、肌、肌腱、关节和口、鼻腔黏膜，以及视器和前庭蜗器的感

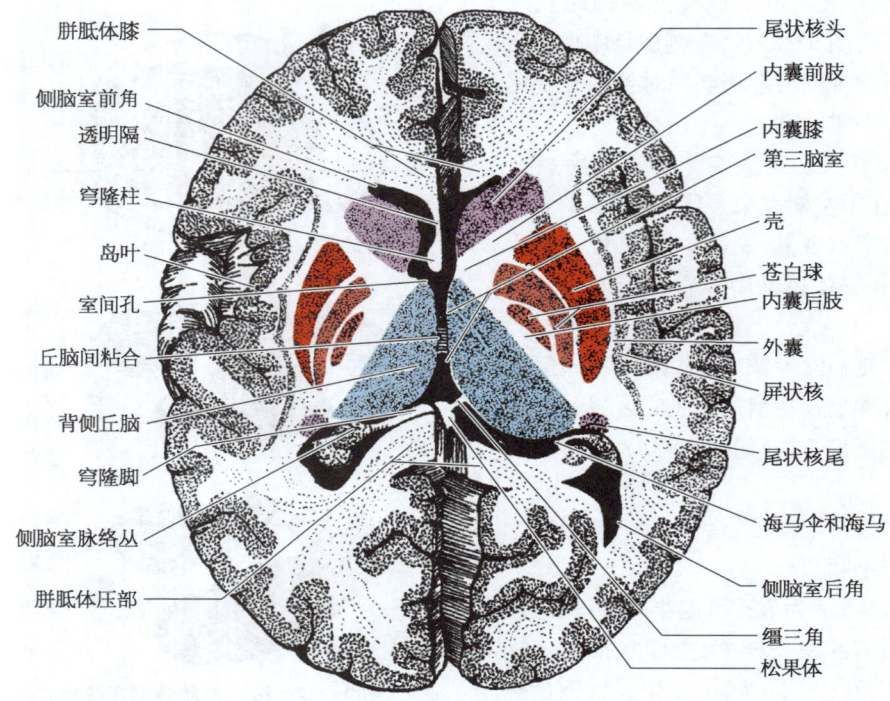

图9-33 大脑半球的水平切面

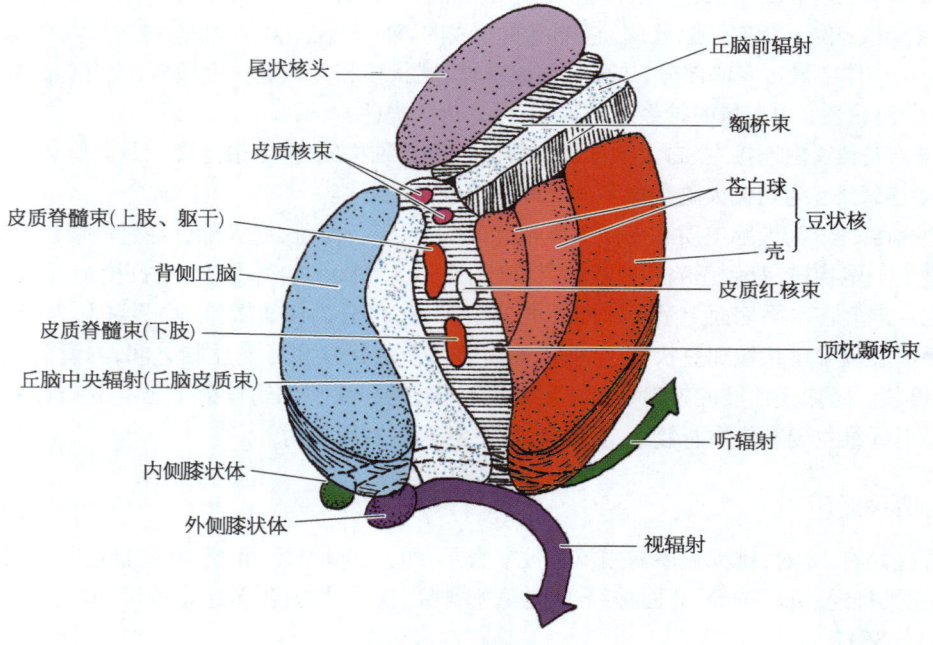

图9-34 内囊模式图

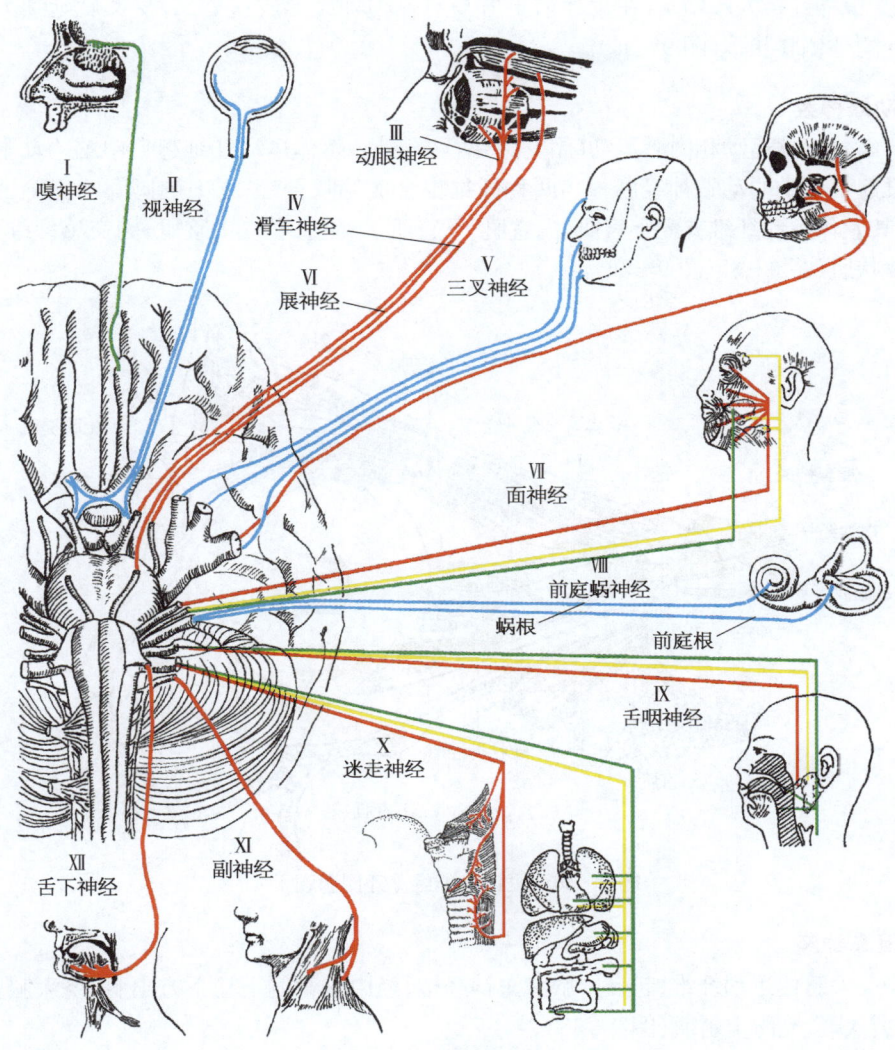

图 9-35 脑神经概况

觉冲动。② **内脏感觉纤维**：传导来自内脏、心血管和腺体，以及嗅器、味器的感觉冲动。③ **躯体运动纤维**：发自脑干躯体运动核，支配头颈部骨骼肌。④ **内脏运动纤维**：发自脑干内脏运动核，均属于副交感纤维，支配心肌、平滑肌和腺体。

各对脑神经中所含的纤维成分不尽相同，可分为3类，即感觉性脑神经(第Ⅰ、Ⅱ、Ⅷ对)、运动性脑神经(第Ⅲ、Ⅳ、Ⅵ、Ⅺ、Ⅻ对)和混合性脑神经(第Ⅴ、Ⅶ、Ⅸ、Ⅹ对)。

### (一) 嗅神经

嗅神经含内脏感觉(嗅觉)纤维，传导嗅觉，起于鼻腔嗅部黏膜的嗅细胞，其中枢突聚集成20多条嗅丝(即嗅神经)，穿筛板入颅前窝，终止于嗅球(图9-35)。

### (二) 视神经

视神经含躯体感觉(视觉)纤维，传导视觉，由视网膜节细胞的轴突在视神经盘处聚集而成，穿眼球后壁,经视神经管入颅中窝,在垂体前上方与对侧视神经形成视交叉,交叉后延续为视束,终止于后丘脑的外侧膝状体(图9-35)。

### (三)动眼神经

动眼神经含躯体运动和内脏运动(副交感)两种纤维。躯体运动纤维起自中脑的动眼神经核,副交感纤维起自中脑的动眼神经副核。两种纤维集合成动眼神经,于中脑脚间窝出脑,向前经眶上裂入眶,其躯体运动纤维支配上直肌、内直肌、下直肌、下斜肌和提上睑肌;副交感纤维支配瞳孔括约肌和睫状肌(图9-35、图9-36)。

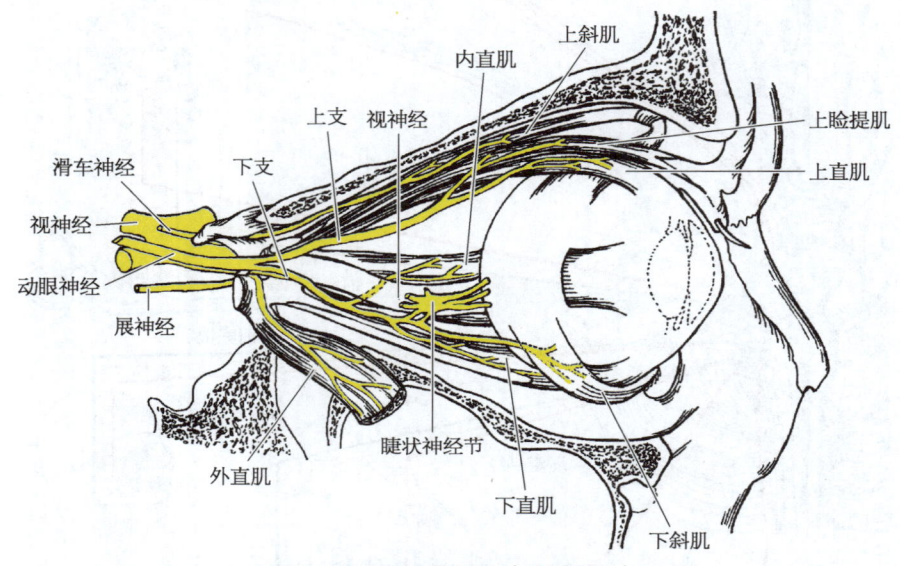

图9-36 眶内的神经(外侧面观)

### (四)滑车神经

滑车神经含躯体运动纤维,起自中脑滑车神经核,经中脑背侧下丘下方出脑,绕大脑脚外侧向前,经眶上裂入眶,支配上斜肌(图9-35)。

### (五)三叉神经

三叉神经为混合性脑神经,含躯体感觉和躯体运动两种纤维。躯体感觉纤维是三叉神经节内假单极神经元的突起,其中枢突经三叉神经根入脑桥,终止于三叉神经脑桥核和三叉神经脊束核;其周围突组成3支:眼神经、上颌神经和下颌神经(图9-35、图9-37)。躯体运动纤维起自脑桥的三叉神经运动核,出脑桥后,经三叉神经节内侧进入下颌神经。

1. **眼神经** 感觉性脑神经,经眶上裂入眶,分布于泪腺、眼球、结膜等处。眼神经有一终支称眶上神经,经眶上孔(或切迹)到额部,分布于额部、上睑和鼻背的皮肤(图9-38)。

2. **上颌神经** 感觉性脑神经,由眶下裂入眶,延续为眶下神经,经眶下孔至面部,分支分布于睑裂和口裂之间的皮肤(鼻背除外)(图9-38)。上颌神经在穿出眶下孔之前,沿途发出分支,分布于上颌牙齿、牙龈以及上颌窦和鼻腔的黏膜等处。

3. **下颌神经** 混合性脑神经,经卵圆孔出颅,然后发出许多分支。其躯体感觉纤维主要分布于下颌牙齿、牙龈和颊部、舌前2/3的黏膜以及耳颞区和口裂以下的面部皮肤(图9-38);躯体运

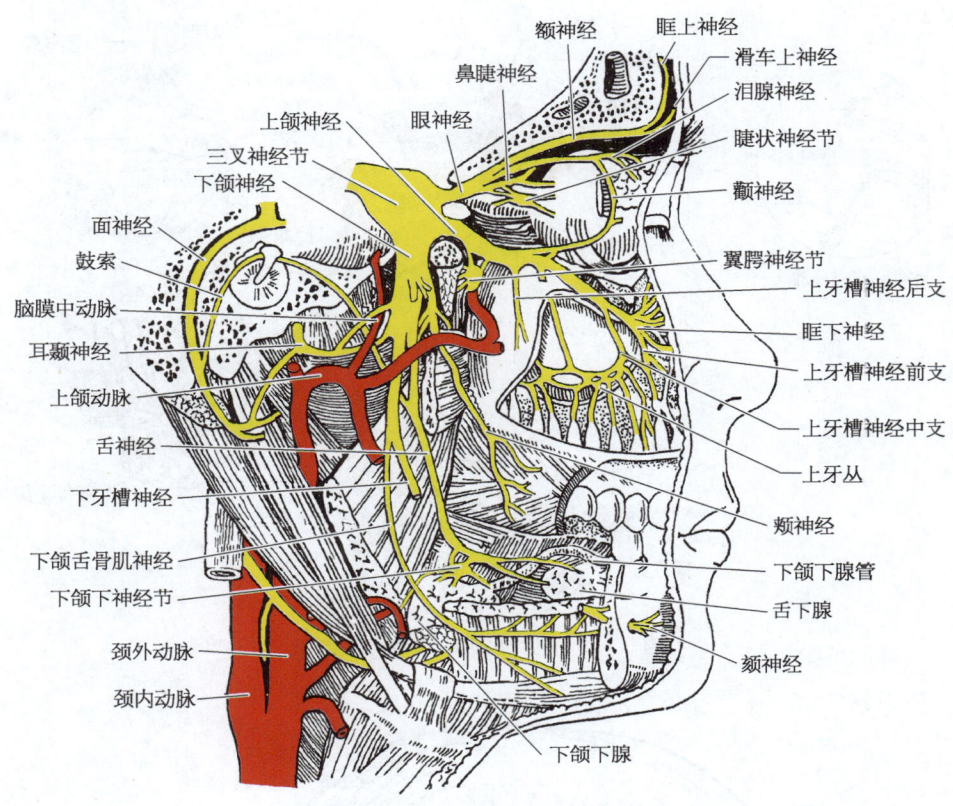

图 9-37 三叉神经（外侧面观）

动纤维支配咀嚼肌运动。

### （六）展神经

展神经含躯体运动纤维，起自脑桥展神经核，经延髓脑桥沟出脑，向前经眶上裂入眶，支配外直肌（图9-35）。

### （七）面神经

面神经为混合性脑神经，主要含有3种纤维（图9-35、图9-39）：躯体运动纤维起自脑桥面神经核，支配面肌；内脏运动（副交感）纤维起自上泌涎核，支配泪腺、下颌下腺和舌下腺；内脏感觉（味觉）纤维传导舌前2/3的味觉，终止于延髓孤束核。

面神经主干自延髓脑桥沟出脑后，经内耳门、内耳道入面神经管，再经茎乳孔出颅，进入腮腺，分支交织成丛，由丛发出分支呈扇形至面肌（图9-40）。

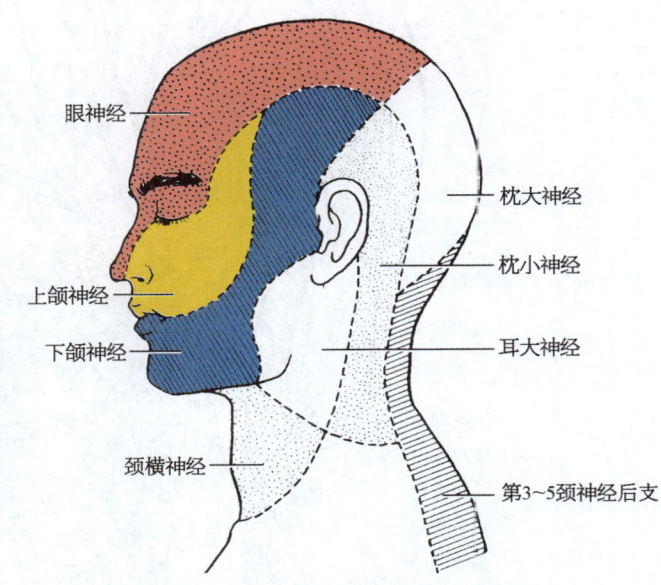

图 9-38 头面部皮神经分布示意图

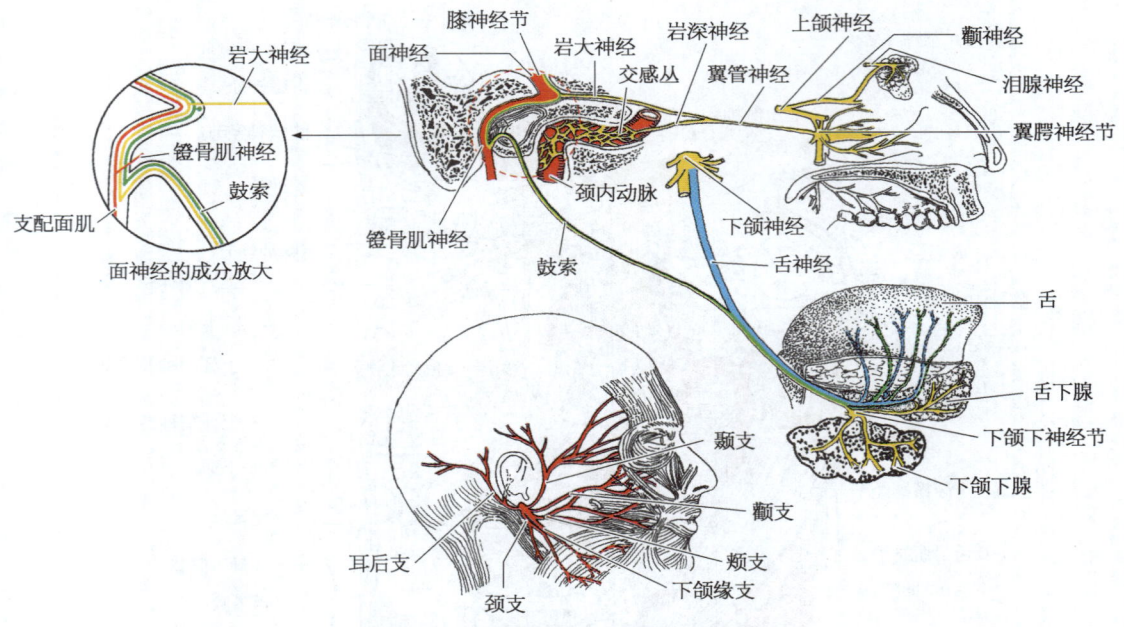

图 9-39 面神经的纤维成分及分布

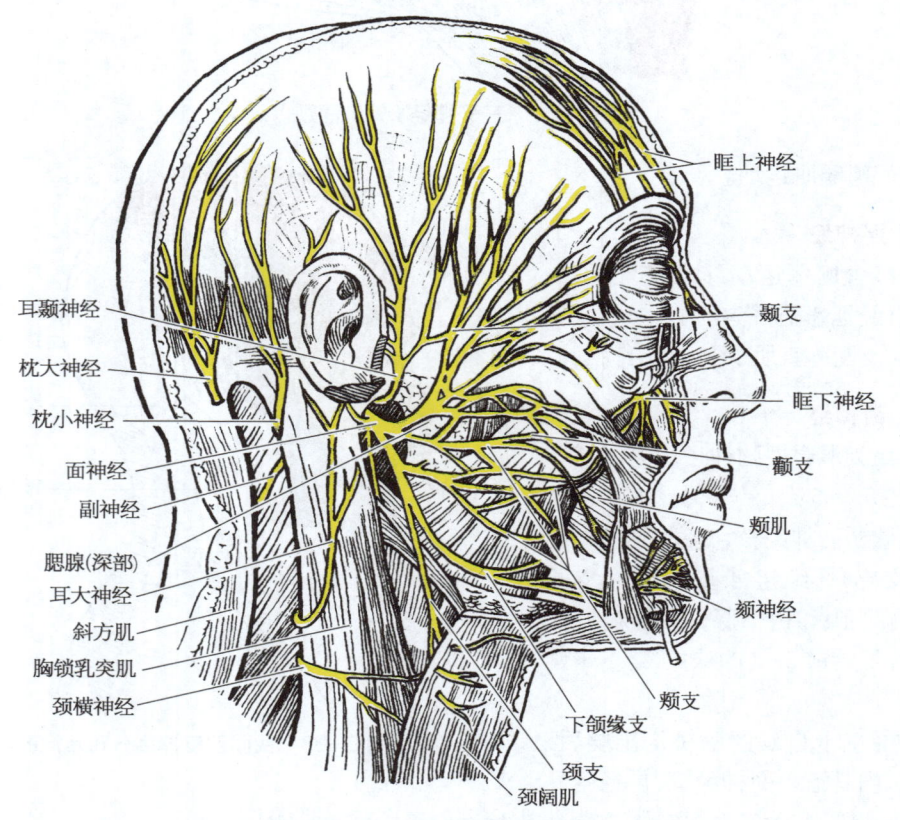

图 9-40 面神经在面部的分支

面神经躯体运动纤维随面神经主干至面肌,支配面肌运动。内脏运动纤维和内脏感觉纤维均在面神经管内自面神经主干分出,前者分布于泪腺、下颌下腺和舌下腺,管理其分泌;后者分布于舌前2/3黏膜的味蕾,管理味觉(图9-39)。

### (八)前庭蜗神经

前庭蜗神经含躯体感觉纤维,由前庭神经和蜗神经组成,经内耳道、内耳门入颅,于延髓脑桥沟入脑(图9-41)。

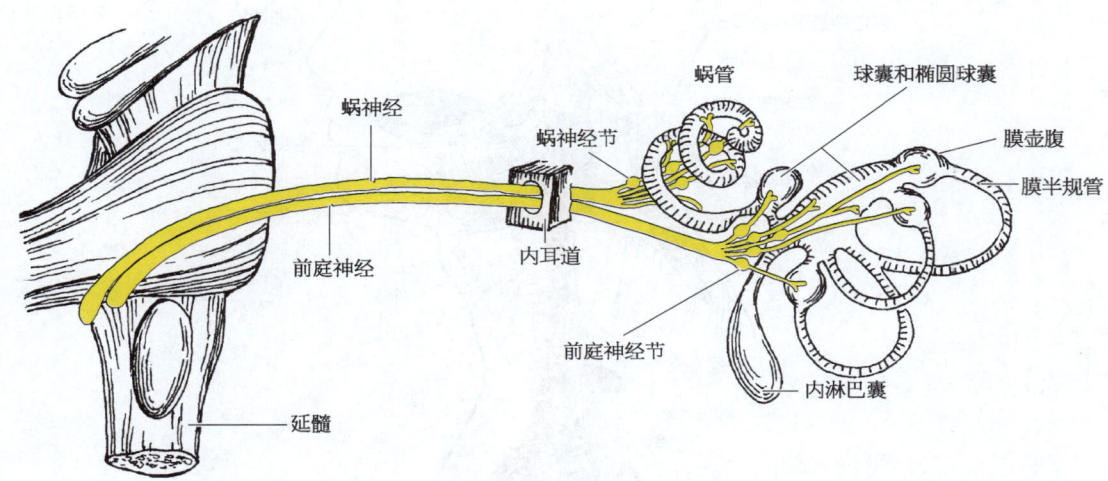

图9-41 前庭蜗神经

前庭神经传导平衡觉,由内耳前庭神经节双极神经元的中枢突组成,终止于脑桥前庭神经核,其周围突分布至前庭器。蜗神经传导听觉,由内耳蜗神经节双极神经元的中枢突组成,终止于蜗神经核,其周围突分布至螺旋器。

### (九)舌咽神经

舌咽神经为混合性脑神经,主要含内脏感觉、内脏运动(副交感)、躯体运动3种纤维。舌咽神经在延髓侧面出脑,经颈静脉孔出颅,弓形向前至舌后1/3和咽(图9-42)。

舌咽神经内脏感觉纤维分布于舌后1/3和咽、软腭和腭扁桃体等处黏膜,司一般感觉和舌后1/3味觉,入脑后止于孤束核。内脏运动(副交感)纤维起自延髓的下泌涎核,支配腮腺的分泌。躯体运动纤维起自延髓疑核,支配咽肌。

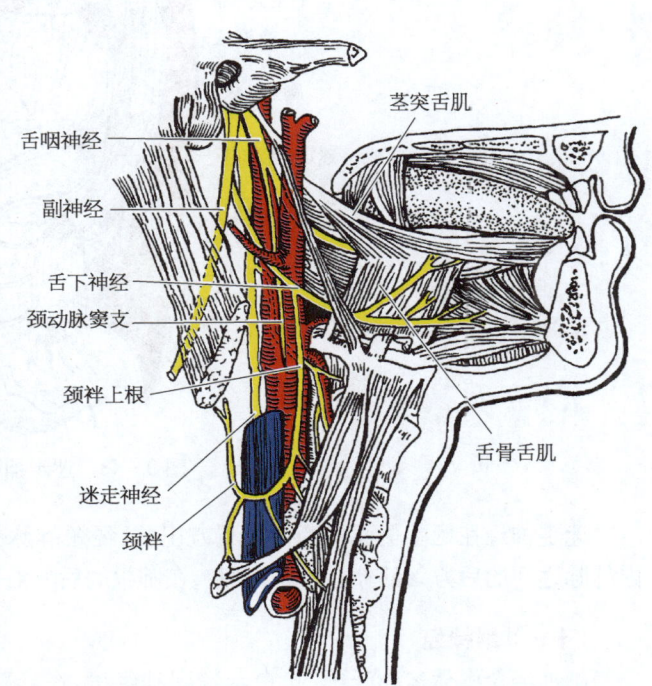

图9-42 舌咽神经、迷走神经、副神经和舌下神经

### (十) 迷走神经

**迷走神经**为混合性脑神经，是行程最长、分布范围最广的脑神经（图 9-42、图 9-43），含有 4 种纤维。内脏运动（副交感）纤维是迷走神经的主要成分，起自延髓迷走神经背核，管理颈、胸、腹部大部分内脏器官的运动和腺体分泌；内脏感觉纤维分布到颈、胸、腹部大部分内脏器官，管理内脏感觉，入脑后终于孤束核；躯体运动纤维起自疑核，支配咽肌、喉肌的运动；躯体感觉纤维分布于耳郭和外耳道的皮肤，入脑后终于三叉神经脊束核。

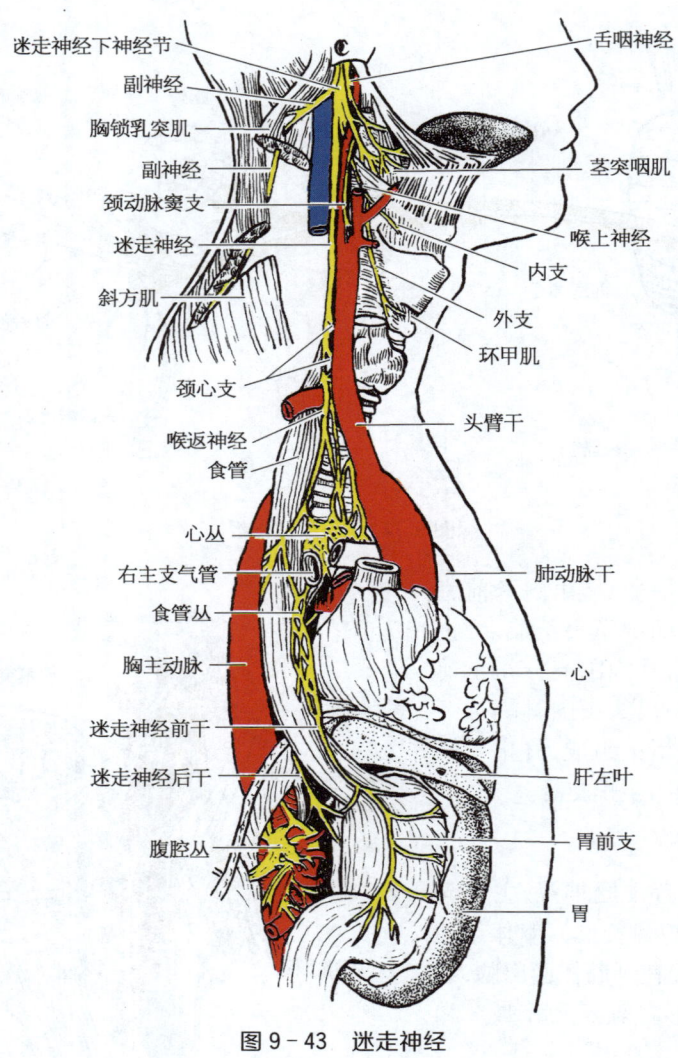

图 9-43 迷走神经

迷走神经在延髓侧面舌咽神经下方出脑，经颈静脉孔出颅。在颈部行于颈内、颈总动脉和颈内静脉之间的后方，经胸廓上口入胸腔，在肺根的后方沿食管壁两侧下降，穿膈的食管裂孔入腹腔。

### (十一) 副神经

**副神经**含躯体运动纤维，起自延髓副神经核，在延髓侧面迷走神经下方出脑，经颈静脉孔出颅，到达并支配胸锁乳突肌和斜方肌（图 9-42）。

## (十二) 舌下神经

舌下神经含躯体运动纤维,起自延髓舌下神经核,在延髓锥体外侧出脑,经舌下神经管出颅,弓形向前入舌,支配舌肌(图 9-42)。

# 第四节 传导通路

传导通路是指感受器或效应器与大脑高级中枢之间、由若干级神经元依次相连组成的传递神经冲动的通路。由感受器产生的神经冲动经传入神经、各级中枢至大脑皮质感觉中枢的神经通路称感觉传导通路,又称上行传导通路;由大脑皮质运动中枢发出的指令经皮质下各级中枢、传出神经至效应器的神经通路称运动传导通路,又称下行传导通路。

## 一、感觉传导通路

### (一) 本体感觉传导通路

本体感觉又称深感觉,是指来自肌、肌腱、关节等处的位置觉、运动觉和震动觉。本体感觉传导通路可分为意识性和非意识性本体感觉传导通路。本节仅叙述躯干和四肢意识性本体感觉传导通路。

躯干和四肢意识性本体感觉传导通路是将躯干和四肢本体感觉传入大脑皮质而引起感知的传导通路,该传导通路还传导来自躯干和四肢皮肤的精细触觉,由3级神经元组成(图9-44)。

第1级神经元:为脊神经节内的假单极神经元,其周围突分布至肌、腱、关节和皮肤的感受器;中枢突经后根进入脊髓同侧后索中上行,其中来自脊髓第4胸段以下的纤维在后索内侧部形成薄束,来自脊髓第4胸段以上的纤维在薄束的外侧形成楔束。两束向上行至延髓,分别止于薄束核和

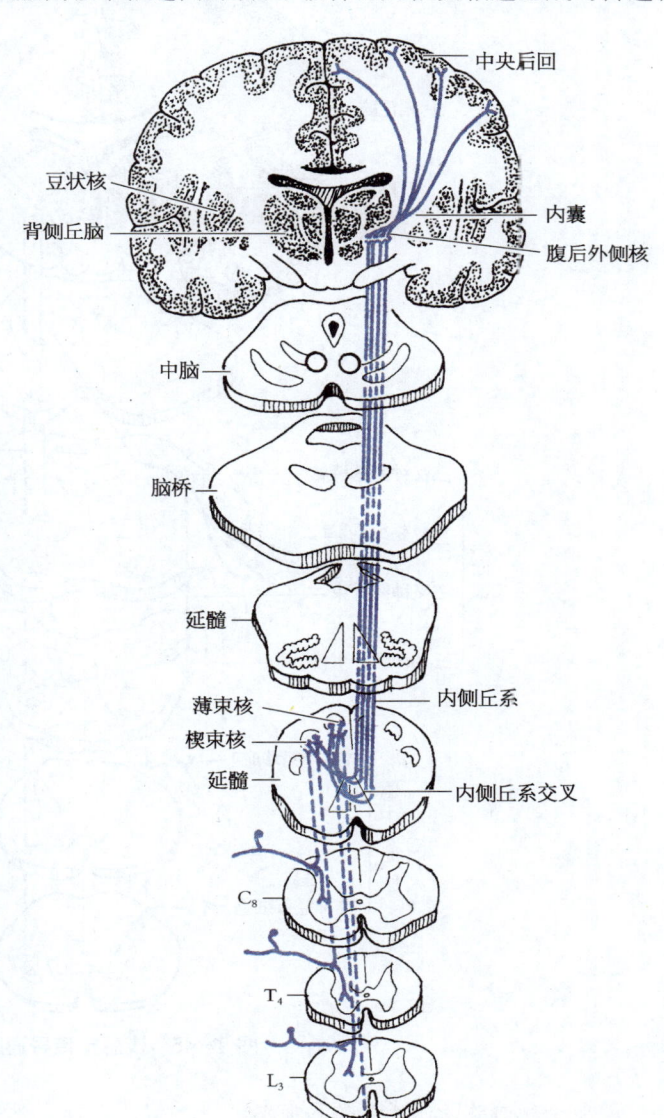

图 9-44 躯干和四肢的意识性本体感觉和精细触觉传导通路

楔束核。

第2级神经元：为薄束核和楔束核内的神经元，它们发出的纤维左、右交叉（内侧丘系交叉）到对侧上行组成内侧丘系，经延髓、脑桥、中脑，止于背侧丘脑。

第3级神经元：为背侧丘脑内的神经元，它们发出的纤维参与组成丘脑皮质束，经内囊后肢，止于中央后回上2/3和中央旁小叶后部。

### （二）浅感觉传导通路

浅感觉传导通路传导皮肤、黏膜的痛觉、温度觉和粗触觉冲动，由3级神经元组成（图9-45）。

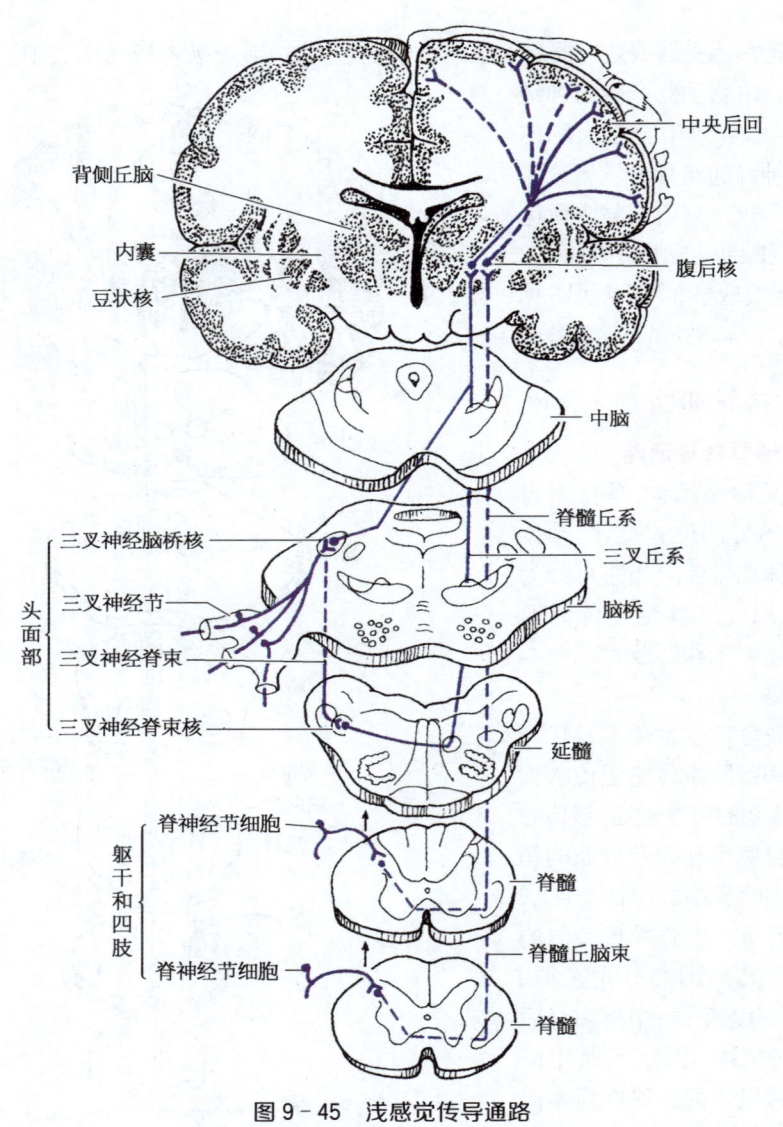

图9-45 浅感觉传导通路

**1. 躯干和四肢的浅感觉传导通路**

第1级神经元：为脊神经节内的假单极神经元，其周围突随脊神经分布于躯干、四肢皮肤内的痛觉、温觉和粗触觉感受器;中枢突经后根进入脊髓终止于后角细胞。

第 2 级神经元:为脊髓后角细胞,它们发出的纤维,经白质前连合交叉至对侧外侧索和前索内上行,分别组成脊髓丘脑侧束(传导痛、温度觉)和脊髓丘脑前束(传导粗触觉)。两束向上至延髓合为脊髓丘脑束(脊髓丘系),继续向上经延髓、脑桥和中脑,止于背侧丘脑。

第 3 级神经元:为背侧丘脑内的神经元,它们发出的纤维参与组成丘脑皮质束,经内囊后肢,止于中央后回上 2/3 和中央旁小叶后部。

### 2. 头面部的浅感觉传导通路

第 1 级神经元:为三叉神经节内的假单极神经元,其周围突经三叉神经的 3 个分支分布于头面部皮肤和黏膜感受器;中枢突组成三叉神经感觉根入脑桥,其中触觉纤维止于三叉神经脑桥核,痛、温觉纤维止于三叉神经脊束核。

第 2 级神经元:为三叉神经脑桥核和三叉神经脊束核内的神经元,它们发出的纤维交叉到对侧上行,组成三叉丘系,止于背侧丘脑。

第 3 级神经元:为背侧丘脑内的神经元,它们发出纤维参与组成丘脑皮质束,经内囊后肢投射到中央后回下 1/3。

### (三) 视觉传导通路

当眼球固定向前平视时,所能看到的空间范围称为视野,可分为颞侧半和鼻侧半。因眼的屈光系统对光线的折射作用,故而使一眼视野颞侧半的物像投射到同侧眼球视网膜鼻侧半,视野鼻侧半的物像投射到同侧眼球视网膜的颞侧半。

视觉传导通路也由 3 级神经元组成(图 9-46)。

第 1 级神经元:为视网膜内的双极神经元,其周围突至视觉感受器(视锥细胞和视杆细胞),中枢突止于视网膜内的节细胞。

第 2 级神经元:为视网膜内的节细胞,其轴突在视神经盘处聚集成视神经,经视神经管入颅,经视交叉、视束,止于后丘脑的外侧膝状体。在视交叉处,仅来自双眼视网膜鼻侧半的纤维左右交叉,进入对侧视束;而来自双眼视网膜颞侧半的纤维不交叉,直接进入同侧视束。

第 3 级神经元:为外侧膝状体内的神经元,其轴突组成视辐射,经内囊后肢投射到枕叶距状沟上、下皮质的视觉中枢。

## 二、运动传导通路

运动传导通路包括锥体系和锥体外系,两者在功能上互相协调、互相配合,共同完成人体各项复杂的骨骼肌随意运动。

### (一) 锥体系

**锥体系**是管理骨骼肌随意运动的系统,主要由上、下运动神经元组成。

上运动神经元为锥体细胞,其胞体主要位于中央前回和中央旁小叶前部,它们的轴突组成锥体束。锥体束分为皮质脊髓束和皮质核束。

下运动神经元是脑干躯体运动核和脊髓前角细胞,前者发出的轴突参与构成脑神经中的躯体运动纤维,主要支配头颈部骨骼肌运动;后者发出的轴突参与构成脊神经中的躯体运动纤维,支配躯干、四肢骨骼肌运动。

**1. 皮质脊髓束** 主要起自中央前回上 2/3 及中央旁小叶前部的锥体细胞,经内囊后肢、中脑、

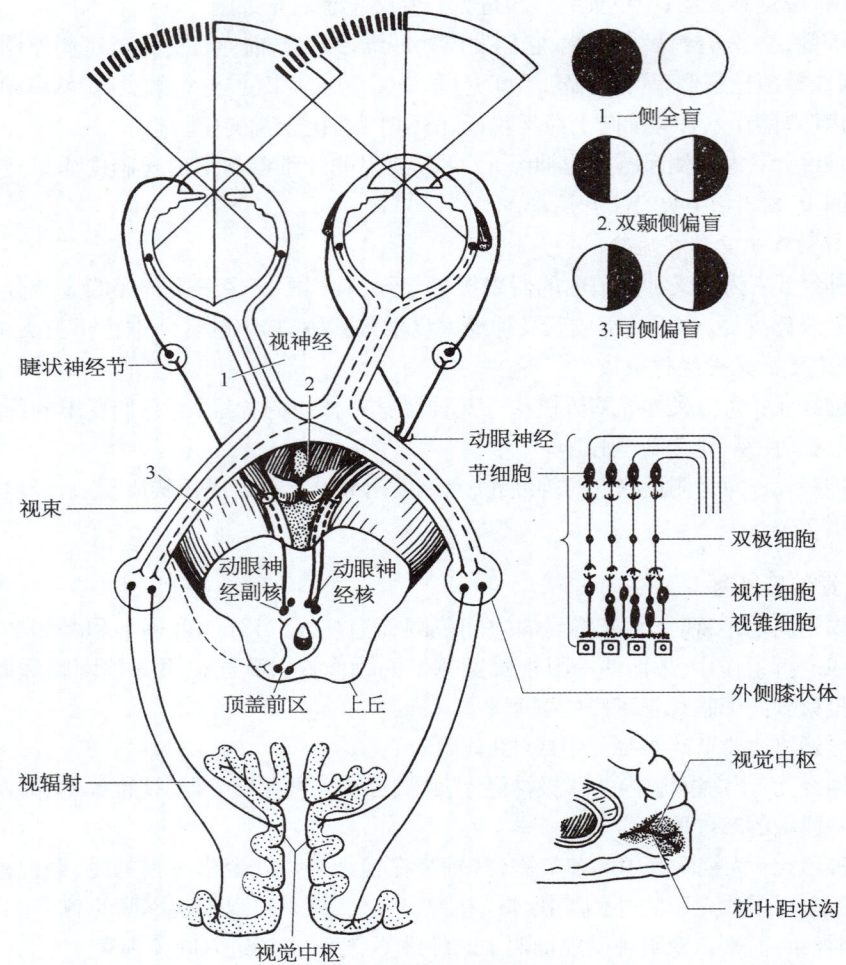

图 9-46 视觉传导通路和瞳孔对光反射通路

脑桥下行至延髓,形成锥体,纤维大部分在锥体交叉处左、右交叉。交叉后的纤维下降至脊髓外侧索,形成皮质脊髓侧束,皮质脊髓侧束在脊髓内下行中终止于各节段同侧的前角细胞。小部分纤维在延髓不交叉,下行于同侧脊髓前索内,形成皮质脊髓前束,此束仅存在于脊髓中胸节段以上,它在下降中逐节交叉到对侧,止于前角细胞(图9-47)。

2. **皮质核束** 主要起自中央前回下1/3的锥体细胞,经内囊膝下行到脑干,在脑干中陆续分出纤维终止于脑干躯体运动核。其中除面神经核下部(支配面下部表情肌)及舌下神经核只接受对侧皮质核束的纤维外,其余的脑干躯体运动核都接受双侧皮质核束支配(图9-47)。因此,一侧皮质核束受损(如内囊出血),只表现为对侧面下部表情肌和对侧舌肌瘫痪。

### (二) 锥体外系

锥体外系是指锥体系以外的可以控制和影响骨骼肌运动的传导通路,为多级神经元链。锥体外系主要功能是调节肌张力、协调骨骼肌的运动、维持体态姿势、完成习惯性和节律性动作。

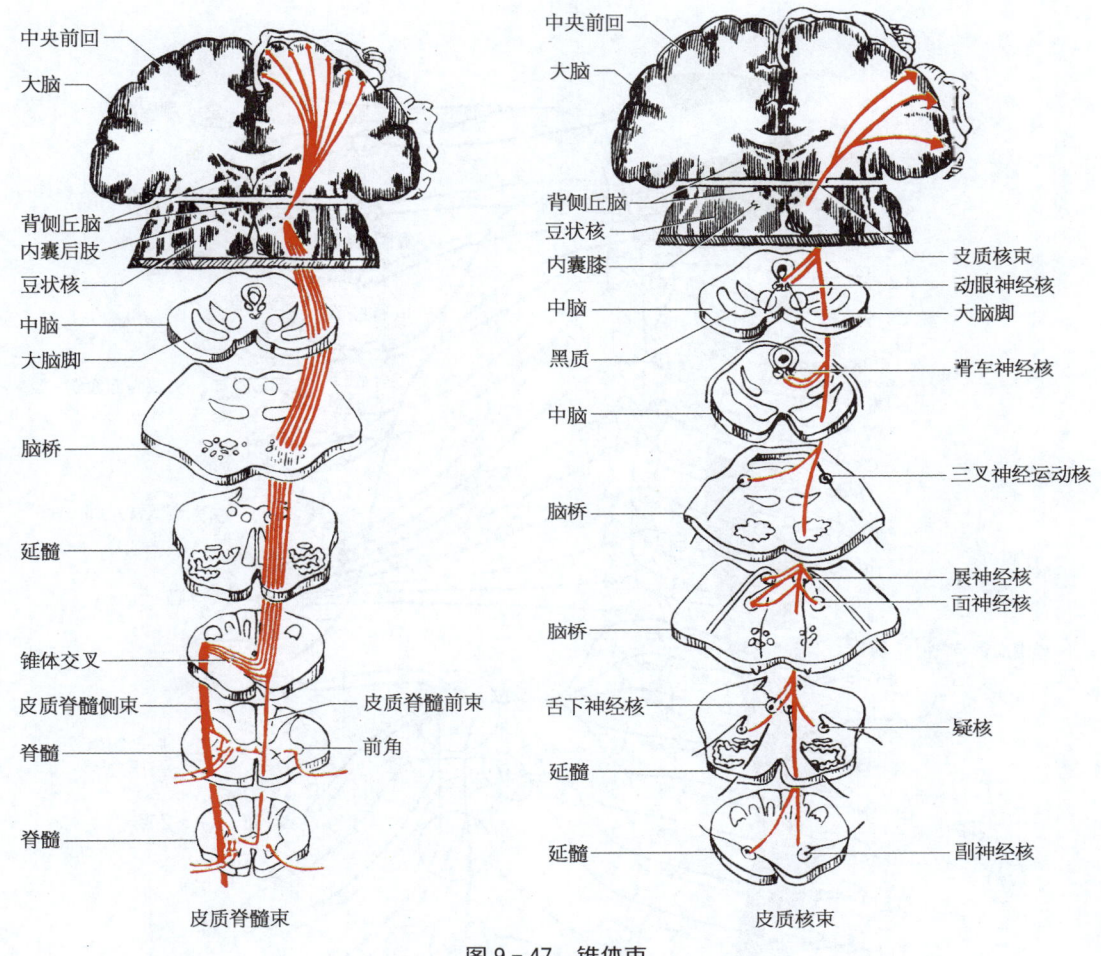

图 9-47 锥体束

# 第五节　内脏神经系统

**内脏神经系统**是整个神经系统的一个组成部分,主要分布于内脏、心血管和腺体(图9-48)。内脏神经和躯体神经一样,含有运动(传出)和感觉(传入)两种纤维,分别称内脏运动神经和内脏感觉神经。

内脏运动神经调节内脏和心血管的运动、控制腺体的分泌,通常不受人的意志控制,故又称**自主神经系统**(也称**植物神经系统**)。

## 一、内脏运动神经

内脏运动神经根据功能的不同,分为**交感神经**和**副交感神经**,两者均有中枢部和周围部。内

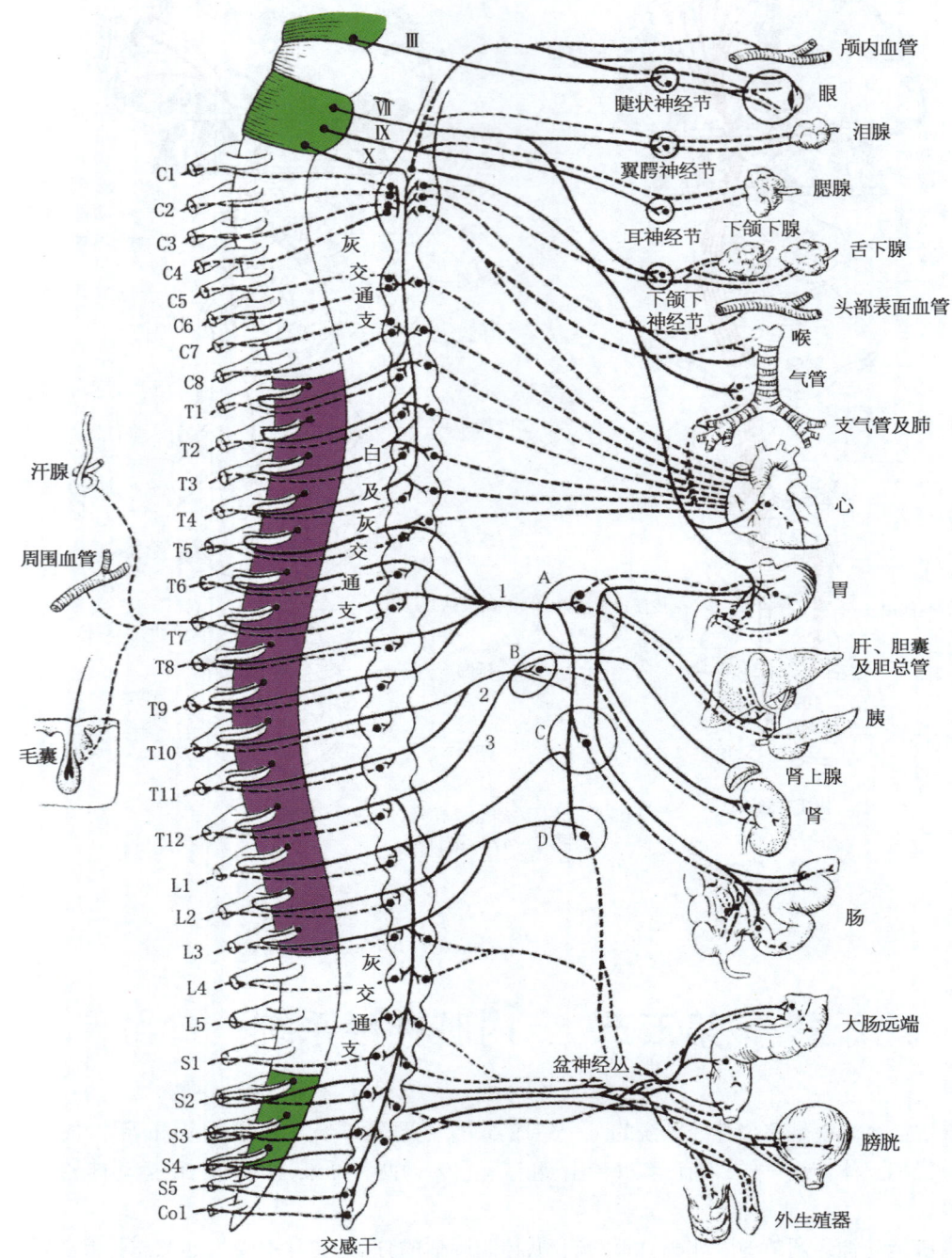

图 9-48 内脏神经系统概观
1. 内脏大神经；2. 内脏小神经；3. 内脏最小神经
A. 腹腔神经节；B. 主动脉肾神经节；C. 肠系膜上神经节；D. 肠系膜下神经节

脏大部分器官同时接受交感神经和副交感神经的双重支配。内脏运动神经在形态上的特点是从脑干和脊髓发出后,不直接到达所支配的器官,而是要在外周的内脏神经节内交换神经元,再由神经节内的神经元发出纤维到达所支配的器官(图9-48)。因此,内脏运动神经从低级中枢到达所支配的器官需经过两级神经元,第1级称节前神经元,其胞体位于脑干和脊髓相应的中枢内,其发出的轴突称节前纤维;第2级神经元称节后神经元,其胞体位于周围部的内脏神经节内,其发出的轴突称节后纤维。

### (一) 交感神经

1. **中枢部** 交感神经的低级中枢位于脊髓第1胸段至第3腰段的侧角(图9-48)。
2. **周围部** 包括交感神经节以及进出交感神经节的节前纤维和节后纤维。

(1) 交感神经节:为交感神经节后神经元胞体所在的部位。根据交感神经节的位置,可分为椎旁神经节和椎前神经节。

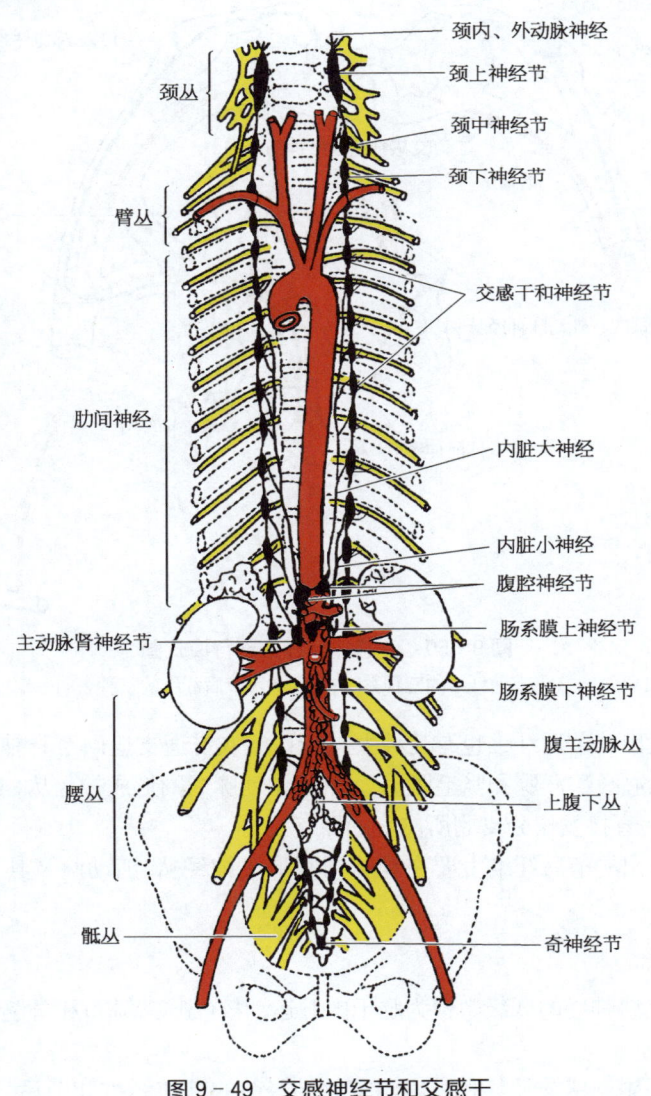

图9-49 交感神经节和交感干

1) **椎旁神经节**：位于脊柱两旁，共计19~23对及尾部1个单节。颈部有上、中、下3对，胸部有10~12对，腰部有4~5对，骶部有2~3对，尾部两侧合并为一个单节（奇神经节）。上、下神经节之间借节间支相连，每侧形成一个链索，称**交感干**（图9-48、图9-49），故椎旁神经节又称**交感干神经节**。

2) **椎前神经节**：位于脊柱前方，有腹腔神经节、主动脉肾神经节、肠系膜上神经节和肠系膜下神经节等，分别位于同名动脉根部（图9-48、图9-49）。

(2) **交感神经节前纤维和节后纤维的去向**：交感神经的节前纤维由中枢发出后，经脊神经前根、脊神经、白交通支进入交感干，至交感干后有三种去向：① 终于相应节段的椎旁神经节。② 在交感干内上升或下降，终止于上方或下方的椎旁神经节。③ 穿过椎旁神经节终止于椎前神经节（图9-50）。

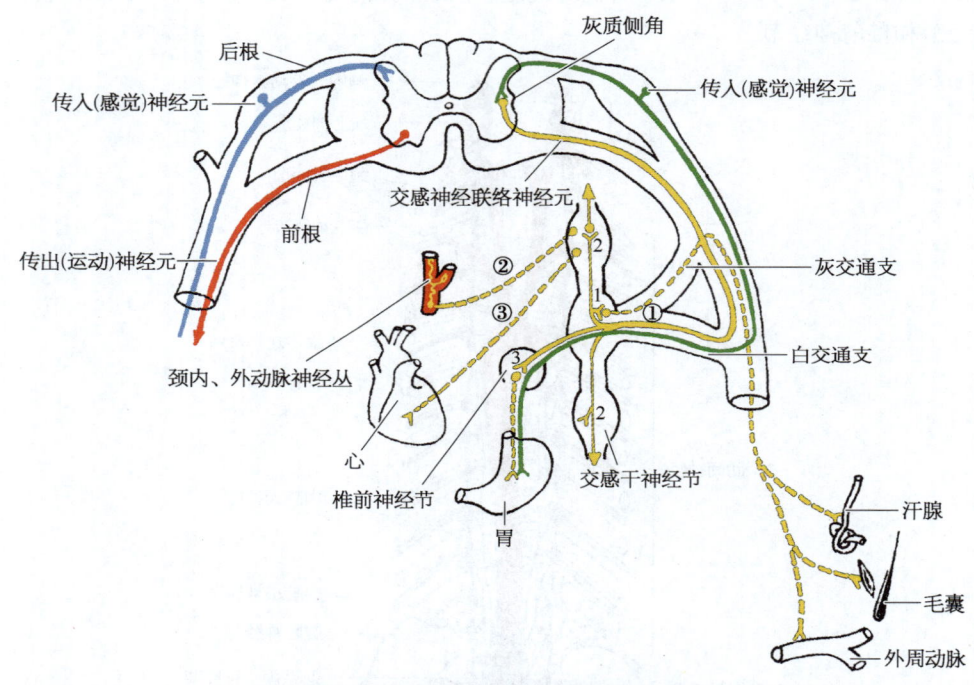

图9-50 交感神经纤维走行模式图
1~3示节前纤维的三种去向；①~③示节后纤维的三种去向

由椎旁神经节发出的节后纤维也有三种去向：① 经灰交通支返回至脊神经，随脊神经分布于头颈部、躯干和四肢的血管、汗腺和竖毛肌。② 攀附于动脉周围形成神经丛，随动脉及其分支分布至所支配的器官。③ 直接发出分支到所支配的器官。

由椎前神经节发出的节后纤维主要在动脉周围形成神经丛，随动脉及其分支分布至腹、盆腔脏器。

### （二）副交感神经

1. **中枢部**　副交感神经的低级中枢为脑干内脏运动核（副交感核）和脊髓第2~4骶段的骶副交感核（图9-48）。

2. **周围部**　包括副交感神经节和进出副交感神经节的节前纤维和节后纤维。副交感神经节位于所支配器官近旁或器官内,故称器官旁节和器官内节(图9-48)。

(1) 颅部副交感神经:脑干副交感核发出的节前纤维,分别随动眼神经、面神经、舌咽神经和迷走神经走行,至各神经所支配器官附近或壁内的副交感神经节内更换神经元,其节后纤维到达所支配的器官。

(2) 骶部副交感神经:自骶副交感核发出的节前纤维,随第2~4骶神经前支经骶前孔至盆腔,与交感神经组成盆丛,然后随盆丛的分支至器官附近或器官壁内的副交感神经节换神经元,其节后纤维分布于结肠左曲以下的消化管、盆腔脏器等。

### 二、内脏感觉神经

内脏感觉神经元为假单极神经元,其胞体位于脑神经节和脊神经节内,周围突随交感神经和副交感神经分布;中枢突分别进入脊髓和脑干,止于脊髓后角和脑干内的孤束核。脊髓后角细胞和孤束核神经元发出的纤维,经一定途径的传导,至大脑皮质相应中枢产生各种内脏感觉。

## 第六节 脑和脊髓的被膜、脑室和脑脊液、脑的血管

### 一、脑和脊髓的被膜

脑和脊髓的表面覆盖着3层被膜,由外向内依次为硬膜、蛛网膜和软膜,对脑和脊髓有支持和保护作用。

#### (一) 硬膜

硬膜是一层坚韧的纤维膜,分为硬脊膜和硬脑膜。

1. 硬脊膜  呈管状包被脊髓,上方附着于枕骨大孔的边缘并与硬脑膜相连,下端在第2骶椎平面以下逐渐缩窄,包裹终丝,附着于尾骨。硬脊膜两侧在椎间孔处与脊神经的神经外膜相续。硬脊膜和椎管内面骨膜之间有一窄隙,称硬膜外隙,内有脊神经根、静脉丛、脂肪组织和淋巴管等,并呈负压状态,为临床上硬膜外麻醉的部位。

2. 硬脑膜  由内、外两层紧密结合而成,其外层相当于颅骨内面的骨膜,内层在颅内一定部位离开外层并折叠形成板状突起,伸入脑的裂隙中,主要有伸入大脑纵裂的大脑镰和伸入大、小脑之间的小脑幕(图9-52)。

硬脑膜在某些部位两层分开,形成管道,管腔内流通脑的静脉血,称硬脑膜窦(图9-52),主要的硬脑膜窦有位于大脑镰上缘的上矢状窦和蝶骨体垂体窝两侧的海绵窦等。硬脑膜窦内的静脉血最后经颈静脉孔流入颈内静脉。

#### (二) 蛛网膜

蛛网膜位于硬膜的深面,为透明薄膜,缺乏血管和神经。位于脑外面的蛛网膜称脑蛛网膜,位于脊髓外面的蛛网膜称脊髓蛛网膜(图9-51),两者在枕骨大孔处相连续。除大脑纵裂以及大脑

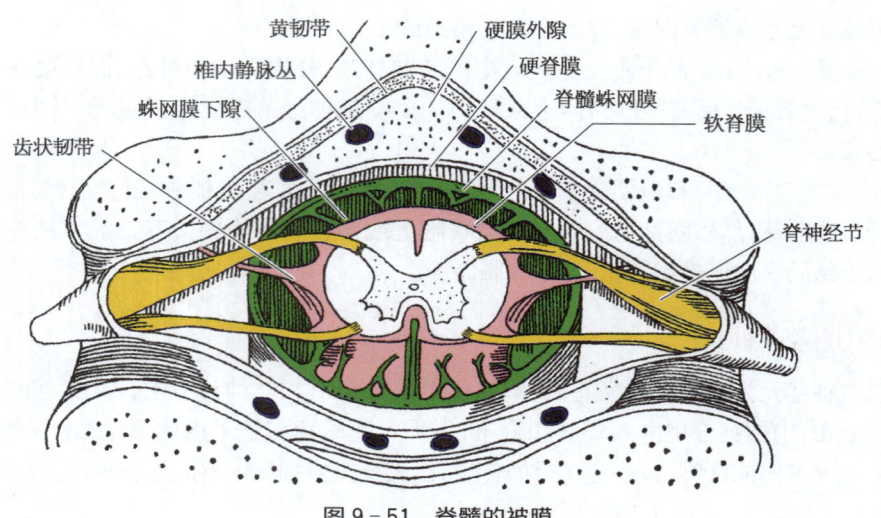

图 9-51 脊髓的被膜

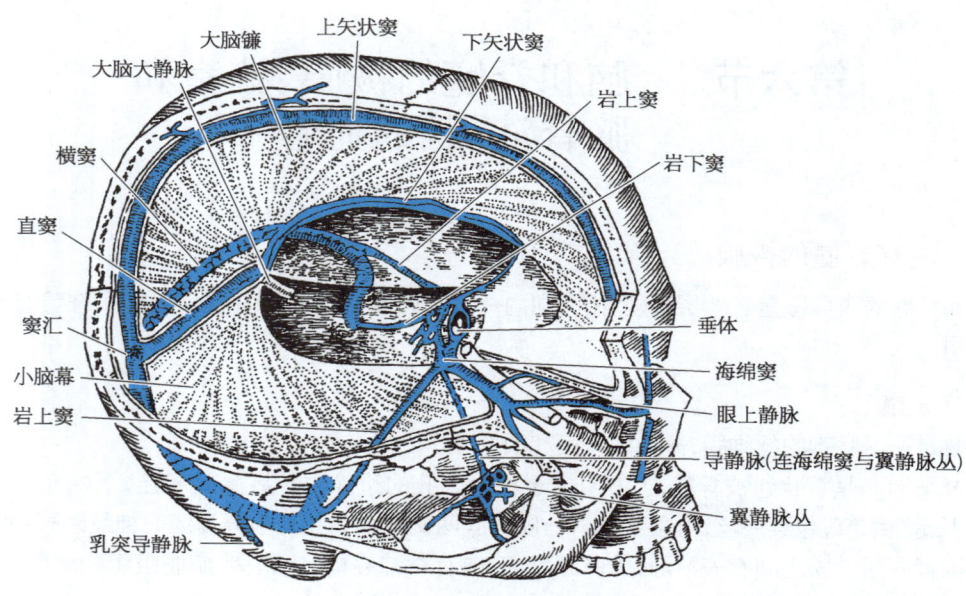

图 9-52 硬脑膜及硬脑膜窦

和小脑之间的部位外,蛛网膜跨越脑和脊髓表面的沟、裂。蛛网膜和软膜之间有很多细小纤维束相连,两者之间的腔隙,称**蛛网膜下隙**,内有脑脊液。蛛网膜下隙在某些部位变大,其内的小纤维束消失,称**蛛网膜下池**,主要有**小脑延髓池**(位于小脑和延髓之间)和**终池**(脊髓末端和第 2 骶椎水平之间)。上矢状窦两旁的脑蛛网膜形成许多颗粒状小突起突入上矢状窦内,称**蛛网膜粒**,脑脊液经蛛网膜粒渗入上矢状窦内(图 9-53)。

### (三) 软膜

**软膜**薄而富含血管,分为**软脑膜**和**软脊膜**,紧贴于脑和脊髓的表面,并伸入脑和脊髓的沟、裂之中。在各脑室的一定部位,软脑膜上的毛细血管与脑室壁的上皮一起突入脑室腔内,形成**脉络**

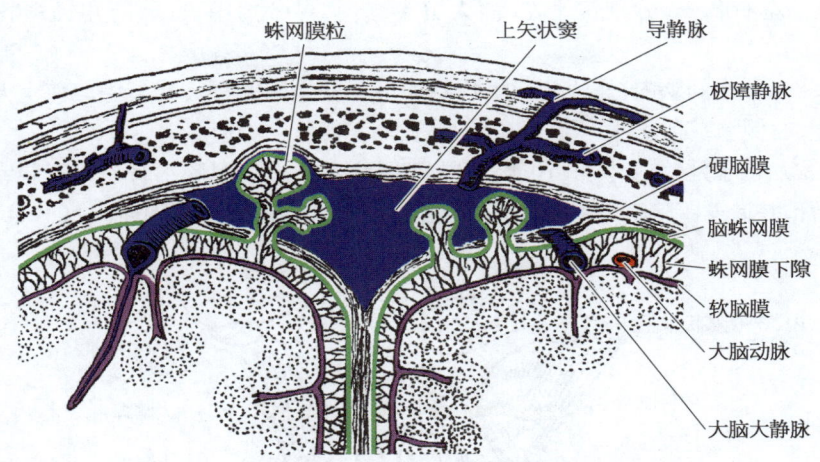

图 9-53 上矢状窦与蛛网膜粒（冠状切面）

丛,是产生脑脊液的部位。

## 二、脑室和脑脊液

### （一）脑室

脑室是脑内的腔隙,包括侧脑室、第三脑室和第四脑室（图 9-54）。各脑室内都有脉络丛,并充满脑脊液。

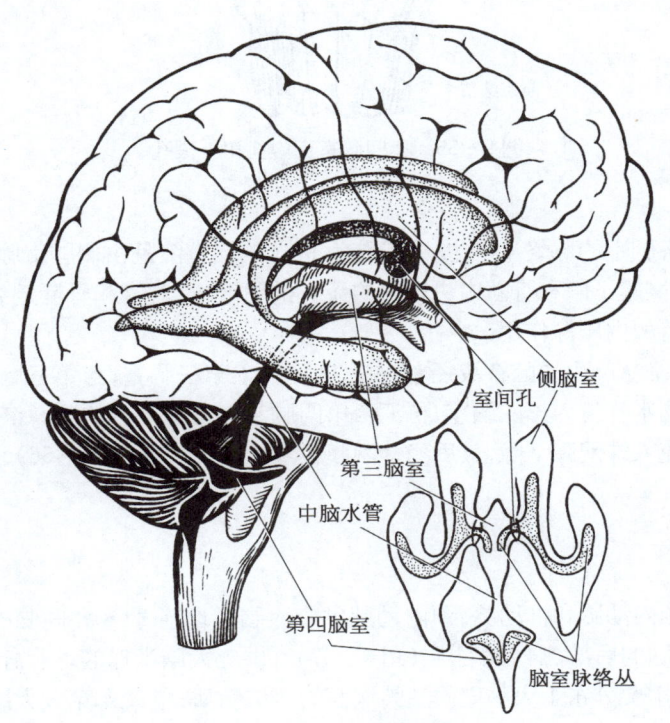

图 9-54 脑室投影图

1. **侧脑室** 左右各一，分别位于左、右大脑半球内，可分为中央部、前角、后角和下角4部（图9-54）。

2. **第三脑室** 位于间脑内，是两侧背侧丘脑和下丘脑之间的一矢状裂隙。前上方有左、右室间孔，分别与左、右侧脑室相通；后下方有中脑水管，与第四脑室相通。

3. **第四脑室** 位于延髓、脑桥和小脑之间。第四脑室向上借中脑水管与第三脑室相通，向下通脊髓的中央管，并借第四脑室正中孔和第四脑室外侧孔与蛛网膜下隙相通（图9-54、图9-55）。

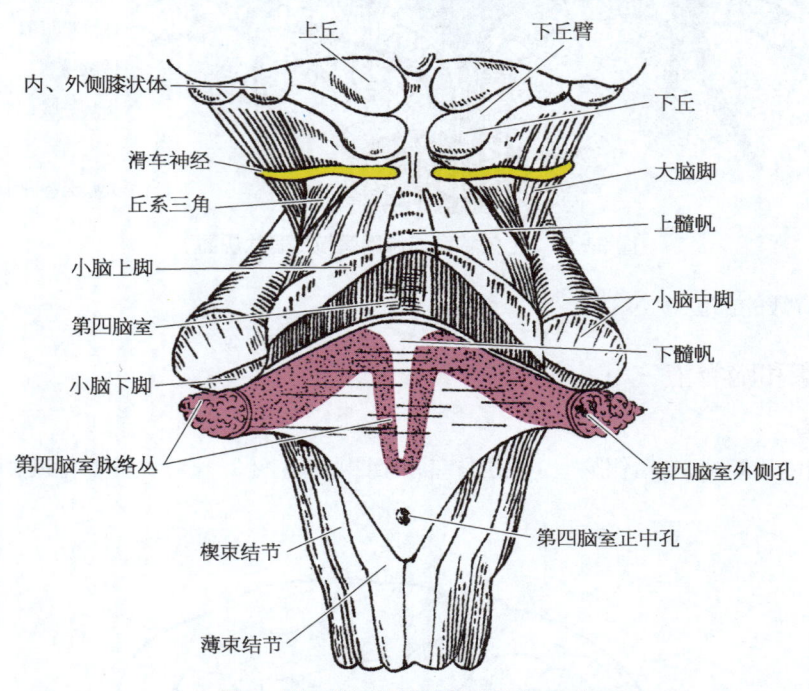

图9-55 第四脑室正中孔和外侧孔

### （二）脑脊液

脑脊液主要由各脑室的脉络丛产生，一般认为95%的脑脊液是由侧脑室脉络丛产生的。脑脊液是充满于脑室、蛛网膜下隙和脊髓中央管内的无色透明液体，对脑和脊髓起缓冲、保护、营养、运输代谢产物以及维持颅内压等作用。

左、右侧脑室脉络丛产生的脑脊液经左、右室间孔流入第三脑室，与第三脑室脉络丛产生的脑脊液一起向下经中脑水管流入第四脑室，再汇合第四脑室脉络丛产生的脑脊液一起经第四脑室正中孔和两个外侧孔流入蛛网膜下隙，最后经蛛网膜粒渗入上矢状窦（图9-56），回流入血液。

## 三、脑的血管

### （一）脑的动脉

脑的动脉来自颈内动脉和椎动脉，颈内动脉供应大脑半球前2/3和间脑的前部；椎动脉供应大脑半球后1/3、间脑的后部、脑干和小脑（图9-57）。供应大脑半球的动脉分支可分为皮质支和中央支两类。皮质支主要分布于大脑皮质及其深面的浅层髓质；中央支穿入大脑的深部，分布于大脑深层髓质（包括内囊）、间脑和基底核等处（图9-58）。

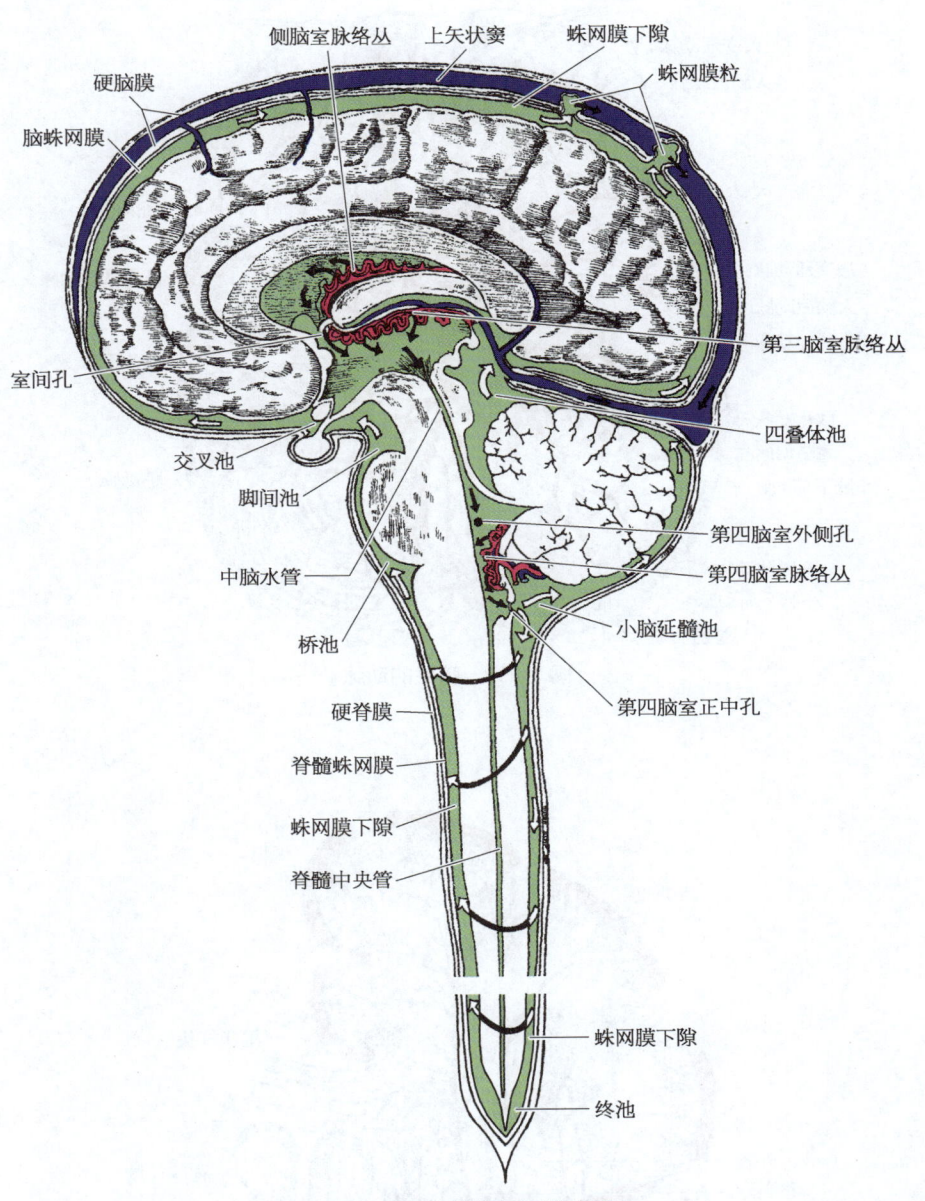

图 9-56 脑脊液循环模式图

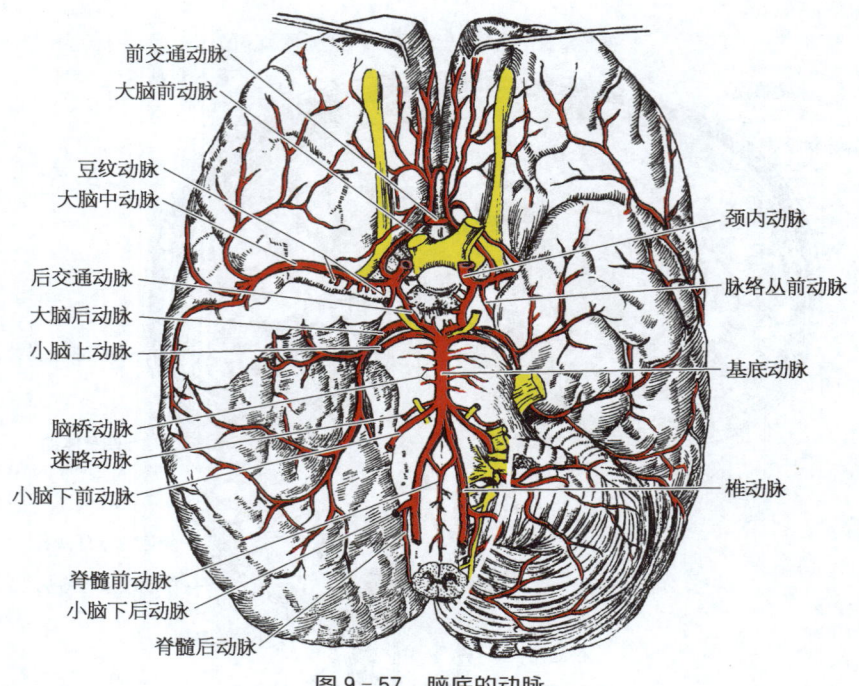

图 9-57 脑底的动脉

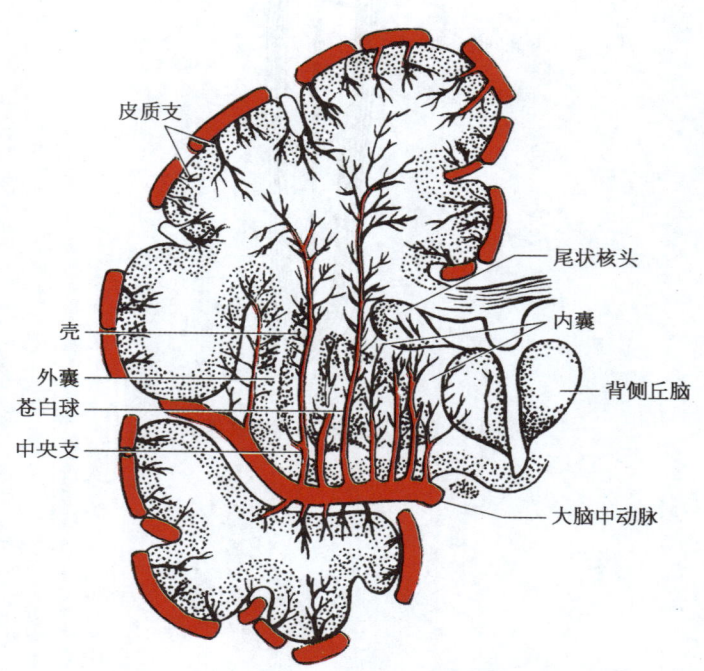

图 9-58 大脑中动脉的皮质支和中央支

1. **颈内动脉** 起自颈总动脉,经颅底颈动脉管入颅腔,主要分支如下。

(1) **眼动脉**:穿视神经管入眶,分支分布于眼球及其周围结构。

(2) **大脑前动脉**:自颈内动脉分出后,向前内行进入大脑纵裂内,沿胼胝体的背侧向后行,沿途分出皮质支分布于额、顶叶的内侧面以及此两叶上外侧面的边缘部;中央支由其起始部发出,主要分布于尾状核和豆状核的前部。左、右大脑前动脉在进入大脑纵裂之前借**前交通动脉**相连(图9-57、图9-59、图9-60)。

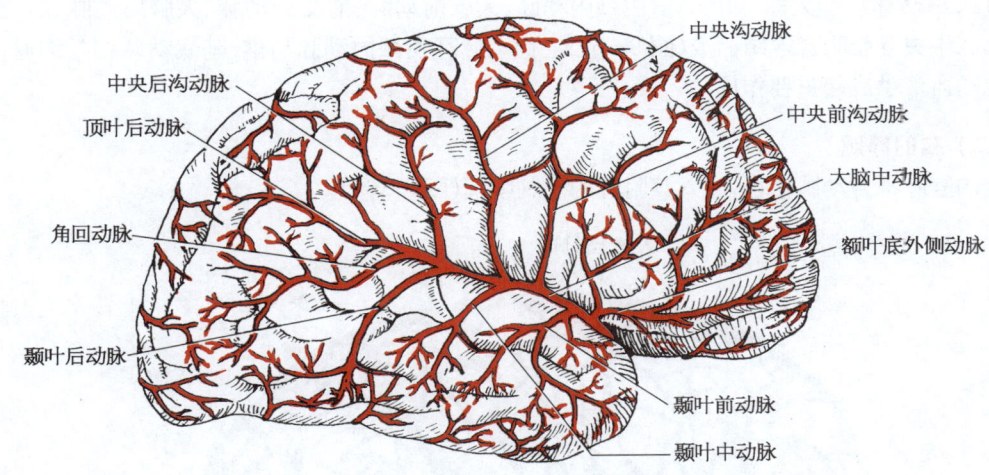

图9-59 大脑半球上外侧面的动脉

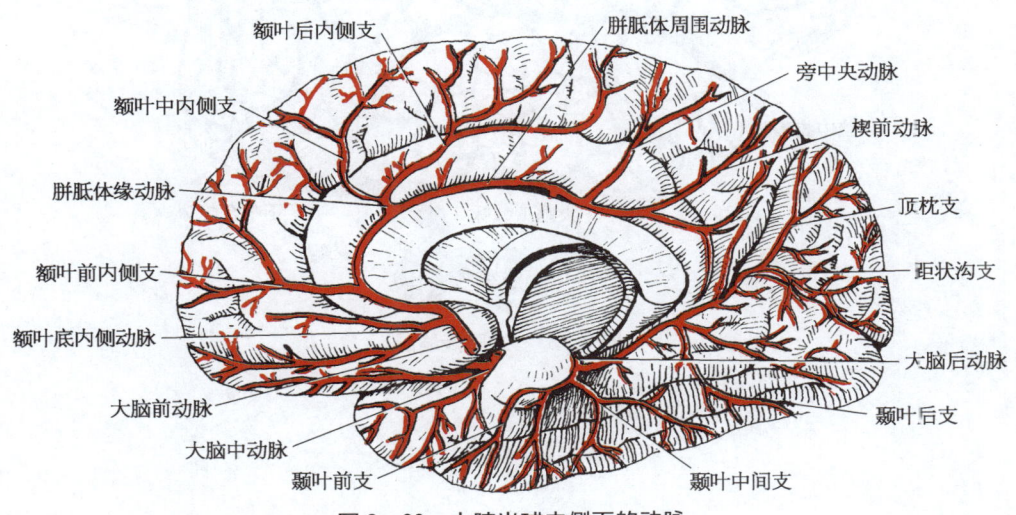

图9-60 大脑半球内侧面的动脉

(3) **大脑中动脉**:为颈内动脉的直接延续,向外进入大脑外侧沟,并沿此沟向后外上行,沿途分出皮质支分布于大脑半球上外侧面(边缘部除外);中央支由其起始部发出,向上行,主要分布于尾状核、豆状核和内囊等处(图9-57~图9-59)。

(4) **后交通动脉**:自颈内动脉末端发出,向后内行,与大脑后动脉吻合(图9-57)。

2. **椎动脉** 起自锁骨下动脉,穿第6至第1颈椎横突孔上行,经枕骨大孔入颅腔,行至脑桥下缘时,左、右椎动脉汇合成一条**基底动脉**,沿脑桥腹侧面中央的基底沟上行至脑桥上缘,分为左、右大脑后动脉。

**大脑后动脉**自基底动脉发出后,绕大脑脚向后至大脑半球内侧面,其皮质支分布于颞叶的内侧面和下面、枕叶内侧面以及此两叶上外侧面的边缘部等(图9-57、图9-59、图9-60);其中央支于其起始部发出,分支分布于背侧丘脑、后丘脑、下丘脑等处。

此外,椎-基底动脉还发出分支分布于脑干、小脑、脊髓和内耳等处。

3. **大脑动脉环** 又称 **Willis 环**,由颈内动脉、大脑前动脉、前交通动脉、大脑后动脉、后交通动脉在脑底中央互相吻合连结而成(图9-57)。此动脉环使颈内动脉与椎-基底动脉相互沟通,对确保大脑的血液供应起重要作用。

### (二) 脑的静脉

脑的静脉不与动脉伴行,注入其附近的硬脑膜窦(图9-61)。

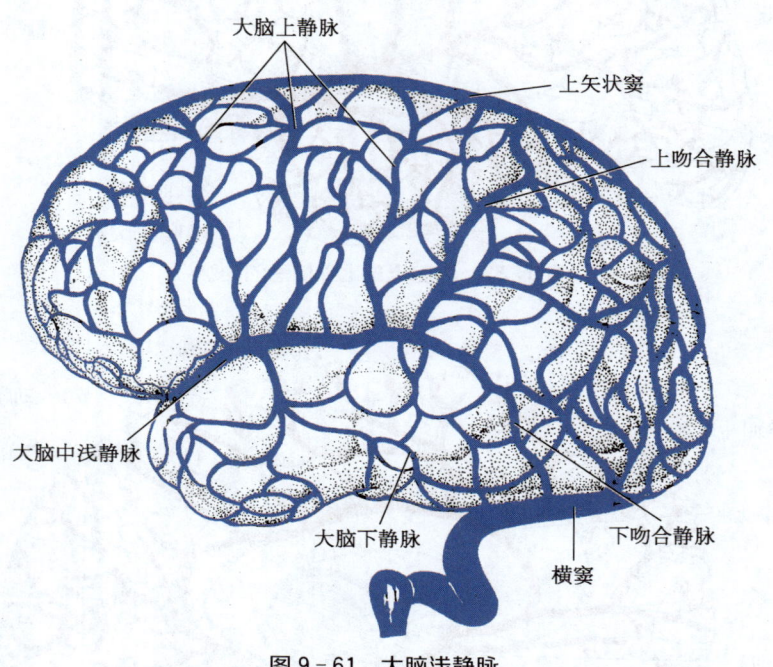

图9-61 大脑浅静脉